MANAGEMENT AND PRACTICE OF DAYTIME MEDICAL CARE

日间医疗护理管理与实践

孙辉　莫洋 ◎ 主编

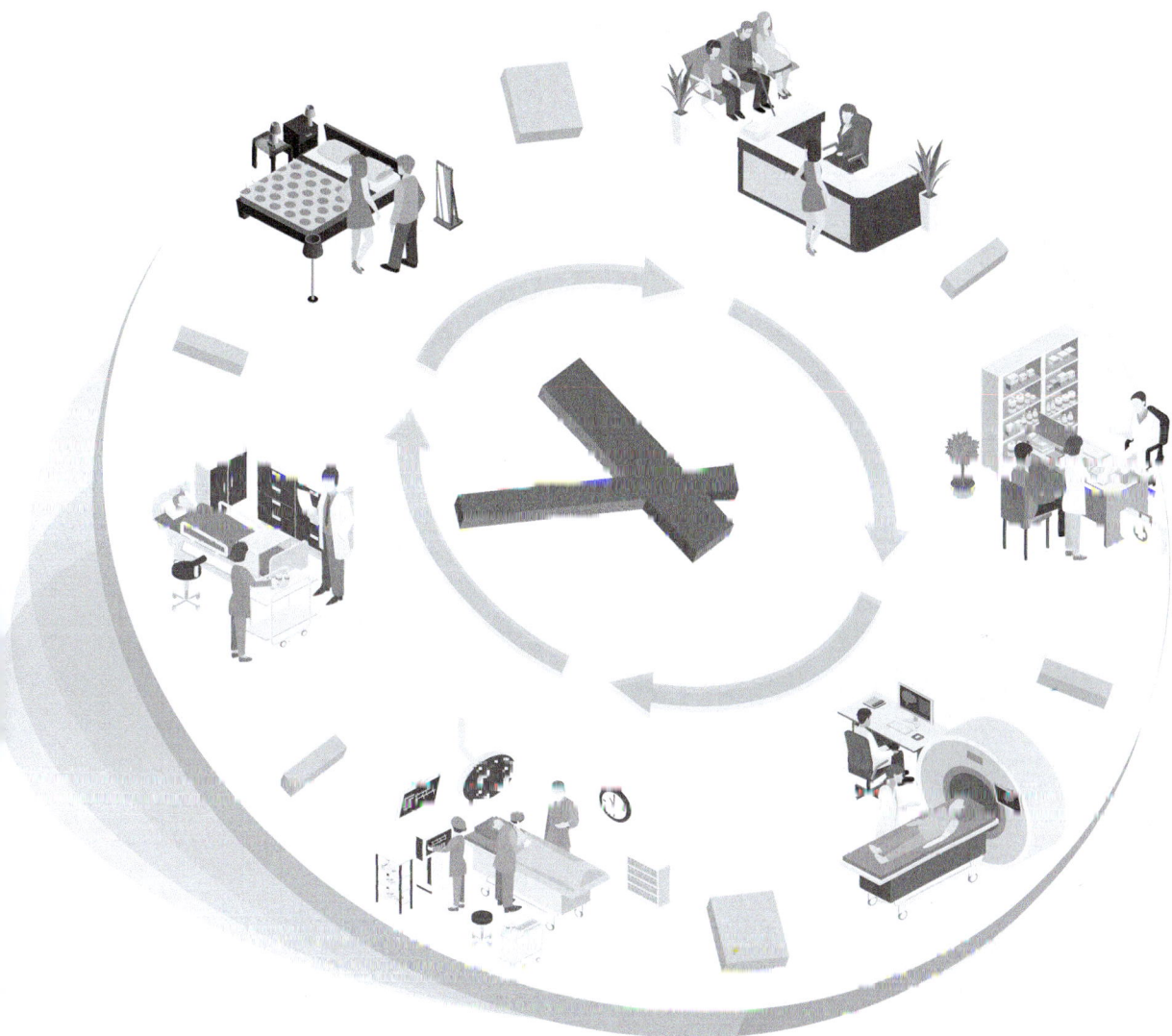

科学技术文献出版社
SCIENTIFIC AND TECHNICAL DOCUMENTATION PRESS

·北京·

图书在版编目（CIP）数据

日间医疗护理管理与实践 = MANAGEMENT AND
PRACTICE OF DAYTIME MEDICAL CARE / 孙辉，莫洋主编.
北京：科学技术文献出版社，2025. 4. -- ISBN 978-7
-5235-2365-0

Ⅰ . R473.6

中国国家版本馆 CIP 数据核字第 2025R0D185 号

日间医疗护理管理与实践

策划编辑：胡 丹　责任编辑：胡 丹　责任校对：彭 玉　责任出版：张志平

出　版　者	科学技术文献出版社
地　　　址	北京市复兴路15号　　邮编　100038
编　务　部	(010) 58882938，58882087（传真）
发　行　部	(010) 58882868，58882870（传真）
邮　购　部	(010) 58882873
官 方 网 址	www.stdp.com.cn
发　行　者	科学技术文献出版社发行　全国各地新华书店经销
印　刷　者	北京九州迅驰传媒文化有限公司
版　　　次	2025 年 4 月第 1 版　2025 年 4 月第 1 次印刷
开　　　本	787×1092　1/16
字　　　数	362千
印　　　张	21
书　　　号	ISBN 978-7-5235-2365-0
定　　　价	98.00元

编委会

主　编

孙　辉　国家卫生健康委医院管理研究所

莫　洋　中南大学湘雅医院

副主编

陆箴琦　复旦大学附属肿瘤医院

兰美娟　浙江大学医学院附属第二医院

编　者（按姓氏笔画排序）

马张芳	首都医科大学附属北京同仁医院	李晓杰	潍坊市人民医院
王　莹	国家卫生健康委医院管理研究所	杨　瑒	复旦大学附属肿瘤医院
王　悦	浙江大学医学院附属妇产科医院	兆　妗	上海交通大学医学院附属仁济医院
王丽英	复旦大学附属肿瘤医院	张　静	安徽医科大学第一附属医院
毛静玉	复旦大学附属肿瘤医院	陆海燕	复旦大学附属肿瘤医院
仇晓霞	上海交通大学医学院附属仁济医院	陈　虹	江苏省苏北人民医院
邓志梅	深圳市儿童医院	祝学梅	山东大学齐鲁医院
吕砚青	郑州大学附属郑州中心医院	顾玲俐	复旦大学附属肿瘤医院
仕晓波	首都医科大学附属北京同仁医院	倪如旸	北京世纪坛医院
刘玉华	复旦大学附属肿瘤医院	黄明君	四川大学华西医院
刘永玲	首都医科大学附属北京同仁医院	曹英娟	山东大学齐鲁医院
刘淑贤	首都医科大学附属北京同仁医院	龚建华	深圳市儿童医院
把赛君	南京大学医学院附属鼓楼医院	梁　寅	浙江大学医学院附属邵逸夫医院
李芳芳	安徽医科大学第一附属医院	曾　晶	复旦大学附属肿瘤医院
李春梅	上海交通大学医学院附属仁济医院	瞿永华	山东大学齐鲁医院

前言

随着现代医疗技术的快速发展和诊疗理念的持续革新，日间医疗模式作为提升医疗服务效率的重要举措，在缓解群众"看病难、手术难、手术贵"等问题上展现出显著优势。这一模式不仅有效减轻了患者的就医负担，更大幅提升了医疗资源利用效率，显著增强了人民群众的健康获得感。近年来，日间医疗在我国呈现出蓬勃发展态势，已成为深化医疗卫生体制改革的重要突破口，并得到国家层面的高度重视和政策支持。2015年起，国家卫生健康委陆续出台多项政策，为日间医疗的规范化发展提供了制度保障，推动其服务能力持续提升、服务内涵不断丰富。

在日间医疗服务体系中，护理质量与安全管理是核心环节，直接影响患者的康复进程和治疗结局。护理团队作为服务主体，其专业素养和管理水平直接决定了日间医疗的服务品质。因此，医疗机构亟须建立科学化、标准化的护理管理体系，全面提升日间医疗护理服务的质量和安全水平，为患者提供优质、高效、人性化的医疗护理服务。

基于这一时代背景，国家卫生健康委医院管理研究所组织全国日间医疗护理领域的权威专家，历时2年精心编撰了这部《日间医疗护理管理与实践》。本书架构严谨、内容翔实，系统分为总论、日间手术护理管理、日间化疗护理管理三大板块。不仅全面梳理了日间医疗的发展沿革，深入阐释了护理质量管理的核心理念，还详细介绍了护理组织架构与管理流程的优化设计，重点解析了人力资源配置、服务流程再造、质量安全控制等关键要素。针对临床实践中的重点、难点问题，如加速术后康复理念护理实施策略、症状管理（疼痛及恶心呕吐等）、风险预警与防控机制建设、健康教育模式创新，以及患者转运交接、出院随访、心理支持与人文关怀等，提供了具有操作性的解决方案和实践指导。

值得一提的是，本书还特别设置了日间手术专科护理管理相关章节，汇集各专科领域的宝贵经验，为不同专业的护理同人提供参考，助力提升专科护理服务水平。

作为国内首部系统阐述日间医疗护理管理的专业著作，本书兼具理论高度与实践价值，既是护理管理的专业指南，更是推动日间医疗服务质量持续改进的重要工具。我们期待本书能够帮助广大护理工作者深入理解日间医疗护理的精髓要义，提升专业能力，创新服务模式，为推动我国日间医疗护理事业的高质量发展贡献力量。

在此，谨向所有参与本书编撰的专家们致以诚挚谢意，正是你们的专业、智慧和辛勤付出，才使这部著作得以问世。同时，我们也热忱欢迎广大读者提出宝贵意见和建议，让我们携手共进，共创日间医疗护理事业的美好未来。

2025 年 1 月

目录

第一部分 总 论

第一章 日间医疗发展历程 **2**

第一节 日间医疗的定义 2

第二节 国内外日间医疗的发展 4

第三节 新形势下日间医疗护理管理的发展 8

第二章 日间医疗护理质量管理 **10**

第一节 组织管理 10

第二节 质量管理 11

第二部分 日间手术护理管理

第三章 日间手术运行管理 **24**

第一节 日间手术病区运行管理 24

第二节 日间手术室运行管理 41

第二节 日间麻醉恢复室运行管理 53

第四章 日间手术护理质量管理 **60**

第一节 日间手术护理工作制度要点 60

第二节 日间手术护理质量评价指标 65

第五章 日间手术专科护理管理实践 **77**

第一节 儿科日间手术护理管理实践 77

第二节 老年病科日间手术护理管理实践 86

第三节 眼科日间手术护理管理实践 92

第四节 耳鼻喉科日间手术护理管理实践 98

第五节 骨科日间手术护理管理实践 103

第六节 普通外科日间手术护理管理实践 109

第七节 泌尿外科日间手术护理管理实践 119

第八节 胸外科日间手术护理管理实践 127

第九节 妇产科日间手术护理管理实践 134

第十节 口腔科日间手术护理管理实践 141

第六章 日间手术护理安全管理 **147**

第一节 患者身份识别错误风险防范与应急处理 147

第二节 给药错误风险防范与应急处理 151

第三节 跌倒风险防范与应急处理 154

第四节 心搏骤停风险防范与应急处理 157

第五节 呼吸道梗阻风险防范与应急处理 159

第七章 医院感染控制与预防 **164**

第一节 日间手术病区医院感染管理 165

第二节 日间手术室医院感染管理 168

第三节 手术部位感染预防 170

第八章 日间手术专项护理管理 **174**

第一节 加速术后康复理念护理 174

第二节 术后疼痛护理 181

第三节 术后恶心呕吐护理 190

第四节 术后静脉血栓栓塞护理 197

第五节 健康教育 202

第六节 手术患者转运交接 209

第七节 随访 212

第八节 护理文书 218

第九节 应急管理 224

第十节 心理护理 227

第十一节 人文护理 233

第三部分　日间化疗护理管理

第九章　日间化疗运行管理 **240**

　　第一节　资源配置 240

　　第二节　环节管理 244

第十章　日间化疗护理质量管理 **249**

　　第一节　日间化疗护理工作制度 249

　　第二节　日间化疗护理质量评价标准 252

　　第三节　日间化疗护理质量评价指标 254

　　第四节　护理质量持续改进 258

第十一章　日间化疗护理安全管理 **268**

　　第一节　化疗药物外渗风险防范与应急处理 268

　　第二节　抗肿瘤药物严重过敏反应风险防范与应急处理 271

　　第三节　血管通路导管堵塞风险防范与应急处理 273

　　第四节　导管破损/断裂风险防范与应急处理 276

第十二章　日间化疗专项护理管理 **279**

　　第一节　癌性疼痛护理 279

　　第二节　化疗所致恶心呕吐护理 284

　　第三节　中心静脉导管通路护理 287

　　第四节　用药护理 290

　　第五节　护理文书 295

　　第六节　延续性护理 299

　　第七节　应急管理 301

　　第八节　心理护理 303

参考文献 **306**

第一部分

总论

第一章

日间医疗发展历程

第一节　日间医疗的定义

随着医疗技术和诊疗理念的进步，以日间手术为代表的日间医疗模式在全世界范围内迅速发展。日间医疗（daytime medical）是指医疗机构在保障医疗质量安全的前提下，为患者提供 24 小时内完成住院诊疗服务的医疗服务模式。日间医疗服务类型包含日间手术（ambulatory surgery/day surgery）、日间化疗（day care chemotherapy）、日间介入（day intervention）等。

较早的日间手术的定义是在 1995 年国际日间手术协会（International Association of Ambulatory Surgery，IAAS）成立之初归纳总结的。该定义为"日间手术涉及外科手术与诊断性介入，大部分患者夜间不需要住在医院且能够和住院患者得到同样的尖端技术和设施服务，同时有严格的术后随访观察"。各国对于日间手术的定义有一个共同点，即强调不包括门诊手术。其目的是避免将传统的门诊手术偷换概念，当作日间手术。

2003 年 9 月 27 日 IAAS 在法国巴黎召开会议，9 个欧洲国家（丹麦、德国、英国、葡萄牙、西班牙、法国、荷兰、挪威、意大利）和中国香港地区代表共同推荐将日间手术定义为"患者入院、手术和出院在 1 个工作日中完成的手术模式，除外在医师诊所或医院开展的门诊手术"。对需要过夜观察的患者，则建议称为"日间手术—延期恢复患者"，其定义是"在日间手术中心 / 单元（独立的或者在医院内的）治疗的患者，需要延期过夜恢复，次日出院"。此外，定义对医疗服务和设施做了相关界定，包括具备一定资质和设备的日间手术中心、有专门的手术室、具备必要的麻醉监护设施、具备术后恢复病床、有经验丰富的外科医师和麻醉医师的密切协作、有沟通能力较强的专业护士做好术前及术后护理和随访、具备保证 24 小时急救的体制等。

我国日间手术的定义最早是中国日间手术合作联盟（China Ambulatory Surgery Alliance，CASA）在第三届全国日间手术学术年会（2015 年 10 月 15 日）上提出的：日间手术是指"患者在一个工作日内完成入院、手术和出院的一种手术模式"，不包括在诊所或医院开展的门诊手术。备注：①日间手术是对患者有计划地进行手术和操作，不含门诊手术；②日间手术住院延期患者，指由于病情需要延期住院的患者，住院最长时间不超过48小时。

2016年国家卫生计生委和人力资源社会保障部联合下发的《关于印发开展三级医院日间手术试点工作方案的通知》（国卫医函〔2016〕306号）提出"日间手术是指患者按照诊疗计划在1日（24小时）内入、出院完成的手术或操作（不包括门诊手术），因病情需要延长住院时间的特殊病例，住院时间不超过48小时"。

2019年5月国家卫生健康委办公厅印发的《国家三级公立医院绩效考核操作手册（2019版）》中指出"日间手术是指按照诊疗计划在1日（24小时）内入、出院完成的手术或介入治疗（不包括门诊手术或门诊介入治疗）。因病情需要延期住院的特殊病例，住院时间不超过48小时"。

2022年11月国家卫生健康委办公厅印发的《医疗机构日间医疗质量管理暂行规定》中对日间医疗的定义是"医疗机构在保障医疗质量安全前提下，为患者提供24小时内完成住院全流程诊疗服务的医疗服务模式"。

日间手术为我国日间医疗的服务类型之一，与国际日间手术的定义与服务内涵基本一致。总之，日间手术模式就是通过改变管理方式和诊治流程，使过去需要住院几天的择期手术或操作在1日内完成的手术管理模式。简言之，日间手术就是有计划、可择期在24小时内完成入出院的手术或操作。这里的"有计划"指日间手术是一个计划性手术，需要按预约的时间到医院进行手术。"可择期"则体现在两个方面，其一是指日间手术是择期手术；其二是患者和日间手术中心可双向选择手术时间。"24小时"是指住院时间不超过24小时。

因此，结合各国对日间手术定义的不同描述，日间手术定义的核心是"既往在本医疗机构需要住院才能完成的手术，借助先进的医疗技术及加速术后康复理念，通过医疗服务流程的优化，24小时内完成入院、手术及出院的手术和操作"。日间手术由住院手术转化而来，其本质是一种择期住院手术，是传统住院手术与门诊手术之外的一种手术管理模式。日间手术的医疗服务内涵是优化管理流程，是一种创新的管理模式。只有准确理解日间手术的定义，才能在发展中不偏离方向。

另外，随着我国肿瘤发病率逐年上升和医疗保险（以下简称"医保"）的全覆盖，肿瘤诊疗资源的匮乏和诊疗能力的不平衡发展导致的看病贵、住院难成为目前较为突出的问题。化疗是肿瘤患者最主要的治疗方式之一。按住院模式进行化疗，从患者办理住院、完善化疗前各项检查，接受化疗，到最后办理出院结账至少需要3～4天的时间，医院运行成本高、效率低，难以满足肿瘤患者按时进行周期化疗的需求。因此，随着日间手术模式的服务优势逐渐凸显，肿瘤日间化疗模式作为新型诊疗模式在医院应运而生，日间化疗成为日间医疗业务范围中的一类。国际上，日间化疗指"患者白天到医院接受化疗，当日治疗结束后晚上回家休息"的一种医疗模式；目前国内并未对日间化疗有单独明确的定义。相对于住院化疗方式，日间化疗可以有效缩短在院时间和等床时间、降低医疗和非医疗花费、提高医疗可及性和患者满意度；相对于传统的门诊输液方式，日间化疗则具备更加便捷的就诊流程、完善的质量安全保障和及时全面的照护等优势。

实践证明，对于医疗机构来说，日间化疗等一系列日间医疗模式能够促进资源的合理配置、提升现有资源利用效率、节约运营成本、提高医疗服务效率和服务能力，有利于缓解"住院难、看病贵"的问题；对于医保基金来说，日间医疗模式降低了次均医疗费用，可以缓解医保支出压力、提高基金使用效率；对于患者来说，能够得到及时的治疗，减轻家庭负担，有更多时间与家人相伴，生活质量得以提升。但基于全国三级公立医院绩效考核成绩等因素的影响，很多医疗机构正在逐步探索"门诊化疗"模式，即患者身份为门诊身份，但实施化疗的全流程质量管理按照日间化疗的管理要素进行。其目标是在保障患者安全的前提下开展相关模式与运行的演变。

（孙辉）

第二节　国内外日间医疗的发展

一、日间手术国内外发展历程

（一）日间手术的起源和在国外的发展

日间手术的概念最早由苏格兰格拉斯哥皇家儿童医院的 James Nicoll 医师（1864—1921）于 100 多年前提出。1909 年他在《英国医学杂志》（The BMJ）报道了以日间手术模式治疗的 8988 个儿科病例，提出了日间手术的概念。但由于当时外科学界专家们认为在这种新模式下术后患者的安全没有保障，加之报道仅局限于小儿外科手术，日间手术很长时间没有得到广泛的认同和发展，此后数十年鲜有进一步的文献报道。直到 20 世纪 50—60 年代 Nicoll 的观点才慢慢被接受并不断发展。20 世纪 50 年代爱丁堡大学医学院的 Farquharson 医师在《柳叶刀》（The Lancet）杂志报道了其以日间手术模式开展的成人疝修补手术的成功病例。1962 年美国加州一所医院在院内成立了日间手术中心；华盛顿大学和罗得岛普罗维登斯分别于 1966 年和 1968 年成立了日间手术中心；1970年美国亚利桑那州菲尼克斯的两位外科医师成立了独立的日间手术中心。20世纪70—80年代开展日间手术的医疗机构及日间手术中心逐渐增加，日间手术得到了初步的发展。20世纪90年代住院治疗模式向非住院治疗模式的加速转变已成为医疗服务模式的重要变革，日间手术模式正是这一变化的体现。特别是在1995年成立了IAAS以后，日间手术在许多国家得以迅速发展。近30年来，随着微创技术的普及与加速术后康复理念的引入，一些国家的日间手术量已占其择期手术量的60%以上，在丹麦、西班牙、瑞典等国家甚至达到80%。

日间手术有"day surgery"和"ambulatory surgery"2种英文表述，不同用词体现了意义上的细微不同。"day surgery"中的"day"是指白天、一日、工作日，强调的是时间性；"ambulatory surgery"中的"ambulatory"指患者不占用固定床位，以非住院形式接受手术，更多强调的是空间性。目前，日间手术的含义逐渐由注重患者不在医院过夜演变为现在的"one day"、24小时或者说1个工作日内完成入院、手术和出院。总之，"day surgery"与"ambulatory surgery"都缩短了不必要的住院等待时间，在这个意义上两者是等同的。日间手术缩短了传统住院患者入院后等待医师查房、检查、手术等非治疗直接相关的等待时间，但不减少患者治疗的必需时间，改善了就医体验，体现了"以患者为中心"的服务理念。

（二）日间手术在我国的发展

我国日间手术起步较晚，最早开展日间手术的是中国香港地区（1991年），也是我国最早加入IAAS的地区。我国内地最早规模化开展日间手术的是上海申康医院发展中心。早在2006年上海申康医院发展中心就要求其下属医院都要开展日间手术。四川大学华西医院也是内地相对较早（2009年）开展日间手术的医院之一，在开展之初就制定了一系列管理要求，如入院前管理、手术室管理、出院后管理、护理管理、临床路径管理等。

2012年3月CASA成立，并在2013年正式加入IAAS，标志着中国日间手术进入了一个新的发展时期。2015年国家卫生健康委印发《进一步改善医疗服务行动计划》，将"推行日间手术"作为改善医疗服务行动的重要措施。2019年《国务院办公厅关于加强三级公立医院绩效考核工作的意见》将"日间手术占择期手术比例"纳为55个核心指标之一，进一步推动了日间手术在我国的推广。2021年《国务院办公厅关于推动公立医院高质量发展的意见》将发展日间手术作为提升医疗资源使用效率的重要手段，在服务模式创新方面要求提高日间手术占比，进一步激发了医疗机构开展日间医疗的积极性。

2023 年 3 月 23 日中共中央办公厅、国务院办公厅印发的《关于进一步完善医疗卫生服务体系的意见》提出，将逐步拓展日间医疗服务作为提高服务质量、改善服务体验、推进服务优质化的一个重要措施。10 余年来，中国日间手术在国家卫生健康委等部门的政策推动下得到迅猛发展。据统计，截至 2022 年底，全国近 60% 的三级公立医院开展了日间医疗，已有 2000 多家医院开展日间手术，手术术式达 1000 余种，几乎覆盖了所有外科专业及部分内科专业。日间手术作为一种新型的手术管理模式在全国各地不断创新、不断发展。日间手术模式提高了医院服务效率和手术可及性，降低了平均住院日和平均住院费用，使得优质医疗资源不断扩容，一定程度上缓解了老百姓看病难、手术难的问题，因此备受各级卫生行政部门和医院的青睐，同时进一步提升了患者的就医感受度。

二、日间化疗国内外发展历程

日间化疗是目前国际上一种比较通行的医疗模式，用以降低医疗费用、提高医疗资源使用效率，在美国、英国、澳大利亚、新加坡等发达国家广泛开展。在一些欧美国家，以化疗为主的日间医院已有 20 多年的历史。我国日间化疗模式虽起步较晚，但发展迅速。例如，上海市第一人民医院（上海交通大学医学院附属第一人民医院）于 1998 年 1 月设立日间化疗中心，上海市肺科医院（同济大学附属上海市肺科医院）于 2008 年 10 月启用日间化疗病房，四川大学华西医院于 2009 年 6 月设立了日间化疗病房，福建医科大学附属协和医院于 2010 年 4 月在肿瘤内科病房设立了日间病房。

国家卫生健康委在《2017 年深入落实进一步改善医疗服务行动计划重点工作方案》中提出，鼓励有条件的医疗机构将部分传统住院诊疗服务安排在日间，在保障医疗质量和安全的前提下，设置日间病房，开展日间化疗、新生儿日间蓝光照射治疗等医疗服务，提高医疗服务效率。这是国家卫生健康行政部门首次在政策文件中提出"日间化疗"服务模式。由于受经济、文化等多种因素影响，日间化疗在国内尚无规范模式和统一要求。因此，全国各医院结合自身发展需要，根据自身基本条件及国家和地方有关医疗和医保政策，进行不断地摸索、尝试和改革创新。随着各医院的经验积累及医院间的深度交流、互相取长补短，我国肿瘤日间化疗的发展将日渐成熟。

三、我国日间医疗质量安全规范化发展历程

2016 年《国家卫生计生委办公厅关于做好 2016 — 2017 年度提升医疗质量相关工作的通知》中提出应加强日间手术质量精细化管理。文件中指出，医疗机构应完善日间手术质量安全管理制度和评估工作机制，制定并向社会公开本院日间手术病种和技术目

录，明确手术适应证范围、麻醉方式、主要风险，加强日间手术病历管理，重视日间手术患者健康教育和随访。2021年国家卫生健康委在《三级医院评审标准（2020年版）实施细则》中对医疗机构做好日间手术、日间化疗质量安全管理工作提出了要求。

2019年国家卫生健康委医院管理研究所建立了"日间医疗质量评价体系研究工作组"，成员由日间手术、日间化疗等领域的医师、护理、麻醉师、管理人员组成，专家成员大部分来自较早开展日间手术的顶尖医院，在探索我国日间医疗的管理与实践中都颇有建树。工作组从建立至今，持续开展日间医疗质量与安全管理评价体系构建研究，制定日间手术和日间化疗医疗质量评价指标。工作组已连续4年在国家医疗质量管理与信息控制网（National Clinical Improvement System，NCIS）进行全国数据调查，综合运用临床医学、卫生经济学、管理学等相关理论与方法对抽样调查数据进行深度挖掘与分析，编写《日间医疗服务与质量安全报告》。调查结果显示，全国开展日间手术和日间化疗的医疗机构数量明显增加：2019 — 2022年全国开展日间手术的医疗机构抽样调查数据的年增长率为9.77%；日间手术服务总量增长率为26.48%；服务能力也在飞速提升，日间手术占择期手术比例的增长率为8.44%。因此，创新日间医疗管理模式、做好日间医疗质量的精细化管理、提升日间医疗管理水平是医疗机构未来的重点工作之一。

由于日间医疗的质量管理缺乏统一的规范，各医疗机构开展日间医疗的质量参差不齐，既存在医疗质量安全风险，又不利于日间医疗的健康发展。为指导医疗机构加强日间医疗质量安全管理，规范日间医疗行为，保障医疗质量安全，推动日间医疗规范有序发展，2022年11月23日国家卫生健康委组织制定了《医疗机构日间医疗质量管理暂行规定》，该文件明确了日间医疗的定义，强调了质量安全保障体系构建的重要性，指出了质量控制指标确立并进行监测、分析、持续改进的意义，明确了卫生健康行政部门的监督管理职责。可以说《医疗机构日间医疗质量管理暂行规定》的发布是中国日间医疗事业发展的重要里程碑，标志着中国的日间医疗由自由发展向着规范化发展方向前进。

为推动日间医疗的规范化发展，2022年国家卫生健康委医院管理研究所组织专家开展"日间医疗质量规范化管理哨点医院"的遴选工作，专家组根据"日间医疗质量规范化管理哨点医院遴选考核方案"，通过文件查阅、记录查看、员工访谈、视频检查、员工操作、病历检查、病案检查等多种检查方法，开展线上、线下考核。同时，专家还就建立病种和术式定期动态调整机制、应用智能化随访系统持续提升日间医疗质量、改善患者服务体验等提出了建议。经考核项目组专家综合评议，拟定28家医院为第一批日间医疗质量规范化管理哨点医院。其目的为遴选部分开展较早、较成熟的医院，进一步规范日间医疗发展机制，引领并推动本地区日间医疗的规范化，在保障质量安全的前提下，规范、有序、科学发展。该举措为我国日间医疗的规范、健康可持续高质量发展奠定了坚实基础！

（孙辉）

第三节 新形势下日间医疗护理管理的发展

随着公立医院高质量发展的推进，日间医疗凭借"高质量、高效率、低成本"的优势受到社会各界的重视。日间医疗本身除了技术创新，更多的是管理模式创新，其临床落实涉及传统住院诊疗行为的改变，而这些诊疗护理行为的实际执行者是临床护士，护士在日间医疗实施推广过程中发挥着主力军的作用。更为重要的是，临床护理工作内容及工作模式也随之变化，日间医疗的发展对护理工作提出了新挑战。

一、日间医疗将促使护理专业化、专科化发展

尽管我国日间医疗服务的推广与研究起步较晚，但得益于国家政策的积极引导，近年来医疗机构对日间医疗服务的探索与实践步伐加快。随着日间医疗服务模式的推广，医疗护理服务流程得到了重塑和创新，服务范围得到了拓展，推动了高效医院运营管理体系的建立。

日间医疗服务模式为患者提供了便捷的就医流程，推动了临床护理工作的变革。这些变革所面临的挑战主要包括如何在有限的时间内高效地完成患者的评估、治疗与护理，如何确保患者在日间手术或治疗后的安全与舒适度，以及如何优化护理流程、提升患者满意度。众所周知，日间医疗服务在收治患者人数上远超普通专科病房，涉及的专科和病种数量更多，合作的专科诊疗组也更多。这使得日间医疗工作量增大，对护士的专业技术、沟通协调等综合能力要求更高，护理质量安全管理的难度较普通病房显著增加。因此，医疗机构应加强护士的专科知识和技能培训，专注于日间医疗流程优化和护理创新发展，实施规范化的质量安全管理，确保患者在服务中获得最佳的治疗效果和就医体验。

随着护理服务模式的转变，日间医疗专科护士的角色与功能持续拓展与延伸，其岗位职责日益丰富与多元化。医护关系已由过去的医师为主导转变为现今的平等与合作。作为日间医疗患者治疗与康复的全程参与者和直接照顾者，日间医疗护士在患

者健康教育、健康管理、疼痛管理、外周中心静脉导管（peripherally inserted central venous catheter，PICC）护理、伤口护理、营养治疗、康复护理、心理护理等领域发挥重要的作用。随着日间医疗模式的进一步推广，应以护理人才队伍建设为核心，以提升护理质量、护理服务、护理科研与管理水平为重点，坚持新发展理念，通过持续优化与改进日间医疗服务体系，探索日间医疗专科护士专职、专岗化的发展路径，提高护士的专业技能和职业认同感，推动其职业发展，从而促进我国日间医疗护理服务与管理能力迈上新的高度。

二、日间医疗将推进延续性护理服务体系建设

想要达到高质量的日间医疗护理，还须丰富护理内容和拓展更多的科学护理方法。加速术后康复的实践可加速日间医疗患者术后康复，达到早期出院、回归社会与家庭的目的。日间医疗患者出院后的延续性护理尤为重要。《进一步改善护理服务行动计划（2023 — 2025 年）》指出医疗机构应开展延续性护理服务。开展日间医疗的医疗机构应借助信息化手段，通过开发手机 APP、护理服务随访系统等，为有护理需求的出院患者提供在线护理咨询、护理随访、居家护理指导等延续性护理服务，解决患者出院后的常规护理、专科护理及专病护理问题，提供全程化、无缝化及专业化护理。同时，日间医疗的开展必然会带来医疗服务体系的重构和分级诊疗服务体系的全面铺开，护理专业与公共卫生及临床医学专业将更多地融合，护理工作的模式将逐渐向构建生命全过程的护理服务体系转变，护理工作范围也将延伸至出院后延续性护理及社区护理。巨大的护理需求和专业护理力量通过"互联网 +"的形式加以整合，改变了医患之间的接触方式，从患者向医疗机构的单方面"输入"，变为患者与医疗机构的双向"流动"，从而能够更好地发挥医疗资源的服务属性。

我国日间医疗从最初的萌芽探索到蓬勃发展，正逐步走向规范化、科学化的发展方向。在推动公立医院高质量发展的背景下，日间医疗也随之迈入精细化和高质量的发展阶段。我们需要从体系建设、服务、技术、管理、人才等多维度进一步推动日间医疗的高质量发展，提高同质化管理水平。此外，日间医疗护理管理应聚焦日间医疗运行质量短板，运用科学的管理方法和理论，建立基于循证的日间医疗质量评价标准；坚持以问题为导向、以结果运用为切入点，对日间医疗质量进行实时监控及改进；借助信息化手段，构建日间医疗可量化、可操作、可复制的质量评价体系。

（莫洋　孙辉　王莹）

第二章 日间医疗护理质量管理

第一节 组织管理

组织管理（organization management）是运用现代管理科学理论，研究组织系统的结构和人的管理；通过组织设计，建立适合的工作模式。组织管理把成员之间的相互关系、分工与协作、时间和空间等各环节合理地组织起来，形成一个有机的整体，能有效地激发成员的智慧和能力，促使成员高效率地工作，实现组织目标。

良好的组织管理能使医疗机构每一个部门和个人明确自己的工作内容和工作范畴，能够保质保量地完成任务，对实现日间医疗高质量发展的目标有着重要作用，为医疗机构带来高效率和高效益，促进其整体发展。建立健全日间医疗护理管理体系，可以明确各部门、各科室、各环节的护理职能，使护理工作制度化、规范化、程序化，从而保证医疗机构的整个日间医疗系统高效运转。

护理工作在日间医疗运行管理过程中具有举足轻重的作用，医疗机构需贯彻"以患者为中心"的理念，落实院科两级质量安全管理，以规范日间医疗护理行为，提升日间医疗护理的科学管理水平，保障日间医疗护理质量与安全，提升患者就医体验。

一、院级管理

为推动日间医疗高质量发展，医疗机构护理部可设立日间医疗护理管理组织，在医疗机构日间医疗质量管理委员会和护理质量管理委员会的指导下，负责具体落实日间医疗护理管理工作，主要包括建立健全日间医疗护理质量管理体系，建立并完善日间医疗护理相关规章制度，制订日间医疗护理工作持续改进计划、方案并组织实施，做好日间医疗护理质量监测、预警、分析、反馈，指导各临床科室不断提升日间医疗护理工作质量。

日间医疗护理管理组织可根据日间医疗管理的要求和特点，组织制定《日间医疗护理质量评价标准》，严格按照质量评价标准不定期进行日间医疗专项护理质量督查，以推动日间医疗同质化管理、规范化发展。在质量控制过程中，护理管理组织可以采用多元化的检查方式，利用信息化质量控制平台强化日间医疗护理质量管理工作。由于日间医疗节奏快，日间医疗护理质量督查应注重实效，督查的频率和内容应与传统住院医疗有所区别；应定期研究日间医疗护理工作过程中的困难与问题，提出解决方案和支持保障措施；同时制定医疗机构日间护理工作发展规划等，针对医疗机构日间医疗护理质量管理的短板、重点、难点问题，应用科学的质量管理手段和工作开展质量改善项目。

二、科级管理

日间医疗就诊流程不同于传统住院模式，其治疗前准备及治疗后康复工作均在院外进行，在院时间一般不超过 24 小时，因此日间医疗病区的护理管理关注点和侧重点与普通病区有区别。护理管理者应聚焦日间医疗运行关键环节的护理质量（重点关注健康教育落实）和护理安全（包括患者身份识别、患者用药安全、患者转运交接、并发症早期预警识别能力等）。开展日间医疗的护理单元，应成立科室日间医疗护理质量与安全管理小组，并结合专科特点制定本专科日间医疗护理质量评价指标，如禁食禁饮合格率、术前准备缺陷率、首台手术准点开台率、导管相关并发症发生率等，每月定期召开护理质量分析会，对科室日间医疗护理质量进行分析和评估，对日间医疗运行过程中的薄弱环节制定整改措施并运用质量管理工具进行持续改进。

医疗质量是医疗机构发展之本，优质的医疗质量必然产生良好的社会效益和经济效益，正确有效地实施标准化医疗质量管理是每家医疗机构和每位日间医疗管理者的必修课。为了提升日间医疗服务质量与竞争力，需构建一套全面覆盖日间医疗护理流程与全部医护人员的质量管理体系，制定详尽的质量控制策略，执行督查、监测、分析及反馈机制，以数据为驱动，持续优化日间服务流程、提升服务质量，实现日间医疗持续稳健的发展。

（莫泽 孙辉）

第二节 质量管理

质量管理是组织为确保产品质量能够满足不断更新的质量标准并实现顾客满意度，开展的一系列策划、组织、实施、控制、检查、审核及改进等有关活动的总和。护理质量管理是按照护理质量形成的过程和规律，对构成护理质量的各要素进行计划、组织、协调和控制，以保证护理服务达到规定的标准，满足和超越服务对象需要的活动过程。实施护理质量管理对促进护理专业发展、提高护理的科学管理水平非常重要。在护理质量管理过程中，必须始终坚持"以患者为中心"的服务理念，坚持预防为主、全员参与的理念。应当建立和完善日间医疗质量控制体系及其工作机制，制定明确的护理质量标准。同时，需要加强护理资源的管理，并开展护理质量教育，对影响日间医疗护理质量的各个要素和过程进行全面质量管理。

一、护理质量管理方法

护理质量管理常用的方法有 PDCA 循环、品管圈（quality control circle，QCC）、根本原因分析法（root cause analysis，RCA）、医疗失效模式和效应分析（healthcare failure mode and effect analysis，HFMEA）等。

（一）PDCA 循环

PDCA 循环由美国质量管理专家爱德华·戴明（W.Edwards Deming）于 1954 年根据信息反馈原理提出的，又称"戴明环"。它是将质量管理分为计划（plan）、执行（do）、检查（check）、处理（act）4 个阶段并不断循环的一种管理程序，是全面质量管理保证体系运转的基本方式，是护理质量管理的最基本方法之一。

1. 实施步骤

PDCA 循环是一个不断循环的过程，只有起点没有终点，一次循环解决一部分问题，尚未解决的问题或新出现的问题转入下一循环中，每一循环都要经过 4 个阶段、8 个步骤（图 2-2-1）。

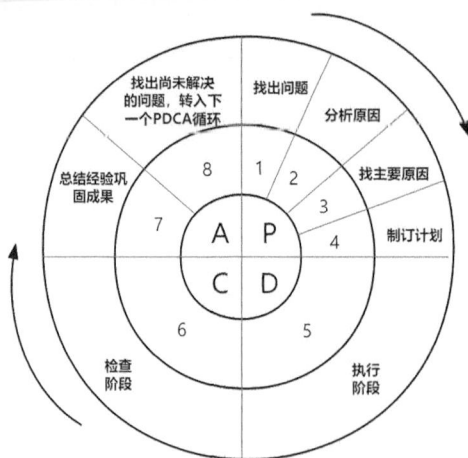

图 2-2-1　PDCA 循环管理步骤

PDCA 循环的具体步骤和方法见表 2-2-1。

表 2-2-1 PDCA 循环的步骤和主要方法

阶段	步骤	主要方法
P	1. 分析现状，找出问题	头脑风暴、亲和图、评价法、柏拉图、直方图、控制图
	2. 分析各种影响因素或原因	头脑风暴、鱼骨图、关联图、系统图
	3. 找出主要影响因素	层别法、评价法、柏拉图
	4. 针对主要原因，制订计划	回答"5W1H" ◆为什么要整改（目标或目的）——（Why）？ ◆具体的问题是什么（何事）——（What）？ ◆具体整改时长是多久（何时完成）——（When）？ ◆由谁负责完成（谁执行）——（Who）？ ◆在哪里整改（地点）——（Where）？ ◆具体整改方案是什么（如何执行）——（How）？
D	5. 执行、实施计划	甘特图
C	6. 检查计划执行结果	排列图、直方图、控制图
A	7. 总结成功经验，制定相应标准	制定或完善工作流程及其他有关规章制度
	8. 把未解决或新出现的问题转入下一个 PDCA 循环	—

2. 适用范围

PDCA 循环适用于各项管理工作和管理的各个环节，尤其适用于优化日间医疗流程，改进日间医疗关键环节的护理质量，如术前准备完成率、术前禁食禁饮落实率、术后疼痛及恶心呕吐的管理、健康教育知晓率、满意度等。

（二）品管圈

QCC 是由在相同、相近或有互补性质工作场所的员工自发组成 1 个活动小组，人员一般控制在 3～10 人，通过全体合作、集思广益，按照一定的活动程序，运用科学统计工具及品管手法，来解决工作现场、管理、文化等方面所发生的问题及课题。

1. 活动步骤

QCC 小组活动基本程序遵循 PDCA 循环，包括 4 个阶段、10 个步骤（图 2-2-2）。

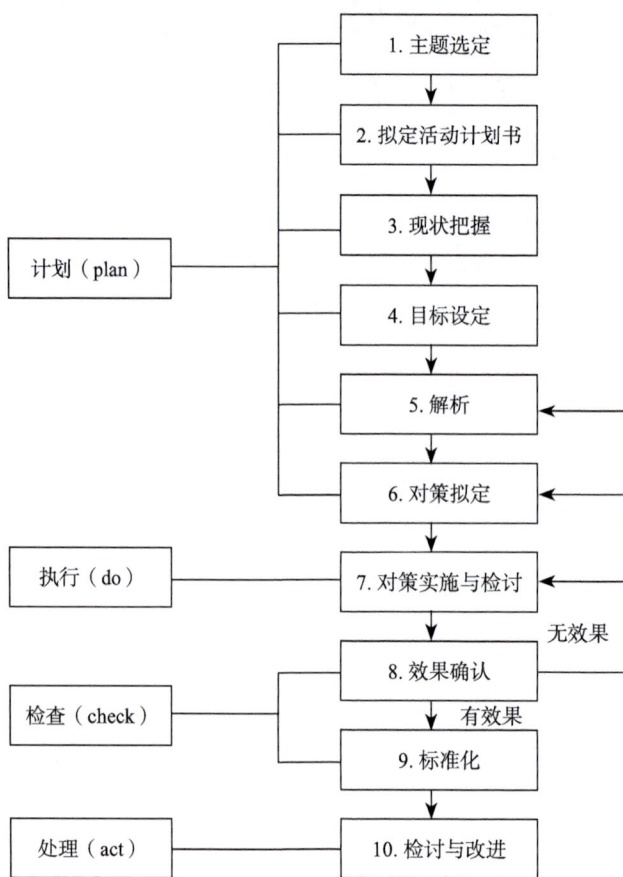

图 2-2-2　QCC 活动具体步骤

2.适用范围

QCC 用于解决特定的护理质量问题，如降低给药错误发生率或降低日间手术取消率等。

（三）根本原因分析法

RCA 是一种回溯性失误分析工具，针对事件，以一套系统化的程序找出问题发生的根本原因，执行改进措施，以避免类似问题重复发生，其中包括发生或可能发生的警讯事件。RCA 的本质是从系统层面或流程层面探讨导致医疗照护失效的源头，而非追责。同时，通过优化流程和完善系统，提高服务质量和安全性，防止类似事件再次发生。

1.实施步骤

RCA 的实施分为 4 个阶段，10 个步骤（表 2-2-2）。

表 2-2-2　RCA 实施阶段、步骤及要点

阶段	步骤	要点
事件发生过程	1. 事件发生与 RCA 判定	通过异常事件 SAC 和 FTA 对 RCA 的必要性进行评估，在判断事件满足适用条件后，再启动 RCA
	2. 提出问题	开展顺序：情景简述—确认事件类别。使用 5W 法帮助完成，即事件（What）何时（When）、何地（Where）发生，影响哪些人员（Who），为何需要进行 RCA（Why）
	3. 组建 RCA 小组	需包括固定团队和事件相关团队
	4. 事件回顾与调查	开展顺序：搜集资料—事件回顾调查—整理资料
	5. 确定主要问题	开展顺序：差异分析—确认问题环节
近端原因分析	6. 找出近端原因	工具与手法：头脑风暴、鱼骨图分析；及时处理近端原因
根本原因确认	7. 确认根本原因	工具与手法：FTA
开展改善行动	8. 对策拟定与实施	工具与手法：屏障分析、行动计划表、PDCA
	9. 改善效果确定	工具与手法：指标对比、管制分析、后续计划
	10. 标准化与总结	SOP

注：SAC，严重度评估；FTA：故障树分析；SOP：标准作业规程。

2. 适用范围

适用范围包括经过异常事件严重度分析评估为一级或二级的事件，风险评估为三级或四级但发生频率高或发生频率逐年上升的事件，以及具有特殊学习价值的事件。

日间医疗运行的不同阶段可能会遇到各种问题。为促进日间医疗护理高质量发展，必须运用质量管理工具和信息化手段开展日间医疗护理质量管理，对日间医疗护理质量安全风险因素进行分析和预警，对存在问题采取有效干预措施并评估干预效果。质量管理方法与工具选择的适当与否将极大地影响应用效果。因此，选择不能采取"以一概全"的策略，而应确保所选的方法与工具适用于所面临的风险问题，且与信息数据和期望风险评估输出相兼容。此外，方法与工具的选择过程应当遵循标准化的基本思路和决策流程，在选择过程中保持一定的灵活性，确保可以选出最佳的一个或一组方法与工具。

二、护理质量管理路径

在现代医疗服务体系中，护理质量管理是确保医疗服务品质的关键环节。需要运用现代科学管理方法，遵循护理质量形成的客观规律，并严格遵守相关的法律法规，制定高质、高效的护理质量管理路径。通过对日间医疗护理服务的要素、过程和结果进行全方位的管理与控制，实现医疗质量管理系统的持续改进和优化。护理质量管理路径包括强化事前预防管理—保持事中动态监控—持续进行事后分析与改进，从而确保医疗护理服务的高效和安全。

事前管理阶段，重点是围绕"人员、机器、物料、方法、环境"这5个关键要素，查找并遵循国家级和省级的相关标准，制定日间医疗服务的流程、制度和管理规范，包括对护理人员的专业培训、医疗设备的定期维护、药品和耗材的严格管理、服务流程的优化及工作环境的改善。

事中管理阶段，侧重于检查这些标准的执行情况。针对日间医疗服务过程中的关键节点，利用信息化质量控制平台和多样化的检查手段，通过实时监控、数据收集和分析，准确找出问题或风险点所在，并及时予以反馈和调整。

事后管理阶段，着重检查持续改进的成效。对于事中管理过程中发现的问题，组织相关科室、人员进行深入讨论，从系统到个人层面进行分析，找出解决问题的有效方法。内容包括对改进措施的评估、对护理人员的反馈及对流程的再次优化，确保医疗护理服务的持续改进和质量提升。

为确保日间护理质量管理的效率与效果，还需注重以下几点：一是建立全面的质量管理体系，明确各级护理人员的职责与权限，确保质量管理工作层层落实，全面覆盖；二是强化人员培训与教育，不断提升护理人员的专业技能和服务意识，使其能够更好地满足患者的需求；三是加强与患者的沟通与互动，及时了解患者的反馈与意见，将其作为改进服务质量的重要依据；四是定期召开质量管理会议，对质量管理过程中遇到的问题进行总结与分析，共同探讨解决方案，推动护理质量的持续改进。通过这些策略的实施，可以进一步巩固护理质量管理的成果，为患者提供更加安全、高效、优质的日间医疗护理服务。

三、护理质量评价

护理质量评价是护理质量管理中的控制工作之一，对护理质量的衡量及促进起着至关重要的作用。评价指衡量所定标准或目标是否实现或实现的程度如何，一般是将目前的工作与一定的标准、目标或规范要求进行对比，以确定服务质量等是否符合标准要求或达到的程度，即对工作成效的大小、进度、结果等进行判断的过程。评价应贯穿护理工作的全过程，而不仅仅是在护理工作结束之后进行。

（一）护理质量评价内容

美国医疗质量管理之父多那比第安（Avedis Donabedian）于1966年开创性地提出了医疗质量评价的三维内涵，即结构质量、过程质量和结果质量。我国按照管理流程将护理质量评价的内容分为要素质量评价、环节质量评价、终末质量评价三大类。

1. 要素质量评价

要素质量评价是对构成护理服务要素质量基本内容的各个方面进行的评价，包括组织架构、物资设施、资源和仪器设备及护理人员的素质。具体表现：①患者所处环境是否安全、清洁、整齐、舒适、设施齐全，如是否配备独立的手术室；②日间病房护理人员的执业资格、数量、质量及管理方式等；③器械设备齐全、性能完好，如急救物品完好率等；④病房各种规章制度制定及执行情况等；⑤护士是否掌握患者的病情，制订的护理计划和采取的护理措施是否有效，患者的生理、心理健康是否得到照顾。

2. 环节质量评价

环节质量评价即对护理过程的评价。这类评价标准可以评价护士护理行为活动的过程是否达到质量要求，可按护理工作的功能和护理程序进行评价。具体包括以下几个方面：正确执行医嘱，对患者病情观察及治疗结果监测，与参与护理工作的其他医技部门和人员的交往及其管理，护理文书记录的情况，应用和贯彻护理程序的步骤和技巧，心理护理，健康教育等。

3. 终末质量评价

终末质量评价是对护理服务的最终结果的评价，评价护理服务结果对患者的影响，即患者得到的护理效果的质量。一般包括患者满意度、不良事件发生率等。日间医疗工作质量评价的影响因素较多，有些结果不一定与护理工作直接相关，如延迟出院率、并发症发生率等。

（二）护理质量评价方法

护理质量评价是一项复杂的系统工程。评价主体包括患者、医护人员、科室、护理部及医院等多方；而评价客体则涵盖了各种护理项目、护理病历、护士行为及科室和医院的整体系统绩效。该评价主要针对临床护理工作的各个方面，包括基础护理、护理操作、医院感染与控制、护理安全、护理文件的书写质量、患者满意度、健康教育知晓程度等。日间医疗护理质量的评价应遵循既定的标准，并通过护理部、科护士长、护士长三级质量控制体系，定期（按月、季度、年度）或不定期地进行质量评价。一般从高风险、高频率的护理质量问题入手，如身份识别、用药安全等，对其进行专项督查以确保关键环节的质量。

（三）护理质量评价形式

1. 全程评价与重点评价

（1）全程评价：是对日间医疗护理活动的全过程进行分析评价，即对护理工作的各个方面进行整体情况的检查，找出普遍性问题及需要不断改进的地方，为进一步修订质量标准指明方向。

（2）重点评价：是对日间医疗护理工作中的某个单项进行详细的评价，如健康教育知晓率、术前准备完成率、护理记录合格率等。其特点是在短时间内详细分析、评价，发现问题，及时提出解决方法，采取措施进行修正。

2. 定期评价与不定期评价

（1）定期评价：按规定和计划的时间进行评价，其特点是计划性强。定期评价又分为全面定期评价和专项定期评价。全面定期评价是指按照事先设定的时间，如每月、每季度或半年、1年，组织对日间医疗护理质量进行全面检查评价；专项定期评价是指，针对日间医疗运行管理过程不同时期的薄弱环节，组织对某个专题进行检查评价，时间根据任务内容而定。

（2）不定期评价：未规定评价的时间，根据需要随机进行的评价。因为评价时间是随机的，能较真实地反映质量问题，主要是各级护理管理者和质量管理人员按护理质量的标准要求随时进行的检查评价。

3. 自我评价与他人评价

（1）自我评价：是由被评估者本人或本单位对自己工作质量进行的评价，如护士长自查，科护士长、护理部逐级检查或科室间进行同级交叉检查等。

（2）他人评价：是由他人或机构进行的评价。常见的有上级机关的评价（如卫生行政主管部门、院级等）、服务对象评价、医师评价、护理人员之间的相互评价等。

（四）护理质量评价结果分析

目前，国内外护理质量评价结果的分析方法很多，可根据使用目的和具体条件采用不同的方法。常用的方法有定性分析法、定量分析法、定性与定量相结合的评价法。定性分析法包括调查表法、分层法、流程图法、亲和图法、头脑风暴法、特性要因图法等。定量分析法包括直方图、排列图和散点图等。

（五）护理质量的改进

持续质量改进是在全面质量管理的基础上发展起来的，以系统论为理论基础，强调持续的、全程的质量管理。在注重终末质量的同时，其更注重过程管理和环节控制，是一种新的质量管理理论。护理质量持续改进是通过计划、执行、监督和评价的方法，不断评估措施效果并及时提出新的方案，使质量循环上升。护理质量改进时机包括两方面内容：①及时针对日间医疗护理服务过程检查、体系审核、患者投诉中呈现出来的问题，予以改进。②主动寻求改进机会，主动识别患者及家属有哪些新的期望和要求，在与国内外同行比较中寻求改进方向和目标，并予以落实。

四、日间医疗护理管理制度要点

（一）护理质量和安全管理

（1）医疗机构应当建立护理部—护理单元层面的日间医疗护理质量安全管理组织，构建覆盖日间医疗全流程的护理质量监测体系；实施院科两级质量管理；定期对本机构及科室日间医疗护理质量进行分析和评估，对日间医疗质量薄弱环节提出整改措施并组织落实。

（2）医疗机构及临床科室应当根据国家相关法律法规和行业规范、评审标准、指南等，结合日间医疗运行特点，制定覆盖日间医疗入院前、住院期间、出院后等各个环节的护理工作制度、护理常规、工作流程，并监督落实。

（3）医疗机构应当建立日间医疗护理人力资源管理制度，按照日间医疗规模、功能、任务及特点，合理配置护士人力，安排具备相应能力的护士，以满足日间医疗整体护理工作需要。

（4）医疗机构及临床科室应当建立日间医疗护理培训与考核制度，制订培训计划并定期组织对医务人员进行日间医疗相关制度、流程、诊疗常规、急救技能、应急预案等内容的培训。

（5）医疗机构及临床科室应当增强风险防范意识，加强日间医疗关键环节的安全与风险管理，完善护理安全管理相关工作制度、应急预案和工作流程，对日间医疗质量安全风险因素进行分析和预警，对存在问题采取有效干预措施，评估干预效果，确保落实患者安全目标。

（6）鼓励借助信息化手段提升日间医疗护理质量管理的效率和效果。

（二）护理评估管理

（1）医疗机构应当加强对日间医疗患者护理评估的管理。应依据日间医疗服务类型，明确评估项目、评估人员及其资质、评估标准与内容、时限要求及记录文件的格式，并由护理管理部门负责监督评估流程。

（2）护理人员应严格遵守评估流程，熟练掌握评估策略，运用科学有效的评估工具，以提高评估的精确度和可信度。

（3）患者入院前、住院期间（治疗前、治疗中、治疗后）及出院前等关键时间点，均需进行评估，并将评估结果详细记录在住院病历中。

（4）在患者诊疗过程中，医疗机构及临床科室应当根据其病情变化和接受的医疗服务，进行动态评估，以评估患者对治疗的反应，并及时采取干预措施或调整治疗方案。

（5）对于接受日间手术的患者，医疗机构应特别关注手术/治疗风险、手术/麻醉后的恢复情况、出院前的恢复情况及患者的心理状况等方面的评估。

（6）对于接受日间化疗的患者，医疗机构应重点评估治疗药物的毒副反应、导管相关不良事件及患者的心理状况等。

（三）随访管理

（1）医疗机构及临床科室应当强化对日间医疗患者的随访管理，依据疾病的特性及诊疗规范，制订个性化的随访计划，明确随访的时间、频率、内容和形式。

（2）医疗机构及临床科室应当在日间手术患者出院后的24小时内完成首次随访工作。

（3）医疗机构及临床科室应当指派专职护理人员执行随访任务，并确保随访记录的准确性。随访记录应当归入患者的病案或单独建册保存。

（4）医疗机构及临床科室应当建立健全日间医疗随访的监测、分析、评估和改进的管理制度、机制和具体流程，通过数据分析及时识别潜在问题，并持续进行质量改进。

（5）医疗机构及临床科室应当重点关注患者出院后出现的并发症、非预期的再次入院治疗/手术及不良转归等情况，及时向科室负责人和手术医师报告，并确保医患沟通渠道畅通，以切实保障医疗安全。

（四）医院感染管理

（1）医疗机构应当遵循医院感染管理的相关规章制度和技术规范，强化日间医疗服务中感染的预防与控制。必须严格执行清洁、消毒灭菌与隔离、手卫生、职业卫生防护、抗菌药物合理使用及医院感染监测等规定。

（2）医疗机构应当制定并不断完善日间医疗医院感染管理的规章制度，针对日间医疗服务的关键环节、重点流程和风险因素进行监测、分析和反馈。基于分析结果，应提出针对性的预防控制措施，并持续质量改进。

（3）医疗机构应当明确各部门和人员在预防和控制日间医疗医院感染管理工作中的职责，并定期开展医院感染防控知识的培训和教育。

（4）医疗机构及临床科室应建立涵盖日间医疗入院前、住院期间、出院后全流程的医院感染风险评估及预防机制。这包括但不限于手术患者的遴选、手术部位皮肤清洁及准备、手术中低体温预防、抗菌药物的合理使用、床单位的终末消毒、手术部位感染监测，以及导管相关性感染的管理。

（五）不良事件管理

（1）医疗机构必须加强患者安全意识，并坚持"以患者为中心"的服务理念，严格执行医疗质量安全的核心制度，确保日间医疗服务的安全性，并实施患者日常的安全管理措施。

（2）遵循"全员意识强化、全面系统优化、全程积极参与、预防为主、持续改进"的原则，采用系统管理方法，从顶层设计、管理制度、工作流程等多方面构建日间医疗质量和安全的长效运行管理机制，形成一个包含预防、处置、反馈、分析、改进的闭环管理模式。

（3）医疗机构及临床科室应当定期进行自查自纠，聚焦日间医疗运行的关键环节，重点关注护理质量隐患问题或未导致严重不良后果的负性事件，针对所揭示的安全隐患采取具体措施，以预防不良事件的发生。

（4）在日间医疗运行管理中，应鼓励主动报告患者安全风险的行为，引导全体成员积极参与患者安全管理工作。建立机构内部不良事件信息报告平台，提倡主动上报与积极处理并重的处理模式，形成非惩罚性的报告机制和激励机制。

（5）制订并实施医疗机构患者安全管理培训计划，以提升患者安全为核心，开展全员教育培训，不断增强全员的安全意识，提高管理水平。

（6）探索并建立长效数据动态监测平台，合理运用质量管理工具，进行回顾性分析、横断面监测、前瞻性预警，及时识别风险，提前干预，以减少护理不良事件的发生。

（莫洋　孙辉）

第二部分

日间手术护理管理

第三章 日间手术运行管理

第一节 日间手术病区运行管理

随着医疗技术的迅猛发展和患者就医需求的日益增长，日间手术作为一种高效和便捷的医疗服务方式，正逐步成为现代医疗体系的关键组成部分。近年来，日间手术在全球范围内得到了广泛推广和应用，手术病例数量持续增长。这不仅为患者提供了更加灵活和快速的手术体验，还显著缓解了传统住院手术模式下医疗资源紧张的状况。在这样的背景下，医疗机构的日间手术管理模式呈现出多样化趋势。各医疗机构根据自己的具体情况，正在探索并实施具有特色的运营模式。

首先，日间手术管理模式的多样性源于不同医疗机构在病种结构上的差异。由于各医疗机构在专科建设、技术水平及患者需求等方面不同，它们所开展的日间手术病种也各有特色。一些医疗机构可能更侧重于开展眼科、耳鼻喉科等科室的微创手术，而另一些医疗机构则可能更专注于普通外科、骨科、泌尿外科、胸外科等科室的需要快速康复的手术类型。这种病种结构的多样性直接影响了医疗机构在选择日间手术管理模式时的策略和决策。

其次，医疗机构对日间手术中心及其日间手术病区的功能定位和设计布局，是决定其管理模式选择的关键因素。一些医疗机构将日间手术中心视为提升整体服务水平和竞争力的关键环节，因此在设计布局上追求科学性和合理性，既要确保满足手术操作的需求，又要考虑患者的舒适度和隐私保护；同时还会在人员配置、设备投入和信息化建设等方面提供充分的支持，以保障日间手术的顺利实施。而其他一些医疗机构可能将日间手术作为减轻住院压力的策略，管理模式可能更侧重于效率和经济性，通过优化手术流程、缩短住院时间等措施来降低成本、提升效益。

综上所述，日间手术管理模式的多元化发展，是医疗机构应对医疗服务需求变化、提升医疗服务效率与质量的重要途径。各医疗机构应基于自身实际情况，综合考虑病种结构、功能定位与设计布局等因素，选定科学的日间手术管理模式并持续进行优化，以推动日间手术事业的健康发展，为患者提供更加优质、高效的医疗服务。

一、管理模式

我国的医疗服务模式具有特殊性和局限性。自我国开始实施日间医疗服务以来，其运行方式主要分为集中运行和分散运行2种。在探索日间手术的管理模式时，医疗机构展现了策略的多样性和创新性，充分考虑了各自的文化底蕴、资源状况及患者的需求。具体来说，一些医疗机构采取了集中运行策略，建立了专门的日间手术中心，通过整合多个科室的资源，实现了资源的高效利用；而另一些医疗机构则采取了分散运行模式，将日间手术融入各个科室的常规运营中，通过加强科室间的协作，确保日间手术的顺利开展。这两种运行模式各有其优势和不足，综合医院通常会根据外科病房和手术室的条件来选择适合的日间手术运行模式，同时也会根据日间手术发展的不同阶段，选择不同的运行模式。

（一）集中运行模式

集中运行模式遵循集中预约排程、集中收治及出院后的集中随访原则。作为全院各专科开展日间手术的公共服务平台，该模式能够为患者提供全面的医疗服务，包括入院前、手术前、手术中、手术后的诊断与治疗服务，以及出院后的康复管理。这种模式有助于优化资源配置，提升医疗服务的效率，并确保患者在整个医疗过程中享受到灵活、便捷、高效的日间手术服务。

（二）分散运行模式

分散运行模式依托于专科病房，在开展日间手术的临床科室中划分出专门床位，依照日间手术服务流程接收患者。在该模式下，负责日间手术的专科病房独立承担患者的手术、术后护理及出院后的随访工作。各科室能够依据自身特色和优势，选择适合本专业的日间手术病种和术式，实施更为严格、细致、专业化的管理策略，确保手术质量和患者安全。

目前，我国大多数医疗机构采取两种运行模式并行的方式，这种做法既确保了集中运行在医疗服务全过程中占据主导地位，又充分利用了各专科的优势，从而实现了医疗资源的最优化配置。根据《医疗机构日间医疗质量管理暂行规定》，医疗机构需对其日间医疗质量管理负主要责任。然而，在实际操作中，部分医疗机构缺少专门负责统筹日间医疗日常管理的部门，不利于实现医疗服务的标准化管理。因此，医疗机构应当明确由医务管理部门或设立专门的日间手术综合管理部门来负责全院日间手术的统筹管理，切实保障医疗质量和安全。

二、资源配置

《医疗机构日间医疗质量管理暂行规定》明确指出，医疗机构需调整和完善服务流程，配备必要的日间手术资源，以确保日间手术的高效开展。根据日间手术的运行模式，医疗机构应配备专门的患者接待中心、日间手术室、麻醉恢复室（postanesthesia care unit，PACU）、床位、设备、设施及医务人员等，以实现对日间手术患者从入院前、住院期间到出院后的全流程管理。条件允许的医疗机构可设立独立的日间手术中心，作为全院各专科进行日间手术的公共服务平台。日间手术中心应包括但不限于预约服务处、手术室、麻醉恢复室、日间手术病区等。在建设日间手术中心时，应遵循《医院感染管理办法》和《医疗机构环境表面清洁与消毒管理规范》（WS/T512-2016）等标准，布局设计应以优化患者及其家属的就医路线和体验、提升工作人员工作效率为宗旨。根据各医疗机构的实际情况，可考虑将预约服务处、入出院结算中心、功能检查室、麻醉门诊等设置在门诊同一楼层或邻近区域，以实现一站式服务。同时，应确保标识醒目、流程指引清晰，以便日间手术患者在专科门诊就诊结束后，能在最短的时间内、最小的半径内完成所有术前准备工作，从而减少患者在院内的停留时间。对于有条件的医疗机构，建议将日间手术病区与日间手术室设置在同一楼层的相邻位置或邻近楼层，这样既方便主刀医师和麻醉医师进行术前谈话和术后查房，又能减少术前交接和术后转运的时间，提高交接效率并确保患者转运的安全。本部分内容主要介绍日间手术病区的功能布局和资源配置。

（一）集中运行模式

1. 功能布局

日间手术病区的布局设计应充分考虑患者诊疗流程的便捷性及动线需求，力求为患者及其家属提供优越的医疗环境与服务。该病区的配置应遵循综合医院的相关标准，主要包括病房、护理站、公共区域及辅助用房。病区布局可依据专科特色、病种差异、手术安排及空间条件划分为多个开放式单元，以促进患者间的交流与学习，缩短患者与护理人员之间的空间距离，便于患者及时表达需求及对病情的监测，使护理人员能迅速响应。此外，根据手术种类的不同，病房可设置单人、双人、三人或多人间，以适应不同患者的就诊需求，并为日间手术患者创造更加舒适的诊疗氛围。随着人口老龄化的日益严重，在进行病区改造设计时，必须将适老化环境纳入全面考虑之中。在规划日间手术病区时，建议将护士工作站设于病区中心位置，以缩短医护人员与患者之间的距离，确保能够及时监控病情并迅速做出反应。同时应根据日间手术的特点设立专门的入院接待区域、术前等候区域、术前谈话室及男女更衣室等。这些区域应配备足够的舒适座椅和办公设备，以便患者在等候床位时能够顺利完成术前评估、签署术前谈话记录、进行术前准备等工作，确保患者能够及时做好术前准备，从而顺利进行手术。

2. 设备设施要求

日间手术患者住院时间短，医疗机构需要在最短的时间内使患者感受到满意、安全、便捷、高效的就医体验，所以日间手术病房相较于普通病房对住院环境舒适度、安全性、便利性要求更高。医疗机构可借助信息化手段打造日间手术智慧病房，配备床旁智能终端、智慧医疗车、智慧大屏等一系列智能设备。床旁智能终端可展示每日清单、电子床头卡，实现床旁支付、健康教育、远程探视、在线点餐等功能，患者可通过智慧大屏实时了解手术信息，让日间手术的服务更显暖心。

床位数量的配置应与医疗机构开展日间手术的种类、工作量相关，同时需考虑与日间手术室的数量及运行效率相匹配。可根据服务对象设置个性化床单位，如儿童床配置安全护栏，高度、大小适合儿童使用；增加床旁扶手设计，方便术后患者尤其是老年人早期下床活动；每个床单位应使用导轨式隔帘保护患者隐私；日间手术病区除需配置普通病房的常规仪器设备［如病床、陪护椅、床头柜、设备带（含氧气、负压）等］外，还应配置抢救单元，备有急救药品、物品、仪器设备等，如抢救车（内放置抢救所需药品、物品、呼吸球囊、气管导管、喉镜等）、监护仪、除颤仪。集中运行护理单元作为一个公共平台，建议配备足够的办公电脑以满足医护人员工作需要。

3. 人力资源配置

（1）人员遴选。医疗机构在开展日间手术初期，病种选择相对比较简单。传统观念认为日间手术风险系数低、工作量小，因此对护士能力没有特殊要求。部分医疗机构可能会将一些需要照顾的护理人员安排到日间手术病区，并且护理人力配备上会低于普通护理单元（如床护比）。但实际上，与传统住院模式相比，日间手术只是在时间、流程、管理模式上与其存在差异。由于日间手术工作节奏快、床位周转快、涉及的专科多，护理工作在内容和质量上的要求会更高，护士工作压力会更大。同时，随着日间手术的持续发展，各医疗机构开展的复杂手术类型越来越多，四级手术占比也在逐年提高，日间手术护理工作面临着较大挑战。因此，医疗机构应根据日间手术的特点与规模、临床护理工作量，按照责任制整体护理的工作模式，配置数量适宜、结构合理、能岗匹配的护士。护士在日间手术运行管理过程中发挥着举足轻重的作用，承担着组织管理者、教育者、咨询者、照护者、沟通协调者、研究者等多元化身份，除应当具备良好的外科专科相关知识外，还应具备敏锐的观察力、良好的沟通和协作能力、良好的组织和应急能力、终身学习的能力和良好的身体素质。因此，为保障日间手术护理质量和患者安全，医疗机构应根据开展的日间手术病种，在相关专科遴选专业技术强、服务意识强、心理素质好的中青年骨干护士，为日间手术提供专业技术支持。

（2）岗位设置。为了确保日间手术护理单元的高效运作，应根据工作流程、内容及需求，合理设置岗位，如预约、随访、医患助理等岗位。同时，应制定详尽的岗位说明书，明确各岗位的准入标准、岗位职责和工作内容。遵循"按需设岗、择优用人、岗位聘任、科学管理"的原则，实施精细化的护理岗位管理。基于岗位需求，进行护士的人力资源规划、培训和考核，以确保日间手术护理工作有序和高效，为患者提供全面、全程、专业且人性化的护理服务。

（3）人力资源配置。医疗机构及各科室应当建立日间手术护理单元护士人力资源弹性调配机制，确保满足临床护理需求。根据《全国护理事业发展规划（2021—2025 年）》中的目标，2025 年三级综合医院及专科医院的病区护士与实际开放床位的比例应达到 0.65 ∶ 1。日间手术病区的护士配置可实施动态管理方式，依据病区的功能定位、服务范围、床位规模、临床护理工作量、手术等级及护理难度等因素，科学合理地配备护士，以满足临床护理服务的需求。病区应基于"以患者需求为导向、以服务为前提、以患者健康为中心"的原则，实施弹性排班制度。例如，预约服务处的护士可根据专科门诊的开诊时间调整下班时间，以方便患者预约手术；随访护士可提前至早上 7:00 上班，负责为当日手术患者办理入科手续，以确保患者能够准时入院和手术准点开台。可在患者入出院和手术患者返回病房的高峰时段适当增加护理人力，以保障日间手术在快节奏环境下的安全运行。

（二）分散运行模式

对于各专科分散运行的日间手术，建议设置独立日间手术房间或区域，固定收治日间手术患者，尽量避免与常规手术患者混合收治。日间手术患者住院时间短、流动频繁、人流量集中，因此宜选择病区外侧靠近患者出入通道的病床作为日间专用病房，方便交接，减少对普通患者的干扰。

在分散运行的护理单元中，护理团队必须对日间手术的规范化执行给予高度重视，切勿因日间手术患者仅需住院一日，便忽略了手术的质量与安全，或忽视了患者的心理需求。实际上，通过实施日间手术模式，我们可以优化择期手术的管理流程，并提高科室整体的运营效率和效益。为了保证日间手术的质量和安全，建议配置相对固定的护理人员负责日间手术的运行管理。频繁更换护理人员可能会导致工作流程的不连贯，增加出错的风险和管理的难度。确保护理人员的稳定性可以更好地保障日间手术的质量和效率，同时也为患者提供更加连贯和专业的护理服务。

三、运行管理

规范化的日间手术护理流程管理是确保日间手术护理安全、提升护理质量和效率的关键所在。护理工作贯穿了日间手术的整个流程，涵盖了从院前准备、院中实施到院后康复的各个阶段。护士是与患者直接接触的主要一线人员，他们的日常工作既繁杂又广泛，护理工作的质量将直接影响患者是否能够顺利入院并安全、顺畅地完成日间手术。

日间手术作为一种高效、便捷的医疗服务模式，越来越受到患者和医疗机构的欢迎，其护理工作的复杂性和重要性也日益显著。因此，规范日间手术护理流程管理不仅是确保患者安全、提高护理质量的必要措施，也是促进日间手术服务持续健康发展的基础。为了实现这一目标，医疗机构需要制定详细的操作规程和标准，确保每一环节都能达到最佳效果。

护理工作是日间手术全流程管理的关键部分，其质量直接关系到患者的就医体验和手术成效。从患者预约手术的那一刻起，护理工作便悄然启动，并贯穿日间手术的各个阶段。在预约手术时，护士必须仔细审核患者的病历资料，评估其身体、心理及社会状况，以确保患者适合进行日间手术。同时，护士要向患者详尽解释日间手术流程、术前准备、注意事项及潜在的风险等，帮助患者做好心理准备。一旦进入住院阶段，护理工作的重要性更加凸显。手术当天，护士需提前到岗，为患者办理入院手续，并做好术前准备；在手术过程中，护士要与手术医师紧密协作，确保手术的顺利进行；手术结束后，护士要密切监测患者的病情变化，及时识别并处理可能出现的并发症。此外，护士还要向患者及其家属详细说明术后注意事项，包括饮食、活动、用药等，以确保患者能够顺利康复。在出院后阶段，护理工作同样至关重要。护士要定期对患者进行出院随访，了解康复进展，解答疑问，并提供必要的指导和支持。同时，护士还要收集患者及家属的反馈，以便持续改进和提升护理服务质量，为患者提供更加安全、高效和人性化的医疗服务。

规范化的日间手术护理流程管理是确保手术护理安全、提升护理品质与效率的基础。日间手术护理运行流程管理可参照图 3-1-1。

时间节点	环节	服务流程	工作内容及细节
入院前	预约评估与登记	信息核对及预约 → 护理评估：1.评估时机、评估形式、评估内容 2.设计结构化评估表，避免漏评、错评	以科学评估为抓手，加强术前风险管理：1.核对并完善患者基本资料、疾病诊断、手术方式、手术时间、手术医师、麻醉方式等 2.查看患者术前检查完成情况及结果 3.查看麻醉评估结果 4.风险评估：合并症、营养、VTE、心理、用药、感染、社会学因素等 5.异常情况：检查结果、时间冲突、床位冲突等
	健康教育	健康教育时机：教育时机、教育形式、教育内容 → 健康教育原则：多元化、多途径、多阶段、渗透式、个性化	1.日间手术入院流程 2.住院相关准备：术前检查、心理状态、用物准备、陪伴者等 3.医保支付政策 4.异常情况处理、术前准备注意事项及应急预案 5.术前准备：禁食、皮肤、用药、专科准备等
	术前确认与再教育	确定流程走向 → 术前确认 → 健康教育	1.动态追踪术前检查、麻醉评估完成度及等候手术期间患者身体状况，结果异常或病情变化后与医师及麻醉医师沟通、协调处理 2.手术前1日与患者确认是否如期入院手术 3.再次进行术前准备相关指导和入院事项告知
	手术排程	手术排程：根据患者及手术医师需求安排个性化手术顺序 → 手术设备、器械、耗材准备 → 排程结果反馈：通过有效途径将排程结果反馈给病患、手术医师等	1.排程时应关注患者术后恢复与出院时间节点、PACU承载量及复苏时间等 2.日间手术和非日间手术混合排程时应优先安排日间手术 3.同一位医师应尽量避免同一时间段安排日间手术和非日间手术 4.日归手术、儿童及老年患者，三四级手术及手术时间长的手术优先安排 5.传染病检查阳性患者（如梅毒、乙肝、HIV、丙肝等）最后安排 6.借助信息化手段
	入院提醒与沟通	入院时间提醒：根据手术排程结果安排患者分时段错峰入院 → 强化手术前健康教育：禁食禁饮、术前用药、住院资料、专科准备等	1.无法及时到达、评估异常的患者应反馈给术室，不安排首台手术 2.建立高效的医、护、患三方信息反馈机制及途径，管理及协调各种原因引起的手术爽约、取消等情况
住院期间	办理入科手续	入院前再评估：禁食禁饮、感染、用药、生命体征、术前准备完成情况等 → 办理入科手续，安排床位	1.最后进食进饮时间、术前检查检验及麻醉评估结果、有无上呼吸道感染、是否处于生理期、有无做好口腔、皮肤的清洁和手术区皮肤准备等 2.抗凝药物或抗血小板聚集药物的患者是否有充足的停药时间；合并慢性疾病的患者早晨有无规律使用药物 3.全麻手术有无陪护 4.患者入科时，应严格落实查对制度，核对患者身份、手术信息等
	手术前护理	护理评估 → 术前准备 → 治疗处置 / 书写记录 → 心理护理 → 健康教育	1.探索建立结构化的患者入院评估表，对入院前已完成的评估项目进行复核和分析，需重点关注既往史、过敏史、生命体征、心理状态等 2.加强患者术前管理，制定术前准备清单、流程，落实手术相关准备 3.充分告知并指导患者遵守术前注意事项，规范完成手术部位标记，落实禁食禁饮、药物使用等要求 4.加强心理护理，采取措施降低手术应激反应
	手术中及麻醉复苏护理	手术患者交接 → 手术安全核查 → 手术后复苏护理	强化核查为基础，落实术中风险管理：1.规范日间手术交接流程及内容 2.落实安全核查：身份识别、手术部位、用物清点等 3.护理风险防范：跌倒/坠床风险、低体温风险、输液外渗等 4.标本处置：优先安排日间手术患者的标本送检并及时送费
	手术后护理	手术后患者交接 → 病情观察及处置 → 护理风险识别 / 交接班 → 健康教育 → 护理措施落实	以精细化管理为保障，强化术后风险落实：1.转运交接时，应当与接收医师及相关服务人员面对面交接，确保转运安全和相关信息传递无误 2.密切关注患者生命体征及病情变化，落实平卧位、静脉血栓栓塞、心理状态、营养评估、预防及管理，践行ERAS系列护理措施 3.严格落实值班制度和交接班、分级护理等核心制度，重点关注床旁交接班 4.鼓励患者主动参与术后康复活动，及时识别并预防手术后护理风险
	出院前护理	出院评估：1.PADSS评估：①生命体征；②活动能力；③疼痛；④恶心呕吐；⑤切口出血 2.专科情况评估 3.出院准备度评估 → 出院指导：1.出院后注意事项 2.并发症预防及早期识别 3.延续性护理	规范开展出院指导：1.出院指导内容：出院流程、出院医嘱、出院后注意事项，提供联系方式，包括但不限于饮食、活动、睡眠、伤口护理、用药、康复、病理报告获取、复查等，可借助信息化手段开展出院后管理与护理 2.并发症预防及早期识别 3.鼓励患者主动参与出院管理，及时识别并预防手术后护理风险
出院后	出院随访及延续性护理服务	制订随访计划 → 选择合适的随访方式 → 确定个性化的随访内容 / 数据整理、分析及反馈 ← 异常情况识别及指导 ← 实施随访并进行健康指导	随访计划：病种特点和相关诊疗规范要求，确定随访时间、频次、内容和形式等；24小时内完成或实施第二次随访 随访内容：出院后康复情况、专科或专病术后常见的并发症评估、个性化健康指导等 随访方式：电话、短信、门诊、社区、互联网+随访等

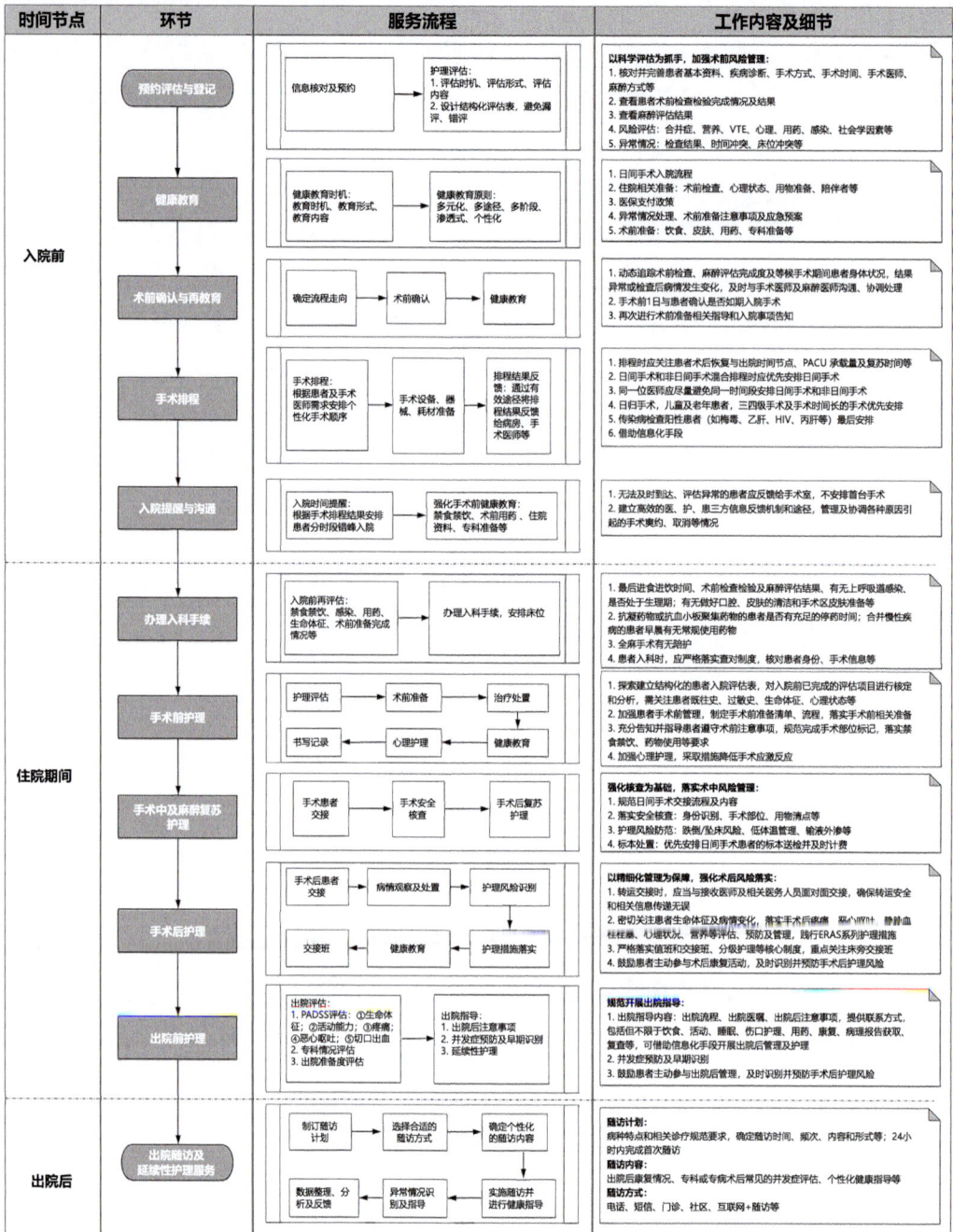

VTE，静脉血栓栓塞；HIV，人类免疫缺陷病毒；ERAS，加速术后康复；PADSS，麻醉后出院评分系统。

图 3-1-1 日间手术护理全流程

（一）入院前

日间手术入院前管理在整个日间手术的管理流程中尤为重要。若在患者入院前的管理环节出现疏漏，可能会导致手术延期或取消，这不仅会降低医疗机构的运营效率，造成宝贵医疗资源的浪费，还会对患者的就医体验产生负面影响。因此，对入院前服务环节进行精细化管理对于日间手术的成功至关重要。为此，负责入院前管理的团队应当由责任心强、综合能力出众的护士组成，并保持相对稳定。

1. 预约评估与登记

在专科门诊确认患者适合进行日间手术后，患者将从预约日间手术起，正式进入日间手术的全流程管理。在预约阶段，护士首先进行初步的护理评估，评估内容涵盖以下几个方面：①审核患者拟行的手术是否符合医疗机构日间手术适宜病种和术式的准入标准；②确认术前检查完整性及麻醉评估结果等；③对患者进行日间手术适宜性评估，包括患者最近1周有无上呼吸道感染或其他感染性疾病、过敏史、2周内疫苗接种史，是否口服抗凝和（或）抗血小板聚集等药物、女性患者手术日是否处于生理期、哺乳期或妊娠期，以及患者社会学因素。预约护士着重于患者对日间手术模式的接受意愿，以及患者是否满足日间手术模式的基本要求，例如，在住院治疗和康复期间能否有固定的陪护，出院后是否有稳定的住所和联系方式等。在预约时，护士还需核对并完善患者的基本信息、疾病诊断、手术方式、手术时间、手术医师、麻醉方式、术前检查检验完成情况及检查结果、麻醉评估结果等。

2. 健康教育

在完成预约后，预约护士应向患者提供必要的告知和指引，内容应涵盖但不限于表3-1-1所示的项目。

在日间手术服务的每个环节，尤其是手术预约阶段，细节的周到处理和信息的全面传达至关重要。完成患者的预约登记后，预约护士还需承担起至关重要的职责，他们不仅是医疗服务的传递者，更是患者心灵的慰藉者。护士需细致且全面地执行一系列关键信息的告知与流程引导，确保患者在手术前能够做好充分准备，为手术的顺利进行提供有力保障。为了帮助患者更直观地理解手术前后的注意事项，医疗机构可通过健康教育处方、健康科普视频等多种方式，使患者能够清晰地了解手术的整个过程及需要特别关注的环节。在条件允许的情况下，医疗机构应积极推进全流程时间手术信息化系统的建设与应用，该系统可自动向预约登记的患者推送术前注意事项及就诊流程，使患者可以随时通过手机或电脑查看相关信息。这不仅让患者无须频繁往返医疗机构咨询，提升了信息传递的准确性和时效性，且能大幅减轻护士的工作负担。关于健康教育的形式、内容及技巧的详细信息，请参阅第八章第五节"健康教育管理"。

表 3-1-1 　日间手术预约时健康指导内容

事项	详细内容
日间手术诊疗流程	麻醉评估：时间、地点、陪同人员等；住院指引：住院时长、沟通渠道等
术前检查检验指导	检查完成时间节点、检查注意事项
手术及麻醉方式	可能出现的并发症及解决方案
用药指导	对于服用利血平及抗凝药等药物的患者，应制订停药计划或替代治疗方案；对于采用口服降糖药治疗的患者，应告知手术当日暂停降糖药；高血压患者手术日规律服药
禁食禁饮方案	局部麻醉患者手术前可正常饮食；全身麻醉手术患者：术前 8 小时禁食固体食物，术前 6 小时禁饮配方奶，术前 4 小时禁饮母乳，术前 2 小时外可进饮清饮料（包括清水、糖水、无渣果汁、碳酸类饮料、清茶及黑咖啡，但不包括酒精类的饮品）
预康复指导	戒烟、呼吸功能训练、体能训练、营养支持、心理干预等
术前准备	皮肤及口腔清洁、手术区皮肤准备、体位训练等
医保支付政策	门诊相关费用报销时限要求
患者自身准备	医疗文书资料、用物准备等

3. 术前确认与再教育

在患者预约手术后，预约护士应按计划定期跟踪患者术前检查的完成情况，并协助医师审核检查报告。对于检查不完善的患者，护士需进行督促和提醒，并在必要时联系相关科室以协助完成检查。若检查结果异常，不符合日间手术的遴选标准，护士应提醒手术医师重新评估，并决定是否需要改期或取消手术。若出现危急症状或病情突然变化，护士应立即联系患者，了解其症状和体征，必要时建议患者就近就诊或前往专科门（急）诊，并继续跟踪处理意见及建议。在手术前 1 ～ 2 天，通过电话或信息推送的方式与患者取得联系，再次评估患者的检查、检验及麻醉评估结果，确认患者在手术期间的身体状况，并根据患者术前准备情况，再次进行个性化的指导，以降低因手术延期或取消而造成的医疗资源浪费。

4. 手术排程

在进行日间手术排程时，除了需要综合考虑手术间数量、手术室人力资源、麻醉恢复室的容量、不同麻醉方法和患者复苏的差异、手术标本送检的关键时间点及医院感染控制等因素，还应将手术医师和患者的需求及日间手术患者术后在院康复时间纳入综合考量。在排程日间手术时，应注意以下几点。

（1）当日间手术与非日间手术需要混合排程时，应优先考虑日间手术。

（2）尽量避免在同一时间段内为同一位医师安排日间手术和非日间手术。

（3）应优先安排日归手术。

（4）对于三四级手术及手术时间较长的手术，应优先排程，以确保患者术后有足够的康复时间。

（5）对于无法及时到达或评估结果异常的患者，不应安排为当日首台手术。

（6）对于传染病检查结果为阳性的患者（如梅毒、乙型肝炎、丙型肝炎、艾滋病等），应将其排在最后。

（7）当分散运行模式下的专科日间手术量较少时，不建议将日间手术安排为当日首台手术。这样做可以避免因日间手术患者无法准时进入手术室而影响手术室效率，同时避免增加夜班医务人员接待和处理新入院患者的工作压力，或科室额外的人力消耗。

目前，日间手术排程主要依赖人工安排，但构建模型和智能算法辅助下的排程已成为日间手术排程的研究方向。

5. 入院提醒与沟通

在排程确认后，预约护士应通过多种方式通知手术医师和病区护士次日手术的台数和轮次等信息。同时，建议建立一个信息化平台，实现多科室间排程结果的共享。此外，根据手术排程的顺序，通知日间手术患者分时段入院。通知患者到达科室的时间应尽量接近手术时间，但不应影响患者的术前准备、检查及手术的进程。这样既可避免因人员聚集而引起的病房秩序混乱，又能减少患者因长时间等待而产生的焦虑等不良情绪，从而提升患者的就医体验。

为了确保手术室的运行效率，对于安排了首台手术的日间手术患者，应特别提醒其到院时间，并明确告知如未能准时到院可能带来的后果，如手术的取消或延迟。在集中运行模式下，建议通知每个手术间的第一台、第二台手术患者提前到达，以避免首台手术患者未能按时到院而造成医疗资源的浪费。

在分散运行模式下，预约接待处应根据分散运行护理单元的需求，安排患者分批次、分时段入院。由于专科病房除了日间手术患者外，还包括普通择期和急诊手术患者，若所有患者同时入科，会突然增加病房护士的工作量，导致科室护理人力资源不足，增加护士的工作压力和护理风险。因此，在安排了首台日间手术的情况下，预约接待处的护士除了通知手术医师外，还应提醒专科病房的护理团队，以便科室能够合理动态地安排人力资源，确保首台手术能够准时开始。

（二）住院期间

1. 办理入科手续

为了确保日间手术的医疗质量和安全，患者在入院时，病房责任护士应对患者进行入院再评估，全面评估患者的术前准备及与日间手术安全相关的各项情况。若发现任何异常，护士需立即通知手术医师，并及时进行干预处理。入院前的再评估内容可参考表 3-1-2。完成全面评估后，护士应严格执行患者身份识别制度，仔细核对患者身份，并确认患者的手术基本信息，随后为其办理入科手续。我们应鼓励患者积极参与信息核对，包括但不限于基本信息和手术部位等。在安排床位时，应考虑性别、病种、院感防控原则、手术顺序及手术风险等因素，排床技巧可参考表 3-1-3。

日间手术工作节奏快，责任护士在接待新入院患者或者调换床位时，务必要严格落实身份识别制度，通过询问患者姓名，并仔细核对患者腕带、床头卡、病历牌内资料与电子病历的信息是否一致，以确保患者的安全。

表 3-1-2　入院再评估内容

入院证明及检查报告等资料审查及结果评估：
入院凭证、检验报告、心电图、胸部 X 线片、专科检查报告（如 B 超、穿刺病理检查结果、CT 或 MRI、纤维电子喉镜、肺功能评估、心脏彩超等）、麻醉评估结果、PONV 分级等

手术安全风险及术前准备完成情况评估：
一般资料，本次手术相关信息，最后一次进食进饮时间，有无急性上呼吸道感染症状，女性患者是否处于生理期、哺乳期、妊娠期，使用抗凝药物或抗血小板聚集药物患者是否有充足的停药时间，合并症患者手术当天用药情况（如降压药、降糖药等），有无做好口腔及皮肤的清洁、手术区皮肤准备、呼吸道准备（是否按要求戒烟）等

社会心理评估及出院计划信息评估：
社会支持，如陪伴者照护能力（是否为有责任能力的成年人，其年龄、文化水平、身体状况如何，未成年患者是否有监护人陪同）；手术方案及日间手术模式的接受程度；焦虑、抑郁等心理状态；离家距离、居住地医疗资源可及性、交通方式、预计出院时间（如日归手术傍晚出院、需过夜观察）、出院去向（社区、下级医疗机构及康复机构、居家）

注：PONV，术后恶心呕吐。

表 3-1-3　床位安排技巧

性别：
注意保护患者隐私，尽量避免男女混居现象，使患者在住院期间能够拥有相对隐私和舒适的康复环境

病种：
将同病种的患者安排在同一个房间内，方便集中对患者进行手术前后及出院的指导和护理，既能提升医护人员的工作效率，也能促进患者之间的互相交流，利于术后加速康复

手术顺序及风险：
手术台次靠前的患者优先安排，避免出现手术结束后返回病房没有床位的情况；尽量将手术风险大、年龄大的患者安排在靠近护士站的房间，这样可以让医护人员能够及时观察到患者的病情变化

护理工作量：
根据患者病情轻重、手术风险大小均衡安排，避免床位责任护士工作量或压力过大，导致护理质量下滑，影响患者安全和就医体验

分散运行模式：
分散运行模式下应避免将日间手术和普通住院患者分配在一个病房，避免因病友之间互相攀比，导致日间手术患者拒绝按时出院

2. 手术前护理

（1）护理评估。当患者办理入科手续后，责任护士需要对患者进行全面的评估，以了解其整体健康状况。评估不仅包括生理方面的检查，还涉及对心理状态和社会需求的了解。通过全面的护理评估，护士能够更好地理解患者的需求，为患者提供更加精准和个性化的护理服务，从而有助于改善患者的预后，并有效降低住院期间可能出现的各种风险，提高患者的住院体验和治疗效果。在进行评估时，护士会收集患者的多种信息，包括但不限于以下方面：基本资料、既往健康状况、生活自理能力、护理风险、心理和社会状况，具体可参见表3-1-4。

表 3-1-4　术前护理评估内容

一般资料评估：
基本资料（姓名、年龄、性别、联系方式等）、生命体征、BMI、入院方式、手术及麻醉方式等
健康评估：
既往健康状况（既往史、手术麻醉史等）、过敏史、目前正在使用的药物、皮肤及管道状况、生活自理能力等
护理风险评估：
跌倒/坠床评估、心理评估、营养评估、术前准备完成情况、社会支持系统等

注：BMI，体质指数。

（2）术前准备。患者入院后应尽快完成术前准备工作。建议安排专职专岗人员负责首台手术的术前准备，包括更换病服、女性患者整理头发、建立静脉通路及遵照医嘱完成术前治疗等。鼓励患者参与确认手术部位标识，并根据医嘱准备好带入手术室的药品及物品。

（3）治疗处置。遵医嘱为首台手术或接台的患者执行相关治疗处置，如监测生命体征，测量血糖，对禁食的接台手术患者执行补液治疗，对眼科手术患者行结膜囊冲洗或泪道冲洗等。

（4）健康教育。采用多元化形式在不同时间段向患者及其家属详细介绍病区环境、设施、相关工作人员及规章制度、安全防范措施、术前准备事项、手术中需配合的要点和术后康复知识，确保患者以积极态度配合手术及术后治疗。在进行健康教育的过程中，应避免形式主义或急于求成，应选择最恰当的时机对患者及其家属进行针对性的指导和有效沟通。同时，鼓励家属积极参与患者手术前后的护理和管理，确保治疗和护理措施得到妥善执行，从而促进患者术后快速康复。

（5）心理护理。在日间手术的全流程护理中，应始终贯彻"以患者为中心"的理念，密切关注患者的心理动态，增强主动服务和人文关怀的意识。在提供护理服务时，护士需以关怀、爱护和尊重的态度对待患者，保护患者隐私，提供周到的照护、心理支持和人文关怀，从而增进患者对护理人员的信任，促进医患关系的和谐。在护理服务的实施过程中，护士应以热情、积极和主动的态度与患者及其家属进行沟通交流，及时观察并掌握患者的反应和心理状态，关注患者的需求和不适感，认真且耐心地解答患者的疑问，并提供针对性和个性化的指导，以增强患者的信心，减轻其焦虑或恐惧。

（6）书写记录。责任护士在患者进入手术室前，需完成入院及手术前相关护理文书的书写，检查并落实患者术前准备的完成情况；在患者进入手术室时，责任护士应与手术室工作人员进行详细交接并记录。

3. 手术中及麻醉复苏护理

日间手术安全核查、术中配合、术后复苏的要求与各专科择期手术基本一致。具体细节管理可见本章第二节"日间手术室运行管理"。

4. 手术后护理

日间手术围手术期护理实践应融入加速术后康复（enhanced recovery after surgery，ERAS）理念，增加日间手术护理内涵。

（1）手术后患者交接。手术交接环节涉及病房护士、转运人员、手术医师、麻醉医师、手术室护士、复苏室护士等，需要多部门协调合作。日间手术接台快、周转快，此阶段最常见的风险是身份识别错误，因此应规范手术交接流程及内容，建议制定规范的护理交接记录单及转运交接单。患者手术结束后回到病房时，责任护士应与麻醉医师、手术室或麻醉护士重点交接患者手术中相关情况及手术麻醉后的注意事项，并密切观察病情变化。

（2）病情观察及处置。①病情观察：遵医嘱给氧、监测生命体征，针对各专科病种实施专科观察。②伤口护理：观察伤口是否渗血、渗液，若出现持续或大量渗血、渗液，应积极查找原因，必要时通知医师处理。③管道护理：护士需对各种管道进行评估，观察引流情况（颜色、性质、量、通畅程度）、管道周围皮肤情况、管道固定及标识情况，并掌握特殊引流装置（负压吸引器、胸腔闭式引流管）的护理及更换方法。尽早拔管和无引流管是日间手术早期康复的重要措施，护士遵医嘱尽早拔出管道（如导尿管），并对患者进行健康教育。④术后恶心呕吐（postoperative nausea and vomiting，PONV）的预防及处理：可采用非药物方式进行 PONV 预防，包括内关穴穴位按摩、体液疗法（静脉输注晶体、缩短围手术期禁饮时间）、咀嚼口香糖等。同时做好 PONV 再评估，发生后遵医嘱用药。⑤疼痛护理：遵循预防性镇痛和多模式镇痛策略，并贯穿术前、术中及术后。采用疼痛评分量表定时 / 按需对患者进行评估，中重度疼痛患者遵医嘱治疗，也可采用非药物治疗，如放松疗法、音乐疗法等。

（3）护理风险识别。在日间手术护理过程中，护士不仅要提供专业的护理服务，还需要密切关注与护理相关的各种风险。这些风险包括但不限于跌倒、非计划性拔管、尿潴留、下肢静脉血栓栓塞症及谵妄等，这些都是术后患者可能会遇到的并发症。为了确保患者的安全和健康，护士必须具备敏锐的观察力和及时识别高风险人群的能力。①对于跌倒风险较高的患者，护士应当加强健康教育和指导工作，确保患者充分理解跌倒的危害性，并采取有效的预防措施，包括提供安全的行走辅助工具，调整病房内的环境布局，以减少障碍物，以及定期进行跌倒风险评估等。②对于非计划性拔管风险较高的患者，护士需要采取更为细致的护理措施，包括确保导管的妥善固定，以防止患者在无意识状态下自行拔出，以及加强巡视和观察，及时发现任何可能导致非计划性拔管的迹象，并采取相应的预防措施。③对于尿潴留高风险患者，护士应评估患者是否排尿，必要时可以采取导尿等措施。④对于下肢静脉血栓栓塞症高风险患者，护士应采取相应的治疗和护理措施，指导患者及家属监测下肢血液循环的方法，及时发现肿胀、疼痛等异常症状。总之，护士在护理过程中必须具备全面的风险管理意识，通过细致的观察和及时的干预，最大限度地降低术后并发症的发生率，保障患者的健康与安全。

（4）护理措施落实。为了确保患者能够顺利度过术后恢复期，护士需要积极评估并识别高风险人群，并根据患者的具体情况，制定并执行一系列科学合理的护理措施。首先，早期经口进食是术后护理的关键环节。对于局部麻醉手术的患者，若术后没有出现恶心或呕吐等不适症状，应鼓励其尽早进食。然而，对于全身麻醉且非胃肠道手术的患者，必须等待其咽喉部的保护性反射恢复后才能开始饮水；护士应密切监测患者的反应，若无呛咳或恶心呕吐等不适，可以逐步尝试进食。建议遵循从流质、半流质到固体食物的顺序进行，这样既能满足患者的营养需求，又能避免对胃肠道造成过重负担。对于全身麻醉非胃肠道日间手术的患者，术后饮食指导可参考表 3-1-5。对于胃肠道手术的患者，其饮水原则与非胃肠道手术患者相同，但进食则必须遵循专科医师的建议，以确保患者的安全。

表 3-1-5　全身麻醉非胃肠道日间手术后饮食指导

时间节点	饮食指导
术后 2 小时内	禁食，麻醉清醒后可试饮水 10～20 mL，若无呛咳、恶心等不适，可适当增加饮水量
术后 2～6 小时	流质饮食，患儿可进食母乳或配方奶、无渣果汁（平日量的 50% 开始）
术后 6 小时后	清淡易消化饮食，如米粉、面条、蒸蛋等

在日间手术的康复过程中，术后早期活动发挥着至关重要的作用。为了确保这一措施能够顺利实施，必须在手术前进行充分的健康教育，确保患者对术后活动的重要性有充分的认识和准备。护士应当鼓励患者在术后清醒时就开始采取半卧位或在床上进行适量的活动，如深呼吸和有效咳嗽等，这些动作有助于促进肺部功能的恢复，减少术后肺部并发症的风险。术后当天可根据患者手术方式和病情，鼓励患者在家属陪伴下开始下床活动，但活动的目标应根据患者的恢复情况来设定，并且每日逐步增加活动量。这样的渐进式活动计划不仅能够促进患者的血液循环和代谢功能，加速体内废物的排出，还能有效增强患者的体质和免疫力，帮助患者更快地恢复到正常的生活状态。此外，可以采用多模式镇痛方案，有效减轻患者的疼痛感，避免因疼痛而影响活动的积极性。同时，术后的护理工作应评估患者是否出现恶心和呕吐等不适症状，并及时干预，以免影响患者的食欲和整体康复进程。在导管管理方面，应采取相应的安全措施，防止导管脱落或感染，确保患者的安全。

通过这些综合性的护理措施，可以显著提高日间手术患者的康复效果，缩短住院时间，减少医疗资源的消耗。

此外，心理护理同样是术后护理中不可或缺的一部分。患者在经历日间手术后，常常会遭遇疼痛、伤口愈合、居家康复等多重挑战，这些都可能引发焦虑和恐惧等负面情绪。护士应当及时识别并帮助排解患者的心理困扰，深入了解他们的特殊需求，并耐心地解答他们的疑问。同时，护士还应鼓励并指导家属参与到患者的伤口护理和病情观察中，以此来提升患者的康复信心及出院后的自我护理能力。

除了上述护理措施外，护士还需要根据专科病种的特点及患者的具体情况，为患者提供个性化的护理服务。对于需要特殊营养支持的患者，护士需进行详细的营养评估，可由营养治疗师制订相应的营养计划，确保患者能够获得必要的营养成分，以支持其身体恢复。对于需要进行功能锻炼的患者，可根据患者的具体情况，制定个性化的功能锻炼方案，并指导患者采取正确的锻炼方式，以促进其功能恢复。对于需要用药的患者，需详细解释药物的用法和用量，指导患者监测用药后反应，确保药物治疗的安全性和有效性。对于手术后可能出现的并发症，护士应密切观察患者病情变化，及时发现并处理可能出现的并发症，并采取对症支持治疗。对于患有合并症的患者，可在专科医师和护士指导下，提供专业的专科护理，以确保患者在治疗过程中得到全面的护理支持。这些个性化的护理措施能够更全面地满足患者在不同方面的护理需求，从而更有效地促进患者的康复。

综上所述，在术后护理过程中，护士需要综合运用多样化的护理策略和技巧，以确保患者的安全与舒适。通过实施早期经口进食、术后早期活动、护理风险的识别与预防、心理护理及个性化的专科护理等措施，全方位地推动手术患者的康复进程，并提升他们的生活质量。详细内容可参阅第五章"日间手术专科护理管理实践"。

（5）健康教育。手术后责任护士应根据日间手术患者的病情及康复情况进行有针对性、个性化的健康指导，助力患者术后加速康复。具体可参阅第五章"日间手术专科护理管理实践"。

（6）交接班。日间手术具有快节奏与高流动性的特性，患者往往在入院后短时间内接受手术并需要迅速恢复与出院，这意味着患者的病情和护理需求都处于动态过程，这将给临床护理工作带来巨大的挑战。为了确保日间手术护理工作的整体性、动态性、连续性和安全性，我们必须聚焦一个重要环节——护士交接班。这一环节不仅关乎患者的即时护理需求，更直接影响到患者的整体治疗效果与康复进程。

日间手术病区的值班护士必须在极短的时间内全面了解患者的病史、手术情况、术后医嘱及潜在的风险因素，以便能够迅速、准确地执行后续护理措施。而这一切的前提，就是高质量的护士交接班。为了提升护士交接班的质量，帮助接班护士迅速、全面地掌握患者病情，可采用结构化的沟通工具，包括但不限于查检表、交接单及电子化交接系统等，从而减少不良事件的发生，确保患者安全。查检表作为一种简洁明了的表格工具，能够清晰地列出患者的基本信息、手术类型、术后注意事项等关键要素，帮助接班护士快速掌握患者的基本情况。而交接单则更加注重细节与流程的记录，通过逐项核对患者的生命体征、疼痛评分、用药情况等关键指标，确保接班护士能够全面掌握患者的最新状况。此外，随着信息技术的飞速发展，电子化交接系统也逐渐成为提升护士交接班质量的新宠。这一系统通过数字化手段实现了患者信息的实时传输与共享，不仅大大提高了交接班的效率与准确性，还减少了人为错误与遗漏的可能性。电子化交接系统可以使接班护士随时随地查阅患者的电子病历、检查结果及护理记录等详细信息，为患者的后续护理提供有力的数据支持。值得注意的是，除了引入结构化的沟通工具，我们还应注重培养护士的交接班意识与沟通能力。定期对护士进行交接班培训与考核，确保每位护士都能够熟练掌握交接班技巧与要点，为患者提供更加安全、高效的护理服务。

5. 出院前护理

日间手术通常具有创伤小、恢复快的特点，患者在术后经过短暂的康复期后便能顺利出院。出院虽标志着患者初步脱离了医疗机构的直接监护，却并不意味着他们的身体已完全恢复至健康状态。因此，为保障日间手术患者的安全，需制定一套量化、可操作的临床出院标准，并提供延续性服务。出院标准的制定，需综合考虑患者的生理指标、心理状态、自理能力等多方面因素。

（1）出院评估。出院前，责任护士应与医师协作，依据患者的专科情况、麻醉后出院评分系统（post-anesthesia discharge scoring system，PADSS）及改良早期预警评分（modified early warning score，MEWS）等结果共同判断患者是否达到离院标准。对于符合出院条件的患者，责任护士需向患者及其家属提供针对性的出院教育，并安排出院事宜；对于尚未达到出院标准的患者，则需延迟出院或转至专科病房继续接受治疗。

（2）出院指导。为了缓解患者及其家属出院后的焦虑和恐惧，促进健康行为和生活方式的采纳，减少或消除潜在危险因素，降低并发症的风险，并提升生活质量，进行全面而详尽的出院指导至关重要。出院健康指导应涵盖但不限于以下内容：出院流程、饮食建议、活动与休息指导、伤口护理、用药指导、康复锻炼、复诊与延续性服务、并发症的预防与识别、应急处理措施等。在患者出院前，还应告知其科室的随访电话和 24 小时紧急联系电话，鼓励患者在出院后积极报告其术后康复情况。

（三）出院后

在日间手术的全流程管理中，从术前准备到术中操作，再到术后的康复与随访，每一个环节都至关重要。出院后的管理更是这一链条中不可或缺的一环。它不仅是日间手术服务的延伸，更是患者安全与健康的重要保障。因此，如何在这一领域实现持续改进，成为当前日间医疗工作面临的重要课题。

1. 出院随访

出院随访环节是日间手术质量与安全的重要保障，是日间手术运行过程闭环管理的最后一个环节，是获取反馈信息最有效的渠道。出院随访有助于了解患者术后恢复情况及居家护理效果，及时发现并处理并发症，确保患者快速康复和改善护理质量，提高整体护理水平。为保障日间手术患者医疗质量和安全，无论是集中运行模式还是分散运行模式，科室均应加强日间医疗患者随访管理，建立日间手术出院随访制度、流程及应急预案，根据不同病种特点及诊疗规律，明确随访时间、频次、内容和形式等，安排专人专岗进行随访，重点关注患者出院后出现并发症、非预期再入院/手术治疗和不良转归等情况，及时反馈随访中遇到的问题并准确记录，为日间手术患者提供出院后连续、安全的延续性护理服务。具体可参阅第八章第七节"随访管理"的内容。

2.延续性护理服务

作为出院后管理的重要组成部分，出院后延续性服务的重要性不言而喻。它不仅能够帮助医疗团队及时了解患者的术后恢复情况，还能在第一时间发现并外理可能出现的并发症，从而有效避免病情恶化，促进患者早日康复。同时，随着医疗技术的不断进步和患者需求的日益多样化，日间手术出院后延续性服务将面临新的挑战和机遇。因此，医疗机构和科室管理者需要综合运用多种策略，保持敏锐的洞察力和创新精神，不断探索新的服务模式和管理方法，全面提升日间手术患者出院后延续性服务的质量和效率，以适应时代的发展和患者的需求。同时，医疗机构之间应加强合作与交流，共同推动日间手术出院后延续性服务的规范化、标准化和高质量发展。例如，实行"医院—社区—家庭"的延续性护理服务模式，为患者提供包括康复指导、医疗咨询、医疗照护与健康教育等服务；以紧密型医联体为载体，建立日间手术一体化服务模式，满足患者出院后的康复护理需求。有条件的医疗机构可以借助云计算、大数据、物联网、区块链和移动互联网等信息化技术，结合"发展智慧医院"和"互联网＋医疗健康"等要求，通过开发手机 APP、随访系统等，积极为日间手术出院患者提供在线护理咨询、护理随访、居家护理指导、"互联网＋护理服务"等延续性护理服务，解决患者出院后的常规护理、专科护理及专病护理问题，降低出院患者非计划再次入院的概率。

总之，日间手术为患者带来了更加便捷、高效的医疗服务体验，但患者的安全与健康始终是日间医疗工作的首要任务。在推动日间手术发展的同时，我们必须高度重视日间手术的全流程、全要素管理，通过综合运用各种策略和建议，不断提升医疗服务的质量、安全和效率，为患者提供更加全面、优质、高效的医疗服务。

（莫洋　孙辉　邓志梅　梁寅　李晓杰）

第二节　日间手术室运行管理

日间手术的周转速度较快，患者需要在短时间内接受一系列密集的医疗护理操作，而其中最关键的步骤是在手术室完成的。手术室的管理品质和运行效率对整个日间手术流程的顺畅性起着决定性的作用，并且直接关系到患者的安危。因此，合理配置医疗资源和护理人力、强化患者安全管理、科学手术排程及加强跨部门之间的紧密合作，是确保日间手术室高效运作的关键要素。

一、资源配置

（一）环境、设施管理

日间手术模式代表了传统医疗模式的创新。医疗机构在推行这一服务模式时，应选择与自身发展相适应的路径，合理分配医疗资源。目前，国内日间手术室的运作模式主要有 2 种：一种是建立独立的日间手术室；另一种是在中心手术室划分出专门的日间手术区域。每种模式都有其独特的优势。选择哪种模式可以使日间手术室的效能最大化，应基于各医疗机构的具体情况。在确保安全和效率的前提下，医疗机构管理者可结合实际运营状况和未来规划，对日间手术室的管理和布局作出相应的决策和调整。日间手术室的环境、设备和设施必须符合《医院手术部（室）管理规范（试行）》、GB50333-2013、WS/T368-2012、GB15982-2012 等相关标准。此外，日间手术室应配备齐全的常规麻醉药物、围手术期管理用药及抢救药品，并设有明确的抢救流程。

1. 独立日间手术室

（1）医疗机构可设置独立的日间手术室，为日间手术患者提供相应的服务。可根据手术需求和医疗机构的特色，建设标准手术室或洁净手术室。手术室的环境和设施配备必须严格遵守手术部的规定，做好环境卫生学的检测，以满足安全、卫生、组织有序和高效便捷的标准。

（2）手术室具有较高的流动性。然而，日间手术室的手术间数量有限，这就要求设计必须更加集约和高效。日间手术室应做到布局合理、设施完善，并充分考虑各专科的特定需求。例如，为了满足骨科日间手术的需求，必须建设具备放射防护功能的手术间。

（3）在建设日间手术室时，必须充分考虑辅助用房的配置。与中心手术室相比，日间手术室的区域面积通常较小，因此在规划时不能仅追求手术间数量的增加，还应充分考虑辅助用房的设计。需要设置术前准备间、麻醉恢复室，以满足手术周转的需求；还要设置小儿麻醉诱导间，以方便儿科日间手术的进行。此外，还应根据手术需求规划液体药品间、麻醉及手术无菌耗材库房、无菌器械存放间、设备存放间、手术标本存放间，并合理布置外科刷手间等。合理配置辅助用房能够满足日间手术的周转需求，并提升日间手术室的运行效率。

（4）应根据日间手术室区域面积的大小，采用单通道或双通道设计，但必须遵循洁污分离的原则。术后器械和医疗废物应通过密闭方式转运，以防止交叉感染。

（5）应根据开展日间手术的专业和种类合理安排手术间。与中心手术室不同，日间手术室的设计需考虑资源共享，以满足不同手术的需求。手术床头位置的设置、吊塔位置的安排，以及仪器设备的摆放和强弱电系统的设计等，都必须全盘考虑。

2. 中心手术室的日间手术间

一些医疗机构受限于硬件条件，尚未设立独立的日间手术室；而其他一些医疗机构虽然配备了独立的日间手术室，但出于对专业配置和病房床位等综合因素的考量，仍需将部分日间手术安排在中心手术室进行。该模式在一定程度上实现了手术室资源的共享，但在开展过程中，需考虑日间手术高效、快捷的特点，建立一套相应的日间手术管理制度，以确保人员、环境、设备和设施等各方面得到统一调度和规范化的管理。

（1）建议选择距离手术室交换区较近的手术间作为日间手术间，以提高日间手术患者转运效率。如果无法固定日间手术间，可以考虑相对固定日间手术日，优先安排日间手术。日间手术患者与普通手术患者共用术前准备间及麻醉恢复室，以提高日间手术运行效率。

（2）要特别重视日间手术接台环节的管理，加强调度人员与手术医师、麻醉医师及病房护士的沟通，合理安排接患者入手术室的时间，做好手术间环境的清洁消毒。

（3）用于日间手术的手术间要专人负责，合理配置日间手术所用仪器设备，手术前1天将日间手术所用的设备、器械及物品准备齐全，特别注意不能因与常规手术冲突而延误日间手术的进行。

（二）人力资源管理

日间手术室人力资源管理是保证日间手术顺利进行的关键环节，要针对日间手术的特点，合理配置人力资源，加强对日间手术室护士的培训，并通过绩效考核等激励手段，有效提升手术室护士对日间手术配合的积极性。

1. 人力资源配备

（1）独立的日间手术室应由中心手术室统一规划并保持相对独立的运作。中心手术室应指派专门团队负责日间手术室的运营和管理，以防止人力资源的浪费，并根据日间手术的数量合理分配手术室资源，灵活调配护理人力。特别是在日间手术量不稳定或处于快速发展阶段时，中心手术室要有效地调配人力和设备资源。医疗机构在寻求和扩展更多日间手术病种的过程中，中心手术室要利用高质量、充足的人员和资源来确保日间手术的顺利进行，促进全院手术管理能力的均衡发展。

（2）日间手术室可设立护士长职位，并在护士长的领导下组建"日间手术运行核心组"。该核心组由专职护士组成，并设有总调度员。此外，日间手术室还应配备轮转护士和机动岗位护士。这些护士的培训由"日间手术运行核心组"负责，以确保每位护士都能熟练掌握日间手术的相关制度、流程和规范。

（3）目前，大多数医疗机构成立日间手术室的时间相对较短，因此在人力资源配置上通常需要借助中心手术室的资源。鉴于日间手术涉及的专业领域广泛且周转迅速，一个手术间在一天之内可能需要完成多个不同专业的手术，这对手术室护士的专业配合能力提出了更高的要求。因此，在护理部的指导下，除了根据日间手术专科需求配备相应的专科护士外，还应当安排一定比例的具备全面专业能力的骨干护士到日间手术室工作。

（4）由于日间手术具有"短、频、快"的特点，在护士的层级配比上，建议提高N3级和N4级护理人员的比例。N3级和N4级护理人员通常具有更丰富的经验和更高的专业技能，能够在患者出现紧急情况时迅速采取应对措施，确保患者的安全。此外，高级别护士通常具备更强的沟通和协调能力，能够对日间手术患者进行有效的教育和指导，帮助他们更好地理解手术过程和术后注意事项，从而提高患者的满意度和依从性。同时，高级别护士也能更好地与相关科室进行沟通，确保手术流程的顺畅和高效，提高整体医疗服务的质量和效率。

（5）在日间手术室中，护理辅助岗位的配置同样非常重要。为了适应日间手术的需求和特点，可设立一名总调度员，其主要职责是全面负责日间手术的调配工作。总调度员需要具备高度的责任心和协调能力，以确保手术流程的顺畅和高效。为确保术前准备工作万无一失，还可安排经验丰富的护士专门负责术前准备间的工作。这些护士不仅要进行术前核查，确保所有术前准备工作都符合要求，还要负责静脉输液、术前用药及为患者提供心理疏导等工作，以缓解患者的紧张情绪，确保患者以最佳状态迎接手术。

为保证日间手术所需器械和耗材充足和及时供应，可设立器械和耗材管理的专职岗位。其主要负责日间手术器械及耗材的准备工作，包括器械的分发、接收、库存管理等。专职岗位的设立可以确保器械和耗材的供应不会出现短缺或延误，从而为日间手术的顺利进行提供有力保障。

这些辅助岗位的合理设置，能够确保每个岗位都有专业人员负责，真正做到"事事有人管"，从而大大提高日间手术的安全性和效率。

（6）物业支撑保障人员的设置在确保日间手术室工作顺利进行的过程中起着至关重要的作用。为了更好地满足日间手术室的工作需求，按手术间人员与物业人员1∶1.2的比例进行配置。这样的配置比例能够确保每个手术间都有足够的物业人员提供必要的支持和保障。

在具体的工作中，物业人员的岗位职责应当根据日间手术室的实际需求进行合理划分。可以将物业人员分为2个小组：物业保洁组和医疗辅助组。物业保洁组的主要职责是保持手术室内外环境的清洁卫生，确保手术室的洁净度符合医疗标准。而医疗辅助组则承担着更为多样化的职责。该组人员需要具备一定的医疗知识和技能，在经过专业培训后，能够胜任手术患者接送、衣服发放、器械转运等工作。这些工作对于手术室的高效运转至关重要，可以减少手术过程中的等待时间，提高手术效率。

此外，洁净手术室还需要配备专业的维保人员。这些人员负责手术室洁净设备的日常运行、维护保养及各类过滤器的定期更换等工作。洁净设备的正常运行对手术室的空气质量至关重要，直接影响到手术的安全性和成功率。因此，维保人员需要具备专业的技术知识和丰富的实践经验，以确保设备的稳定运行和及时维修。

总之，物业支撑保障人员的合理配置和专业培训是确保日间手术室工作顺利进行的关键。科学的人员配置和明确的岗位职责划分，可以有效提升手术室的工作效率和医疗服务质量，为患者提供更加安全、高效的医疗服务。

2. 护理人员培训

独立运营的日间手术室需要专门配置人力资源，不仅成本高，而且培训周期漫长。此外，随着综合医院规模的扩大，手术室的质量控制管理面临挑战。在多个院区、不同科室，以及不同病种手术的质量控制管理往往缺乏统一的标准。若将日间手术室纳入中心手术室的统一管理之下，可以缩短护理人员培训的时间，降低整体的人力资源成本。同时，这也有助于日间手术中心更专注于优化手术流程、协调专科工作及完善管理体系。强化日间手术室护理人员的规范化培训，提升他们在面对各种紧急情况时的应对能力和处置水平，是确保患者安全、预防医疗纠纷及减少并发症发生的关键措施。

（1）健全教学管理模式，强化护理队伍建设。针对日间手术室人员的层级、职称、学历情况，以专科特色、专业特点为抓手，实行以临床需求为导向、以岗位胜任力为核心的分层培训计划，对日间手术室护理人员进行护士职业素质、行为规范、医疗纠纷防范、无菌技术操作、手术隔离技术、应急处置工作程序等相关护理知识和核心技术培训。培训以PPT讲座、翻转课堂、视频录像、现场演示、探讨交流等方式进行，带教老师严格把关，分层级、分时段进行强化培训，夯实基本操作技术。考核以提问、闭卷答题、床边综合能力考核等方式进行。

（2）加强应急预案演练，提高应急处置能力。日间手术室手术排程密集，患者周转频率高，发生不良事件的风险随之增加。虽然日间手术患者经过术前评估入院，但术中发生麻醉意外、手术并发症的风险仍不容忽视。因此，日间手术室应高度重视并按计划开展术中患者心搏骤停、突然大出血、发生输血或输液反应、接错手术患者、中心供氧突然停止等应急预案演练，培养手术室护理人员熟练掌握应急处置工作程序，熟练掌握心肺复苏、除颤仪使用、快速大量输血等急救技能，在意外事件发生时能够有效组织、快速反应、果断处置，做到汇报有序、临危不乱、处置得当，最大程度减少事故危害。系统的培训与演练可以切实提高护士应急处理能力，进一步提升护士的急救安全意识和急救水平，为日间手术医疗质量和患者安全提供有力保障。

（三）设备管理

手术设备的合理配置和有效管理是日间手术顺利开展的重要保障。各医疗机构要根据日间手术开展的不同场所进行管理，除遵循本医疗机构的仪器设备管理制度外，还应注意以下几点。

（1）在配置日间手术室的设备时，需要充分考虑所开展日间手术的专科需求。尽管国内独立日间手术室的建设规模相对较小，但鉴于日间手术涉及的专科众多、手术种类繁多，所需的仪器设备实际上并不亚于中心手术室。然而，在日间手术室的实际运营过程中，某些专科设备的利用率较低。对于那些成本高昂且利用率不高的专科设备，建议日间手术室与中心手术室进行统筹管理，从而实现资源共享并提升仪器设备的使用效率，以满足日间手术的需求。特别是在日间手术室（中心）建立初期，手术量波动较大时，由中心手术室统一进行仪器设备的分配、使用和维护，可以以较低的成本满足临床手术需求。日间手术室（中心）稳定运行后，再根据临床实际情况进行设备配置，以避免资源浪费。

（2）应根据医疗机构所开展日间手术的种类和数量，为日间手术室配置充足的相关仪器设备及配套的附件。一般情况下，建议仪器设备与需要灭菌附件的配置比例为1：3，如1套腹腔镜设备（主机、显示屏、冷光源、气腹机），应配置3套需要灭菌的附件（摄像头、光源线、光学视管等），实现1套使用、1套洗消灭菌、1套备用。各医疗机构也可根据实际情况调整配置比例，但一般不应低于1：2，以免因配置不足影响日间手术的运转效率。

（3）虽然日间手术种类较多，但开展日间手术的专科相对固定。在手术排程时，可以将某一手术专科安排到相对固定的手术间，并把该专科常用的仪器设备固定放置在该手术间或配套辅房，便于日常使用和设备维护保养。

（4）对于一些专科设备，如胆道镜、电切镜、激光碎石设备、动力设备等，可将操作流程制作成视频，以二维码的形式粘贴于设备上，护士可以随时扫码查看操作流程，从而减轻护士的工作压力，同时确保手术设备操作的正确性，提高日间手术的运行效率。

（5）中心手术室日间手术间与非日间手术间共享仪器设备。日间手术一般提前1天或当天下达手术申请，手术室应合理规划仪器设备特别是专科仪器设备的分配，优先满足日间手术需求。

（四）物品管理

1.耗材管理

随着日间手术的深入开展，日间手术种类越来越多，手术所涉及的耗材类别也越来越多，给日间手术室的耗材管理带来了一定的困难。日间手术室耗材管理应参考以下几点。

（1）寻求信息系统支持，规范高值耗材管理。高值医用耗材的使用有助于手术高质量、高效率地完成。日间手术患者的快速康复离不开高值医用耗材的助力。日间手术室管理者应加强与各部门的沟通，寻求信息系统的支持，使医疗机构物资管理系统、医院信息系统（hospital information system，HIS）和手术室物资管理系统相互兼容及关联，设置权限，使高值耗材高效、便捷地应用于临床。

（2）种类齐全，备货适宜。目前大部分医疗机构的手术室均设置二级库，用于耗材暂存和管理。日间手术种类较多，二级库应依据所开展日间手术的种类，备齐日常所需的高值耗材和普通耗材。日间手术室二级库的备货数量不宜过多。对于使用频率较低的高值耗材，可以实行零库存管理，这样不仅可以减少高值耗材日常管理的工作量，避免耗材过期，而且不因备货占用医疗机构流动资金，减轻财政压力。

（3）与设备管理相同，对于一些用量少的专科高值耗材，日间手术室可以与中心手术室资源共享，由中心手术室进行调配，以节约成本。同时，根据日间手术量的变化，应及时调整日间手术耗材的备货种类及数量，以满足日间手术需求。

（4）鉴于不同医疗机构日间手术室的规模及手术量不同，耗材管理的方式有所不同，手术室必须有专人管理，制定耗材管理制度，明确耗材请领、配送、接收、储存、使用、出入库等流程职责，与耗材管理中心相互配合，做好耗材全流程管理。

2.药品管理

日间手术室药品的存储和使用应严格遵守国家和医疗机构的相关规定，确保药品的安全有效。在手术室使用的药品分为麻醉用药、术中带药及基数药，医疗机构根据各自的具体情况，采取不同的管理方式。日间手术室可以成立手术室药品质量控制小组，制定相关规章制度，实施药品精细化管理，强化医护人员培训。

日间手术患者入院时间短，用药前务必做好药物核查工作。建议使用 PDA 扫码，在药物接收、使用前、使用后等各流程环节扫码，严格执行查对制度，形成闭环管理，确保用药安全。

液体管理也是日间手术室药品管理的重要环节，应与药剂科联合制定手术室液体管理制度，由专人负责液体的接收、核查，严格效期检查，确保术中液体使用安全。

二、环节管理

手术室作为高风险科室，保障患者安全是手术室护理管理的基本要求和重点内容。安全管理是指，在护理过程中进行有计划、有组织、有决策的控制活动。其主要目的是规范安全操作，减少护理安全事故。日间手术患者周转快，在院时间短，各项医疗护理活动相对密集。医疗机构应以强化核查为基础，严格术中风险管理，以保障患者手术质量安全。

（一）手术安全核查

实施安全核查制度是减少乃至杜绝差错事件发生、提高患者安全的重要手段和保障。手术安全核查是日间手术患者安全管理的基础工作。要求由具有执业资质的手术医师、麻醉医师和手术责任（巡回）护士三方，共同在麻醉实施前、手术开始前和患者离开手术室前，对患者身份、手术部位、手术方式等进行三方核查，以确保患者各项信息正确。

1. 手术安全核查的原则和要求

（1）各级各类手术及介入治疗均须进行手术安全核查。

（2）日间手术患者均应佩戴标有患者身份识别信息的标识，并依据相关规定做好手术部位标识以便核查。不同于普通择期手术患者，手术医师可在术前 1 天对其进行手术部位的标识，日间手术患者需在手术当日才能标记手术部位。因此，第一时间落实日间手术患者手术部位的标识相当重要，可根据日间手术的特点制定日间手术患者手术部位标识制度，明确日间手术部位的标识人员、标识时机、标识内容和标识核查流程。

（3）手术安全核查应至少包括以下内容：确认正确的麻醉方式、正确的手术患者、正确的手术部位、正确的手术方式；确认术中用药和输血；确认手术用物。

（4）医疗机构应按照国家有关规定，结合本机构实际情况对手术安全核查各环节的信息核对要点、核对方法与记录形式、工作衔接程序等作出统一明确的规定，并以机构内规范文件的形式将上述覆盖手术全过程的信息核对操作流程固定下来，要求机构内全员遵照执行。

（5）明确手术团队中的术者、麻醉医师、手术室护士三方核查人员的职责，确保在手术过程中不遗漏手术安全核查表中的任何一项安全步骤。应明确三方核查人员中负责发起安全核查的协调人，由其按照安全核查表项目逐一提问，三方人员逐一口头回答各自相关内容，共同确认。不足三方参与的手术或有创操作，可根据实际参与手术或操作人员情况进行核查并签字。

（6）手术安全核查强调口头确认手术安全核查表的所有项目，应避免把核查表仅当作书面文件使用，不得流于形式。应避免核查内容不完整或核查人员缺席，手术团队各成员应高度负责，按照制度要求就手术安全问题进行认真问答、充分沟通，避免简单或草率执行。

（7）执行手术安全核查应重在内涵、重在落实、重在核查与交流，通过核查工作来强化手术患者的安全。医疗机构应在日常质量安全管理工作中将手术安全核查情况作为考核内容之一，并建立可靠的管理监测方法（如利用信息化手段提供相应质量控制数据支持等），促进和激励这项工作的落实。

2. 手术安全核查的时机及关键内容

执行手术安全核查时，应明确3个时段手术安全核查的具体执行内容，明确各核查项目"为什么做"及"如何做"，确保不遗漏手术安全核查表任何一个安全步骤。

（1）麻醉实施前：安全核查的关键内容是确认手术患者身份、手术部位、术式名称及相关的术前准备是否完成。

（2）切开皮肤前：安全核查的关键内容是确保三方核查人员从各自专业角度在关键问题上进行再次沟通、风险预警及相应准备。手术物品准备情况的核查由手术室护士执行并向手术医师和麻醉医师报告。

（3）患者离开手术室前：安全核查的关键内容是手术物品清点、标本处置、术后注意事项等。

（二）术中用药安全管理

术中用药安全管理的重要目标是保障日间手术患者手术过程中的用药安全，防止药物的滥用、错误使用和不良反应的发生。日间手术患者术中用药除遵照查对制度、用药制度外，还应注意以下要点。

（1）护士进行日间手术患者的药品交接时应注明患者姓名、病案号，以及药品名称、数量、规格、剂量等重要信息。

（2）手术台上不同的药品应分开放置，标识醒目，防止混淆。添加消毒液、冲洗液、化疗药等药品时，巡回护士与洗手护士应共同核对，确保用药正确。原则上，消毒液不应在手术台上储存。各类消毒液开启后应注明开启日期、时间及失效日期、时间并签名，应储存在原始容器中并保留原始标签。

（3）手术台上用药时，必须严格执行查对制度，并核对药物过敏史、过敏试验结果等。

（4）护士在执行高警示药品医嘱时，应在双人核对无误后给药。高警示药品应严格按照法定给药途径和标准给药浓度给药，超出标准给药浓度的医嘱，医师须加签字。

（5）用药前详细了解药物的药理作用、使用方法、配伍禁忌及不良反应。用药后注意观察药物的作用与不良反应，发现问题及时处理，并上报不良事件。

（6）使用2种以上药物时或不同途径给药时，应严格执行查对制度，防止用药错误。

（7）术中执行口头医嘱时，必须复述1遍，双人核对无误后方可执行，并做好记录，保留空安瓿，术后双人核对无误后方可丢弃，及时督促医师补记医嘱。

（8）可借助PDA等信息化工具执行用药核对流程，确保患者信息、用药信息正确。对医师下达的医嘱有疑问时，须反复确认无误后方可执行。

（三）术中低体温预防

术中由于各种原因导致机体核心体温低于36 ℃称为术中低体温。术中低体温可增加心血管事件发生风险、伤口感染风险，抑制免疫系统、延迟麻醉苏醒等，影响术后康复。其影响因素有手术时间、手术方式、患者因素、麻醉因素等。日间手术虽然相对时间较短、患者基本身体状况较好，但仍存在术中低体温的风险因素，如关节镜手术、宫腔镜手术中使用大量冲洗液等。因此，日间手术患者术中低体温的预防应得到重视。

1.预防术中低体温的护理措施

（1）根据手术患者术中低体温发生的风险程度给予相应的预防措施。

（2）可采用术中低体温风险预测工具评估低体温的发生风险。

（3）对所有手术患者提供保温设备。必要时可使用充气式加温仪、升温毯等主动保温设备。

（4）调整手术间动态温度为21 ～ 25 ℃，相对湿度维持在30% ～ 60%，儿童等低体温高危人员手术间温度可设置为23 ～ 25 ℃。

（5）各项操作前后及时覆盖患者，尽量缩短日间手术患者皮肤暴露时间；在不影响手术视野的情况下，尽可能减少皮肤暴露面积。

（6）用于体腔冲洗的液体宜加温至 37 ℃。特别是关节镜手术、宫腔镜手术、经尿道电切手术等冲洗液用量较大的手术，冲洗液加温尤为重要。

（7）应确保消毒液适量，避免敷料过度潮湿。

2. 低体温发生后处理

（1）应首选充气加温设备进行主动保温，注意避免造成热损伤。

（2）应使用输液输血加温设备将术中输注的静脉液体、冷藏血制品加温至 37 ℃以上，但血制品加温不应超过 43 ℃。

（3）应将术中体腔冲洗液加温至 38 ～ 40 ℃。

（4）应适当提高手术间温度，但不超过 25 ℃。

（5）可采用带加温功能的气腹机对使用的 CO_2 气体进行加温。

（6）应持续监测体温，并做好记录，直至体温≥ 36 ℃。

3. 注意事项

（1）建议采用被动保温和主动保温相结合的综合保温措施。

（2）使用加温冲洗液前应再次确认温度，避免造成患者热损伤。

（3）应使用安全的加温设备，并按照生产商的书面说明书进行操作，尽量减少对患者可能造成的损伤。

（4）装有加温后液体的静脉输液袋或灌洗瓶不应用于患者皮肤取暖。

（5）使用加温毯时，软管末端空气温度极高，容易造成患者热损伤。不能在没有加温毯的情况下直接加温，或在使用中使软管与加温毯分离。

（6）加温后的静脉输液袋或灌洗瓶的保存时间应遵循静脉输液原则及产品使用说明。

（7）使用加温设备需做好病情观察及交接班工作。

（8）加强护士培训，使其掌握预防低体温及加温设备使用的相关知识。

（四）病理标本管理

病理标本是指患者在手术过程中以治疗、诊断为目的、供病理学检查所取下的器官、组织或与疾病相关的异物等。病理标本诊断结果关系到手术方式的选择和后续治疗方案的确定，标本管理不当将会给临床工作带来极大阻力，同时对患者造成不可逆损失。日间手术涉及的手术种类多，患者在院时间短，建立日间手术标本病理学送检流程标准，可保障信息核对、计价收费、诊断报告归档等环节及时完成。

日间手术患者住院时间短，办理出院结算的时间通常是手术当日或者次日早晨。国家卫生健康委办公厅印发的《病案管理质量控制指标（2021年版）》对出院病历归档作出了明确的要求：病历归档需在出院后2日内完成。为了在有限的时间内完成手术标本病理学送检、计价收费、病理学诊断、报告发布及报告归档等环节，需建立一套适应日间手术模式的工作流程。病理学标本送检环节中，在保存方法、信息核对等常规要求的基础上，需强调标本送检的时效性，务必在患者出院前完成信息核对、计价收费等步骤。建议对日间手术患者组织标本进行特殊标识，如在标本袋及病检单上面做标记或设立日间手术标本存放专区。必要时还可增加日间手术病理学标本转运频次，从而保障手术标本及时、快速地转至病理科。手术室可在电子病历信息平台中标注患者有无病理学标本送检，以便病理科快速识别与核对。病理科可设立专门窗口对接日间手术病理学标本，及时完成信息核对、计价收费等环节。

标本送检失误是日间手术室重点关注的风险之一，一旦出现组织标本丢失、送检信息错误、未按时记账等失误，将影响患者的疾病诊断，甚至延误治疗。日间手术室应通过落实标本管理制度、规范病理学标本送检流程，杜绝差错事故发生。送检标本应严格执行双人核对，标本袋标签信息应完整、清晰，与病理申请单上所填项目内容完全一致。

（五）手术排程

手术排程旨在以特定的排程原则确定周期内各例手术进行的时间和地点，并安排相应医护人员及医疗设备等，在人员、时间及空间等资源约束下合理安排各例手术，使医师完成手术的工作时间、患者等待时间及手术室调度等均达到最佳状态。手术排程是控制日间手术效率的关键，也是日间手术的重点环节，决定了每台日间手术是否能如期开台、按时完成。科学合理的手术排程，可对手术室人力、物力等多个资源进行有效调配，保障日间手术优先、快速、高效进行，提高手术资源利用率，节约科室、人员、设备等成本。

日间手术中心运行初期，日间手术患者数量和手术方式等不确定性因素较多，人员和设备器械的配置欠完善。此时特别需要总调度员及时统筹规划，调整手术安排、灵活调配物资以保障手术顺利进行。日间手术排程应充分考虑患者和手术医师的需求及手术设备周转等因素。若综合医院已有完善的日间手术管理信息系统，总调度员可通过系统进行排程。未建立日间手术管理信息系统时，可利用已有的信息资源，如微信、邮件等收集排程要求并反馈信息。

日间手术排程应以减少患者入院前及住院后等待手术时间、入手术室后等待准备时间、术中配合时间等为原则，综合考虑手术总台次、术式类型、患者、手术时长、手术间总量、手术医师总数等因素，保障日间手术质量与安全，实现当天手术产能最大化、手术总风险最小化。例如，将老年及小儿日间手术患者等特殊人群优先安排手术，合并感染性疾病的手术患者尽可能安排在当天最后一台；同时，需要将手术方式和患者术后在病房必要的康复时间纳入优先考量因素。这与普通住院患者手术排程显著不同。三四级手术及并发症风险更大的手术宜优先排程，保障这类患者手术后在病房有足够长的时间进行医学观察和康复治疗。

目前，各医疗机构对日间手术排程越来越重视，并积极探索适合各机构内部的、更科学有效的方式。相对于医疗机构的常规手术排程，信息系统在日间手术排程中的作用显得尤为重要。有医疗机构运用多学科交叉联合开发了信息化的平台或互联网排程模型，助力手术排程智慧化、精准化。江苏省苏北人民医院构建了智能化手术排程系统并创新了手术排程方法。该医院基于历史数据，对预期手术时长、手术日、手术室排台、手术台排序等规则进行综合考量，自动、快速地匹配手术室的可利用资源，实现了手术的智能化排程。同时，该院将特定时段内闲置的手术室资源开放，采用"抢单模式"，有效平衡手术室使用高峰与低谷，使得手术室资源的利用效率最大化。大数据助力排程和护士精准排程，共同助力实现资源利用最大化、患者体验最优化。

（瞿永华　祝学梅　梁寅）

第三节　日间麻醉恢复室运行管理

日间手术患者住院时间短、流动性大、周转快，对麻醉及麻醉恢复期管理提出了更高的要求。日间手术患者的麻醉复苏也是整个日间医疗流程的重要一环。因此，有必要加强日间麻醉恢复室（PACU）硬件设施及人力资源管理，优化患者转入、复苏、转出等各环节的管理，提升 PACU 运行管理水平，以保障日间手术患者安全，提高日间手术整体效率。

一、资源配置

（一）环境、设施管理

日间手术的麻醉方式通常与传统手术相同，但得益于短效麻醉、新型麻醉药物和麻醉方法的使用，以及现代麻醉、外科技术的发展，日间手术量不断攀升，手术类型不断拓展，更复杂、精细的围手术期 ERAS 策略也在日间手术模式下进行了尝试。这也要求术中麻醉更平稳、术后麻醉恢复时间更短、麻醉对术后康复的影响更小。监护麻醉（monitored anesthesia care，MAC）、快速通道（fast tract，FT）等概念应运而生。

作为麻醉后患者观察与恢复的核心单元，PACU 的建设布局须合理化、科学化。PACU 的位置应设在手术室出口或者附近，既方便麻醉医师和手术医师迅速到达现场，又方便转运患者。PACU 应宽敞、明亮，光线充足，设有层流系统或者空气净化装置；房间内空间合理，床间距适宜；床位与手术台按照不低于 1 ∶ 3 的比例设置；要配置相应的急救仪器及设备。PACU 要具有检测和处理术后常见并发症的基本设施，如每张床位配备具有无创血压监测、有创血压监测、脉搏血氧饱和度监测、心电图检查、体温监测、呼气末二氧化碳监测等功能的监护仪，以及呼吸机、除颤仪、吸引器、氧气吸入装置等；应配备应急气道管理工具，包括可视喉镜、一般气道管理工具及困难气道管理设备；还要配备利于患者体温保护的升温仪、液体加温器。PACU 应设有急救车，按照相关要求进行管理；必要时应配备转运监护仪、血气分析仪；并且设备带上要配备足够的电源插头、低压氧口、负压吸引口，方便每个床位使用。所有仪器设备应定期进行检查、检测，并且时刻处于备用状态。PACU 接收患者前，需检查所有麻醉用具和仪器，确认是否处于良好备用状态。

随着手术及麻醉技术的进步，部分日间手术患者在经历全身麻醉后直接从 PACU 出院已成为现实。医疗机构可在手术室内设立日间手术观察室，为患者提供Ⅱ期复苏。患者转运至 PACU 进行复苏时，护士要与麻醉医师进行交班，了解患者是否出现麻醉或手术严重并发症、能否从 PACU 出院等相关信息。在 PACU 护理期间，护士应严密观察患者的生命体征变化，并定期检测其肌力恢复情况，待 Aldrete 评分≥ 9 分，即可转入日间麻醉观察室进行Ⅱ期复苏。当患者 PADSS 评分≥ 9 分，经麻醉医师进一步判断后，可予以出院。此流程的改变不仅减少了患者在院内流动，降低了医护人员的工作量，还可大大节约医疗病房用地。

（二）人力资源管理

1. 人力资源配备

日间手术住院时间短、床位周转率高，加速术后康复理念下的麻醉管理为日间手术安全、舒适和高效发展奠定了基础。PACU 是日间手术患者麻醉复苏的重要场所，需要由经过专业化训练的医务人员进行管理。PACU 护士数量按照床位与护士之比不低于 1：0.5 的比例配置，以保障手术患者麻醉复苏期的安全。

2. 护理人员培训

PACU 护士除具备一般护理技能外，还应掌握麻醉护理专业相关的理论知识与操作技能。人员遴选和培训需要按照相关要求进行。

（1）人员遴选与资质准入。PACU 护士在独立工作之前，应当接受包含患者麻醉复苏相关理论与技能在内的岗前培训，完成《麻醉复苏专业护士培训考核内容与完成评价》，培训结束后经科室理论与技术操作考核成绩合格；在取得护士执业证书的基础上，护士须通过科室护理质量管理小组组织的综合能力测评，报护理部审核批准，方能取得麻醉复苏专业护士资质。

（2）知识与技能要求。PACU 护士不仅要具备基本的护理专业知识，还要掌握 PACU 患者护理要点，具备丰富的围手术期管理的知识和理论，能识别不同麻醉并发症并给予及时处理。日间 PACU 患者周转迅速，工作节奏较综合手术室的 PACU 更快，这就要求日间 PACU 护士专业素质过硬，能娴熟处理患者复苏期的各种状况。日间 PACU 护士应当具备以下知识与技能。①环境布局：熟悉 PACU 环境、布局，以及基本设备、物品的定位，特别是急救物品的定位和使用。②仪器设备使用：掌握呼吸机、监护仪、除颤仪等各种专科仪器设备的使用、调试和保养。③护理操作：熟练掌握口腔吸痰、鼻腔吸痰、气管内吸痰、口咽通气道、心电监护、心肺复苏、电除颤、加压面罩氧气吸入等各项基本操作。④工作流程、各项标准：掌握 PACU 工作流程、交接流程、转运流程及出室标准。熟练掌握气管拔管的指征、Steward 评分标准。⑤并发症处理：熟练掌握麻醉后相关并发症的判断与护理，尤其是疼痛的处理。

（3）日常培训。医疗机构应当按照护理部要求对日间 PACU 护士进行全院统一的理论和操作培训、考核，不断巩固基本护理理论、护理知识和护理技能。应按 PACU 护士层级进行分层培训，依据能级对应的原则，分层级制定培训方案和培训目标。培训内容应包含但不限于日间手术常见手术种类的术后护理、麻醉专业相关理论知识和操作技能、麻醉后并发症的观察与护理、急救仪器设备的使用和维护等。除此之外，还应当有计划地安排日间 PACU 的护士参与外出进修和学术交流，鼓励护士参加各级麻醉专科护士培训，不断提升业务素质和综合能力。

三、环节管理

（一）日间手术患者 PACU 转入管理

日间 PACU 护士在接到患者转入通知后，应立即准备好床位迎接患者。患者到达 PACU 后，护士应做好以下工作。

（1）观察患者呼吸状态，根据情况选择通气方式（呼吸机辅助呼吸或持续面罩给氧），保持气道通畅。

（2）按照要求核对患者，进行身份识别及重点环节交接。

（3）连接心电监护仪监测生命体征。

（4）检查输液通道，保持输液通畅。

（5）合理固定引流管，观察引流物性状和量，保持管道通畅，观察敷料情况。

（6）检查患者的皮肤情况和随身物品，填写记录单并规范签名。

（二）日间手术患者麻醉复苏监测

日间手术患者常采用的麻醉方式有全身麻醉、监护下麻醉及区域阻滞麻醉等。无论是哪种麻醉方式，都应在手术结束后继续对患者进行严密观察和监测，继续治疗，直至患者各项生命体征稳定，完全恢复到苏醒状态。患者进入 PACU 后，护士应对患者进行全面的评估与监测，监测内容包括但不限于以下几个方面。

1 呼吸系统监测

保持患者气道通畅，观察患者呼吸运动的类型，呼吸的幅度、频率和节律；监测血氧饱和度、呼气末二氧化碳分压等指标。

2. 循环系统监测

监测患者的心率、血压和心电图波形，每隔 5 ~ 10 分钟测定和记录 1 次血压、心率、脉搏等参数；记录患者出入量。

3. 神经系统监测

密切观察患者苏醒后意识状况；观察患者双侧瞳孔大小、对光反射情况；观察患者肢体活动情况等。

4. 消化系统监测

观察患者有无术后恶心呕吐的情况，若有，将患者头偏一侧，防止呕吐物反流及误吸。苏醒期恶心呕吐会增加误吸和肺部并发症的发生风险，因此需要积极预防和处理。必要时可遵医嘱联合应用糖皮质激素、五氟利多和 5-HT3 受体拮抗剂等止吐。

5. 手术部位管理

观察患者手术部位出血情况。对于携带引流管讲入复苏室的患者，应妥善固定好引流管，每 5 ～ 10 分钟观察引流液的颜色、性质和量，若有特殊情况，及时询问医师，做好相应处理。

6. 体温管理

低体温也是患者苏醒延迟的重要影响因素之一。应对日间手术患者加强体温监测，并依据患者情况采取充气式保温毯、升温毯、静脉液体加温等保温措施。

7. 疼痛管理

日间手术患者的疼痛管理应贯穿术前、术中及术后。PACU 护士应做好患者的疼痛护理，可采用播放轻柔音乐等方式转移患者注意力，缓解疼痛；若患者疼痛明显，可遵医嘱静脉给予镇痛药物；对于使用镇痛泵的患者，可在其苏醒后进行自控式镇痛泵相关的健康教育。

8. 其他方面的监测和管理

（1）详细记录患者用药的时间、剂量等情况，如血管活性药、镇静药、拮抗药等。

（2）关注患者周围皮肤情况，及时翻身，保持患者皮肤清洁，避免发生压力性损伤。

（三）日间手术患者 PACU 转出管理

通过在 PACU 的密切监护和治疗，患者病情稳定、保护性反射和运动功能恢复良好，此时可以将患者转出复苏室。患者转出 PACU 不是以时间为标准，而是根据麻醉医师对各系统功能恢复情况的综合评判。

（1）神经系统：患者神志清楚，定向能力恢复，平卧时抬头＞10 秒，能完成指令性动作，对事物有正确认识，肌张力恢复正常水平。

（2）呼吸系统：已经拔出气管插管，能维持气道通畅，气道的保护性反射恢复，不需要口咽或鼻咽通气道，通气功能正常，呼吸和氧合恢复至术前基础水平。

（3）循环系统：循环稳定，没有不明原因的心律失常或严重的出血，心排血量能保障外周组织器官充分灌注。

（4）椎管内麻醉的患者出现感觉和运动阻滞消退的征象，且感觉阻滞平面不高于 T_{10} 水平。

（5）疼痛和恶心呕吐得到基本控制，并有转出 PACU 后的镇痛措施。

（6）体温在正常范围内，并为患者做好维持体温正常的措施。

（7）术后在复苏室使用过镇静、镇痛、拮抗药的患者，用药后均应观察 10 分钟左右，待生命体征平稳后转出复苏室。

（8）当出现以下情况时需及时转往专科病房或 ICU 治疗：①病情不稳定且有发生严重并发症的可能；②已发生严重并发症，经过及时救治后病情稳定，但仍需继续监测；③已发生严重并发症，经过救治后病情仍然不稳定，需要转入 ICU 继续治疗。

临床上常采用 Steward 苏醒评分表和改良 Aldrete 评分表来评估患者是否达到转出 PACU 的标准（表 3-3-1，表 3-3-2）。Steward 苏醒评分表＞4 分或改良 Aldrete 评分表＞9 分可考虑将患者转出 PACU。

表 3-3-1　Steward 苏醒评分表

项目	评分
清醒程度	
完全清醒	2 分
对刺激有反应	1 分
对刺激无反应	0 分
呼吸道通畅程度	
可按医师吩咐咳嗽	2 分
不用支持可以维持呼吸道通畅	1 分
呼吸道需予以支持	0 分
肢体活动程度	
肢体能做有意识的活动	2 分
肢体无意识活动	1 分
肢体无活动	0 分

注：上述 3 项总分为 6 分，当患者评分＞4 分时，可考虑转出 PACU。

表 3-3-2　改良 Aldrete 评分表

项目	评分
运动	
能够自主或者根据指令移动四肢，肌力 4 级	2 分
自主或者根据指令移动两肢，肌力 2 级	1 分
不能自主或者根据指令移动肢体，肌力 0 级	0 分
呼吸	
可深呼吸和随意咳嗽	2 分
呼吸窘迫或呼吸受阻	1 分
无呼吸	0 分

续表

项目	评分
循环	
血压波动 ±20%	2分
血压波动 ±（20%～49%）	1分
血压波动 ±50%	0分
意识	
完全清醒	2分
嗜睡但可被叫醒	1分
对刺激无反应	0分
血氧饱和度（SpO_2）	
吸空气 $SpO_2 > 92\%$	2分
需吸氧才能维持 $SpO_2 > 90\%$	1分
吸氧条件下 SpO_2 仍 < 90%	0分

注：总分为 10 分，当患者评分 > 9 分时，可考虑转出 PACU。

日间 PACU 是手术室与病房的缓冲区，也是日间手术患者转归病房的中转站。为实现 PACU 的规范、高效、平稳运行，应强化硬件设施建设，建立健全管理制度，制定患者转入、监测、转出流程及标准，形成科学规范、运行顺畅的管理机制。管理规范、高效运行的日间手术 PACU 能有力提升日间手术整体效率，同时为患者带来更好的就医体验，助力患者快速康复。

（瞿永华　祝学梅）

第四章

日间手术护理质量管理

护理质量安全构成了护理服务的核心。2018年国家卫生健康委发布了《关于印发医疗质量安全核心制度要点的通知》，明确了医疗机构及其医务人员在诊疗活动中必须严格遵守的一系列制度，旨在确保医疗和护理服务的质量和患者的安全。

尽管日间手术与传统的住院模式存在显著差异，但其仍然必须遵循护理核心工作制度的要求。日间手术病房的患者通常在院时间较短且周转迅速，对护理质量安全的要求更高。因此，建立一套与日间手术模式和特点相匹配的护理工作制度显得尤为重要。自2015年以来，国务院多次发布文件，强调要加速推进日间手术的发展，各级卫生行政部门和医疗机构对日间手术的重视程度日益增加，日间手术的开展数量也呈现出快速增长的趋势。在这样的背景下，日间手术病房护理工作制度的构建和规范化显得尤为关键。

在日间手术的运行过程中，护理人员承担了大部分工作，涵盖了入院前、住院期间及出院后的护理服务。入院前，护理工作的前移能够有效缓解患者的术前焦虑；住院期间，融入加速术后康复理念，有助于促进患者的早期康复；出院后，定期的随访有助于掌握患者的术后康复状况，及时处理问题并降低并发症的发生率，从而提高日间手术患者的安全性。日间手术标准化护理制度的制定可以有效提升日间医疗护理工作的效率，也可以确保患者围手术期的安全。

第一节　日间手术护理工作制度要点

一、护理人员遴选标准与授权制度

与传统的住院手术相比，日间手术对护理人员的专业素质、技能水平及应变能力提出了更高的要求。因此，建立一套科学合理的日间手术护理人员遴选与授权制度，对于保障手术安全、提高护理效率、优化患者体验意义重大。

（一）遴选标准

（1）日间手术护理人员应具备护理学专业学历，并持有有效的护士执业资格证书。护理人员必须具备扎实的专业基础和理论知识，并熟练掌握护理操作技能。

（2）日间手术护理人员应具有 2 年及以上的临床护理工作经验，特别是在手术室或相关科室的实践经验。

（3）日间手术护理人员需要具备良好的应急处理能力，能够在短时间内迅速判断病情并采取有效措施，包括但不限于熟练掌握急救技能、了解各种并发症的预防和处理方法等。

（4）日间手术护理人员需要在日间手术预约、评估、健康教育、入院、手术、康复、出院、出院随访等全流程中与患者、家属及医师等多个角色进行有效沟通和协调，解释相关注意事项及可能的风险等，因此必须具备良好的沟通协调能力、人文关怀和服务意识。

（5）由于日间手术周转迅速，患者流动性大，护理人员需要在有限的时间内完成大量的工作任务，同时还需要面对患者的各种需求和情绪波动，快节奏的工作给护士带来较大的压力，这就要求他们具备强健的身体和强大的心理素质。在遴选护士时，应将身体及心理因素纳入考量的范围，这样才能保证在高强度的工作下保持高效、稳定的工作状态，为患者提供优质的护理服务。

（二）授权制度

（1）根据护理人员的资质、经验和能力水平，可以将其分为不同等级、岗位进行授权管理。例如，初级护理人员主要负责患者的日常护理和简单操作；中级护理人员则能够参与更复杂的护理任务和应急处理，如预约、随访等；而高级护理人员则负责整个护理团队的协调和管理等工作，如护理组长、护士长等职位。这种分级授权管理既能够充分发挥每个人的优势，又能够确保护理工作的有序进行。

（2）为了保持护理人员的专业素质和技能水平，医疗机构和科室应定期组织培训和考核活动。培训内容可以包括日间手术新技术、新方法的介绍和应用，护理理念的更新，以及应急处理能力的培养等。同时，可以通过定期考核来检验护理人员的学习成果和工作表现，为他们的职业发展提供有力支持。

（3）在授权制度的实施过程中，医疗机构和科室应建立动态调整与反馈机制。其中包括对护理人员的授权范围进行定期评估和调整、收集患者和家属的反馈意见，以及及时解决存在的问题等。这些措施可以不断优化授权制度、提高护理服务质量并提高患者的满意度。

科学合理的遴选标准和授权制度可以确保护理人员具备足够的专业素质、技能水平和应急处理能力，从而应对日间手术中的各种挑战和风险。同时，这一制度还能够促进护理人员的职业发展、提高护理服务质量并提高患者的满意度。因此，医疗机构应高度重视日间手术护理人员的遴选与授权工作，并不断完善相关制度以确保医疗安全和服务质量。

二、出院随访制度

在医疗技术飞速发展的今天，日间手术作为一种高效、便捷的医疗服务模式，越来越受到患者和医疗机构的青睐。日间手术患者出院并不意味着医疗服务的结束。手术后的康复阶段同样重要，而随访制度正是保障这一阶段顺利进行的重要手段。通过随访，医师可以及时了解患者的恢复情况，发现并处理可能出现的并发症，为患者提供个性化的康复指导，从而确保患者的安全。

（一）随访计划的制订

应根据不同病种对日间手术患者制订相应的出院随访计划，明确设定随访的时间点及随访频次。首次随访应在患者出院后 24 小时内完成，后续随访时间点的设定应基于手术类型、病种康复特点、患者年龄、身体状况及出院后康复进展等因素，确保随访的及时性和针对性。

（二）随访内容

随访内容应全面覆盖日间手术患者的生理、心理和社会功能等方面。随访时，除了关注患者的疼痛程度、伤口愈合情况、体温、血压等生理指标，也要关注患者的心理状态，如焦虑、抑郁等情绪变化。此外，还应了解患者的饮食、睡眠、活动能力等生活情况，以及是否遵循医嘱进行康复锻炼等。除了共性的内容外，还需结合不同病种和手术方式制定个性化的随访内容。

（三）随访方式的选择

应根据患者的实际情况和需求进行随访方式的选择，可以通过电话、门诊随访视频、短信、微信等方式进行随访。同时，医疗机构还可以建立日间手术患者随访数据库，利用大数据技术进行智能化随访管理，提高随访效率和准确性。随着医疗技术的不断进步和医疗服务的不断完善，我们还要不断探索和创新随访模式和方法，以适应医疗服务的新需求和新挑战。

三、健康教育制度

日间手术模式不仅减轻了医疗机构的床位压力，降低了患者的住院费用，还加快了医疗资源的周转速度。然而，要实现这些目标，关键在于患者充分的术前准备与术后的有效管理，健康教育是保障日间手术安全、高效运行的重要基石。因此，建立一套科学、系统的日间手术健康教育制度，对于提高手术成功率、减少并发症发生率、促进患者快速康复具有至关重要的意义。

（1）建立覆盖日间手术入院前、住院期间、出院后的全流程健康教育体系，提高患者的手术认知度、配合度和康复效果。

（2）根据病种特点制定适宜的日间手术护理健康教育内容。在制定健康教育内容时，必须确保其全面性和正确性，并采用通俗易懂的语言和表达方式，使其更容易被患者及家属理解和接受。

（3）除了制定适宜的健康教育内容外，还需要规划并执行一套有效的健康教育路径。在日间手术运行的各个阶段，都应明确健康教育目标、教育内容和教育方式，并确保它们之间的连贯性和一致性。

（4）日间手术护理过程中，应根据患者的病情、需求及接受能力，选择合适的健康教育内容和形式，有计划、有针对性地对患者及家属实施健康教育，并关注患者的反馈和需求变化，及时调整健康教育路径，以更好地满足患者的需求。

（5）随着科学技术的不断进步和患者需求的日益多样化，日间手术健康教育的形式也在不断创新和完善。除了结合幻灯片、模型、操作示范，采用个体化指导、集体讲解、健康教育手册、观看视频等传统的健康教育形式外，还可引入智能化健康教育系统，通过多媒体、虚拟现实等先进技术手段向患者提供生动、直观的健康教育内容。

四、护理培训制度

为了确保患者能够在短时间内获得高质量的护理服务，并保障手术的安全性和有效性，日间手术对护理人员的专业技能、应急处理能力及沟通技巧都提出了更高的要求。因此，建立一套完善的日间手术护理培训制度，提升护理人员的专业素养和综合能力，对于构建高效安全的医疗环境尤为重要。

（一）培训目标

日间手术护理培训制度旨在通过系统、全面的培训，使护理人员掌握日间手术护理的核心知识和技能，包括术前评估、术中配合、术后观察与护理、并发症预防与处理等。同时，注重培养护理人员的沟通协调能力、应急反应能力和人文关怀精神，确保患者能够在温馨、安全的环境中接受治疗。未来，随着医疗技术的不断发展和患者需求的日益多样化，日间手术护理培训需要不断完善和创新，以适应医疗行业的发展趋势和患者的实际需求。

（二）培训对象

培训对象包括新入职的护理人员、轮转至日间手术科室的护理人员及需要提升专业技能的护理人员。通过分层、分类的培训策略，确保每位护理人员都能获得与其岗位需求相匹配的培训内容。

（三）培训内容

1. 理论知识

涵盖日间手术的基本理论、管理制度、岗位职责、应急预案、专科疾病手术前后的护理要点、并发症预防与处理原则等。

2. 实践技能

通过模拟操作、案例分析等方式，提升护理人员在术前准备、术中配合、术后护理等方面的实际操作能力，特别是针对 ERAS 理念下的护理实践，如疼痛管理、营养支持、早期活动等。

3. 急救知识与技能

为了确保患者在手术过程中的安全，保证护理人员在面对突发状况时迅速响应，需针对日间手术护理人员的应急反应能力和实际操作技能进行培训。

4. 人文关怀

培训强调"以患者为中心"的服务理念，培养护理人员的同理心、耐心和细心，提高患者满意度和忠诚度。

（四）培训方式

可采取"送出去、请进来"的方式，通过集中授课、工作坊、情景模拟、在线学习、轮科等方式为护士提供学习资源，方便护理人员随时随地进行自主学习。

（五）考核与评估

建立完善的考核与评估机制，对日间手术护理人员的培训效果定期进行评估。通过理论知识考试、实践技能操作考核、患者满意度调查等方式，全面了解护理人员的培训成果和工作中存在的问题，及时调整和优化培训方案。

（曹英娟　莫洋　孙辉）

第二节　日间手术护理质量评价指标

在优化医疗资源配置、推动医疗机构结构合理化调整的过程中，日间手术模式的引入无疑显著提升了医疗资源的利用效率。日间手术护理质量直接关系到患者的康复效果和满意度，亟需我们给予高度重视并寻求有效解决方案。为此，构建一套科学、全面、可操作的日间手术护理质量评价指标，对于提高日间手术护理质量、保障患者安全具有重要意义。

一、评价指标的构建原则

（1）科学性：评价指标应基于医学理论和临床实践经验，确保评价结果客观、准确。

（2）全面性：评价指标应涵盖日间手术护理的各个环节，包括日间手术预约、术前准备、术中护理、术后观察与康复、出院随访等。

（3）可操作性：评价指标应具有明确的标准和易于操作的测量方法，便于医护人员在实际工作中应用。

（4）动态性：随着医疗技术和护理理念的发展，评价指标应不断更新和完善，以适应新的医疗需求。

二、评价指标的具体内容

应建立结合"院控、科控、自控及互控"的日间手术质量控制网络，建立以要素质量、过程质量、结果质量为导向的护理质量评价指标，开展病区管理、分级护理、护理文书、抢救物品、消毒隔离、健康教育、患者安全等环节的质量监管。可结合医疗机构实际情况将日间手术护理单元质量监测分为 2 部分：第一部分为基础护理质量管理，如护理文件书写、查对制度执行等；第二部分为日间手术专项护理管理，如首台手术准备延迟率、患者健康教育落实率等。日间手术专项护理质量监测应以患者十大安全目标为指导原则，围绕日间手术组织运行管理，聚焦日间手术关键环节和突出问题，从护理部、护理单元两级层面，结合日间手术特点，构建覆盖日间手术入院前、住院期间、出院后全流程的护理质量和安全监测指标（图 4-2-1）。

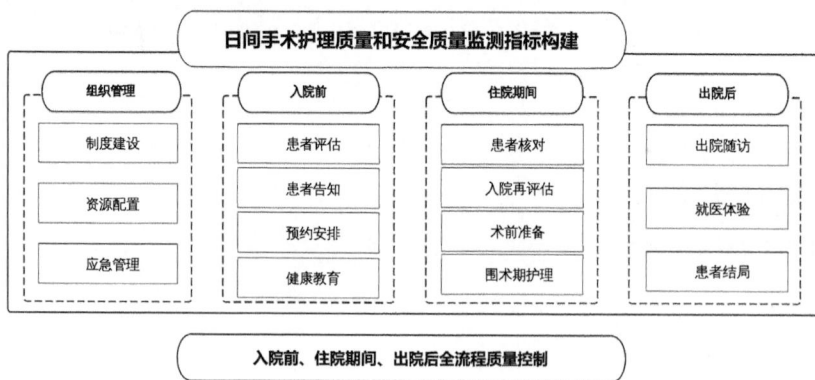

图 4-2-1 日间手术全流程护理质量控制指标构建框架

（一）日间手术病区护理质量评价指标

1. 日间手术安全管理制度

【指标定义】在日间医疗服务过程中，为确保患者不因医疗过失或疏忽受到伤害而制定的相关制度。

【指标意义】反映医疗机构日间手术规范化管理水平。

2. 日间手术应急预案

【指标定义】针对可能发生的事故，为迅速、有序地开展应急行动而预先制定的行动方案。

【指标意义】反映医疗机构日间手术规范化管理水平。

3. 日间手术开放床位数

【指标定义】同期日间手术病区实际开放床位数。

【指标意义】反映医疗机构日间手术的规模。

【说明】本指标中的开放床位数包括日间手术中心和各专科日间手术病区的固定编制床位数，不含可转化床位。

4. 床护比

【指标定义】单位时间内，医疗机构开展日间手术的病区实际开放床位数与病区执业护士人数的比值。

【计算方法】

$$床护比 = \frac{日间手术病区实际开放床位数}{同期日间手术病区执业责任护士数之和}$$

【指标意义】反映医疗机构日间手术病区护士人力资源配置情况。

【说明】本指标中的开放床位数包括日间手术中心和各专科日间手术病区的固定编制床位数，不含可转化床位。本指标中的护士是指在本医疗机构注册，专职从事日间手术护理工作的护士。

【指标导向】监测比较。

5. 护患比

【指标定义】单位时间内，日间手术病区责任护士人数与其负责护理的住院患者总人数的比值。

【计算方法】

$$护患比 = \frac{日间手术病区每天各班次责任护士数之和}{同期日间手术病区各班次患者总人数}$$

【指标意义】反映的是需要照护的住院患者数量和护理人力的匹配关系，用于评价医疗机构日间手术病区有效护士人力配备情况。

【说明】日间手术床位周转率高，护理工作量比较弹性，应建立科学调配护理人力的管理模式，秉持以患者需求为导向的原则，让患者获得充足的护理服务，保障患者的安全和护理服务质量。

【指标导向】监测比较。

6. 急救药品／仪器设备完备率

【指标定义】统计周期内，急救药品／仪器设备处于性能完好、备用状态的数量占同期急救药品／仪器设备总数的比例。

【计算方法】

$$急救药品／仪器设备完备率 = \frac{急救药品／仪器设备处于完好状态的总数}{同期急救药品／仪器设备总数} \times 100\%$$

【指标意义】体现日间手术病区护理管理质量，是保障日间手术患者安全的重要内容。

【指标导向】监测比较。

7. 预约后平均等待手术时间

【指标定义】符合日间手术指征的患者从办理预约手续后至入院手术的平均等待时间。

【计算方法】

$$预约后平均等待手术时间 = \frac{日间手术患者在院外等候入院手术的总天数}{同期预约日间手术患者总人数}$$

【指标意义】反映医疗机构日间手术管理水平和精细化程度。

【指标导向】逐步降低。

8. 手术准备合格率

【指标定义】日间手术准备合格的患者人数占同期日间手术患者总人数的比例。

【计算方法】

$$手术准备合格率 = \frac{日间手术准备合格的患者总人数}{同期日间手术患者总人数} \times 100\%$$

【指标意义】体现日间手术术前准备的质量和日间手术的管理水平。

【指标导向】逐步提高。

9. 术前禁食禁饮合格率

【指标定义】日间全身麻醉手术禁食禁饮合格患者人数占同期日间全身麻醉手术患者总人数的比例。

【计算方法】

$$术前禁食禁饮合格率 = \frac{日间全麻手术禁食禁饮合格患者总人数}{同期日间全麻手术患者总人数} \times 100\%$$

【指标意义】体现医疗机构日间手术术前准备和健康教育质量、日间手术管理水平。

【指标导向】逐步提高。

10. 健康教育知晓率

【指标定义】健康教育知晓的日间患者总人数占同期日间手术患者总人数的比例。

【计算方法】

$$健康教育知晓率 = \frac{健康教育知晓的日间患者总人数}{同期日间手术患者总人数} \times 100\%$$

【指标意义】反映医疗机构护理质量管理水平。

【说明】健康教育在日间手术护理的过程中具有十分关键的作用。在该环节，护士向患者全面翔实地告知健康教育内容，能让患者清楚地知道自己应该怎么做，确保患者在接受日间手术健康教育后能够达到较高的内容知晓率和掌握率，以缓解患者的紧张、焦虑情绪，降低应激反应，提高手术适应能力，有利于手术的实施和术后康复。

【指标导向】逐步提高。

11. 术后中重度疼痛发生率

【指标定义】对日间手术患者手术后进行疼痛评估，评估≥4分的患者总人数占同期日间手术患者总人数的比例。

【计算方法】

$$术后中重度疼痛发生率 = \frac{日间手术后发生疼痛且疼痛评分 \geqslant 4分的患者总人数}{同期日间手术患者总人数} \times 100\%$$

【指标意义】反映医疗机构麻醉专业技术水平和日间手术管理质量。

【指标导向】逐步降低。

12. 术后恶心呕吐发生率

【指标定义】日间手术后发生术后恶心呕吐的患者总人数占同期日间手术患者总人数的比例。

【计算方法】

$$术后恶心呕吐发生率 = \frac{日间手术后发生恶心呕吐的患者总人数}{同期日间手术患者总人数} \times 100\%$$

【指标意义】反映医疗机构麻醉专业技术水平和日间手术管理质量。

【指标导向】逐步降低。

13. 静脉血栓栓塞规范预防率

【指标定义】日间手术患者在住院过程中采取静脉血栓栓塞（venous thromboembolism, VTE）规范预防措施的总人数占同期日间手术患者总人数的比例。

【计算方法】

$$静脉血栓栓塞规范预防率 = \frac{日间手术患者住院过程中采取静脉血栓栓塞规范预防措施总人数}{同期日间手术患者总人数} \times 100\%$$

【指标意义】反映日间手术患者静脉血栓栓塞的规范预防情况。

【说明】VTE是外科大手术后常见并发症，严重者可导致患者非预期死亡。在日间手术起步阶段，病种相对简单，VTE发生率相对较低，但随着日间手术病种、服务范围的不断扩大和手术难度的不断提升，日间手术患者手术后VTE的预防应当予以关注。VTE的规范预防是指患者住院期间接受VTE风险与出血风险评估，并根据评估情况按照有关临床指南规范给予规范预防措施，包括基础预防、药物预防、机械预防等。

【指标导向】逐步提高。

14. 出院后24小时内首次随访完成率

【指标定义】出院后24小时内完成首次随访的日间手术患者人数占同期日间手术患者总人数的比例。

【计算方法】

$$出院后24小时内首次随访完成率 = \frac{出院后24小时完成首次随访的日间手术患者总人数}{同期日间手术患者总人数} \times 100\%$$

【指标意义】反映医疗机构日间手术随访的规范性和医疗质量管理水平。出院随访主要是为患者提供手术后康复的连续性护理服务。

【指标导向】监测比较。

15. 失访率

【指标定义】因各种原因无法联系到随访对象，导致随访工作无法完成的日间手术患者总人数占同期日间病区应随访患者总人数的比例。

【计算方法】

$$失访率 = \frac{日间手术患者失访总人数}{同期日间病区应随访患者总人数} \times 100\%$$

【指标意义】反映医疗机构对日间手术随访的规范性和医疗质量管理水平。

【指标导向】逐步降低。

16. 床位周转次数

【指标定义】在一定时期内每张床位的患者出院人数。

【计算方法】

$$床位周转次数 = \frac{日间病区出院人数}{同期平均开放床位数} \times 100\%$$

【指标意义】反映医疗机构日间手术管理水平和工作效率。

【指标导向】监测比较。

17. 床位使用率

【指标定义】日间病区每天床位使用数占实有床位数的比例。

【计算方法】

$$床位使用率 = \frac{实际占用总床日数}{同期实际开放总床日数} \times 100\%$$

【指标意义】反映医疗机构日间手术床位资源利用率。

【指标导向】监测比较。

18. 入院前日间手术取消率

【指标定义】在预约手术排程后，入院前取消手术的日间手术总人数占同期预约日间手术总人数的比例。

【计算方法】

$$入院前日间手术取消率 = \frac{入院前取消日间手术总人数}{同期预约日间手术总人数} \times 100\%$$

【指标意义】体现日间手术护理管理水平，反映医疗机构日间手术质量。

【指标导向】逐步降低。

【说明】同期预约日间手术总人数应包括因各种原因导致预约成功后不能如期入院的日间手术患者人数。日间手术取消的原因包括医方因素和患方因素，日间手术病区应重点关注与医疗诊疗流程、医疗机构管理相关的因素。

19. 延迟出院率

【指标定义】因各种因素不能在24小时内按时出院的日间手术患者总人数占同期日间手术患者总人数的比例。

【计算方法】

$$延迟出院率 = \frac{不能在24小时内按时出院的日间手术患者总人数}{同期日间手术患者总人数} \times 100\%$$

【指标意义】体现日间手术和麻醉管理水平，反映医疗机构日间手术质量。

【指标导向】逐步降低。

【说明】同期日间手术总人数应包括各种原因导致不能在24小时内如期出院的日间手术患者人数。同时，日间手术病区应针对日间手术患者延迟出院的原因进行数据统计和分析，并进行持续质量改进。

20. 转科发生率

【指标定义】从日间手术病区转入其他科室的日间手术患者总人数占统计周期内日间手术患者总人数的比例。

【计算方法】

$$转科发生率 = \frac{转科的日间手术患者总人数}{同期日间手术患者总人数} \times 100\%$$

【指标意义】体现日间手术技术和管理水平，反映医疗机构日间手术质量。

【指标导向】逐步降低。

21. 出院后并发症发生率

【指标定义】日间手术患者出院后出现手术相关并发症（发热、出血、恶心呕吐、排尿困难、手术部位的感染、伤口裂开或肿胀、疼痛等）例数占同期出院的日间手术患者总人数的比例。

【计算方法】

$$出院后并发症发生率 = \frac{日间手术患者出院后出现手术相关并发症例数}{同期出院的日间手术患者总人数} \times 100\%$$

【指标意义】体现日间手术和麻醉管理水平，反映医疗机构日间手术质量。

【指标导向】逐步降低。

22. 术后 7 日内非计划再入院率

【指标定义】日间手术患者出院后，术后 7 日内因与此次日间手术疾病的诊疗相关因素而导致的非计划再入院总人数占同期出院的日间手术患者总人数的比例。

【计算方法】

$$术后 7 日内非计划再入院率 = \frac{日间手术后 7 日内非计划再入院总人数}{同期出院的日间手术患者总人数} \times 100\%$$

【指标意义】反映医疗机构日间手术医疗质量。

【指标导向】逐步降低。

23. 术后 7 日内非计划再手术率

【指标定义】日间手术患者出院后，术后 7 日内因与此次日间手术疾病的诊疗相关因素而导致非计划再手术患者总人数占同期出院的日间手术患者总人数的比例。

【计算方法】

$$术后 7 日内非计划再手术率 = \frac{日间手术后 7 日内非计划再手术患者总人数}{同期出院的日间手术患者总人数} \times 100\%$$

【指标意义】反映医疗机构日间手术医疗质量。

【指标导向】逐步降低。

24. 患者满意度

【指标定义】患者对服务结果的感受及由这种感受导致的情绪反应的总和。

【计算方法】日间手术患者满意度调查得分。

【指标意义】反映医疗机构服务质量。

【指标导向】逐步提高。

25. 不良事件发生率

【指标定义】日间病区发生护理不良事件的人次数占同期日间病区住院患者总人数的比例。

【计算方法】

$$不良事件发生率 = \frac{日间病区发生护理不良事件的人次数}{同期日间病区住院患者总人数} \times 100\%$$

【指标意义】反映医疗机构日间手术医疗护理质量。

【指标导向】监测比较。

（二）日间手术室护理质量评价指标

1. 日间手术室护士人均年手术例次数

【指标定义】单位时间内，日间手术室固定在岗护士平均完成的手术例次数。

【指标意义】反映医疗机构日间手术室护士工作负荷。

【指标导向】监测比较。

2. 手术交接准确率

【指标定义】日间手术患者交接准确总人数占同期日间手术患者总人数的比例。

【计算方法】

$$手术交接准确率 = \frac{日间手术患者交接准确总人数}{同期日间手术患者总人数} \times 100\%$$

【指标意义】反映医疗机构日间手术护理工作质量。日间手术周转快，患者交接频次高，手术患者交接是保障日间手术患者安全的重要举措。

【指标导向】逐步提高。

3. 三方安全核查落实率

【指标定义】具有执业资质的手术医师、麻醉医师和手术室护士三方核查已执行完成的日间手术总人数占同期日间手术总人数的比例。

【计算方法】

$$三方安全核查落实率 = \frac{日间手术三方核查完成总人数}{同期日间手术总人数} \times 100\%$$

【指标意义】手术安全核查是减少手术室内医疗事故发生、保障患者安全的有效措施，反映医疗机构核心制度落实情况和医疗管理水平。

【指标导向】逐步提高。

4. 手术部位标识合格率

【指标定义】手术部位标识合格的日间手术总人数占同期需进行手术部位标识的日间手术总人数的比例。

【计算方法】

$$手术部位标识合格率 = \frac{手术部位标识合格的日间手术总人数}{同期需进行手术部位标识的日间手术总人数} \times 100\%$$

【指标意义】确保日间手术患者安全，防止手术过程中出现手术患者、手术部位错误。反映医务人员核心制度落实情况和医疗机构医疗管理水平。

【指标导向】逐步提高。

5. 术前皮肤准备合格率

【指标定义】术前皮肤准备合格的日间手术人次数占同期日间手术患者总人数的比例。

【计算方法】

$$术前皮肤准备合格率 = \frac{术前皮肤准备合格的日间手术人次数}{同期日间手术患者总人数} \times 100\%$$

【指标意义】反映医疗机构医院感染及护理管理水平。

【指标导向】逐步提高。

【说明】术前手术区域皮肤准备合格指：①手术切口部位和常规划定区域内的皮肤清洁；②手术切口部位和周围皮肤无损伤、无影响手术切口的病变；③皮肤准备范围符合手术要求；④去除毛发正确：不影响手术视野的区域不去除毛发；若需去除毛发，应使用非损伤皮肤的方式，避免使用刀片刮除毛发。

6. 全身麻醉手术术中主动保温落实率

【指标定义】全身麻醉日间手术术中主动保温措施落实患者总人数占同期日间手术全身麻醉患者总人数的比例。

【计算方法】

$$全身麻醉手术术中主动保温落实率 = \frac{全身麻醉日间手术术中主动保温落实患者总人数}{同期日间手术全身麻醉患者总人数} \times 100\%$$

【指标意义】反映医疗机构日间手术护理质量。

【指标导向】逐步提高。

7. 日间手术例数

【指标定义】符合日间手术标准并完成的手术总例数。

【指标导向】逐步提高。

8. 当日手术取消率

【指标定义】手术当日取消日间手术患者总人数占同期计划日间手术患者总人数的比例。

【计算方法】

$$当日手术取消率 = \frac{手术当日取消日间手术患者总人数}{同期计划日间手术患者总人数} \times 100\%$$

【指标意义】体现日间手术术前准备和麻醉访视的质量、日间手术的管理水平。为提高日间手术护理质量，护理人员须对日间手术质量安全风险主动进行监测，对风险因素进行分析，对存在的问题采取有效干预措施，并评估干预效果。

【指标导向】逐步降低。

【说明】同期计划日间手术患者总人数应为各种原因导致无法在手术当日按照计划完成手术的日间手术患者人数和实施日间手术患者人数之和。同时，日间手术病区应针对日间手术患者取消手术的原因进行数据统计和分析，并进行持续质量改进。

9. 首台手术准时开台率

【指标定义】准时开台的首台日间手术台数占同期首台日间手术总台数的比例。手术开台时间是指手术医师开始切皮的时间，首台手术开台的时间可根据医疗机构日间手术实际情况制定。

【计算方法】

$$首台手术准时开台率 = \frac{准时开台的首台日间手术台数}{同期首台日间手术总台数} \times 100\%$$

【指标意义】首台手术准时开始是保障日间手术高效运转的重要指标。首台日间手术准点开台需要多部门相互配合，体现医疗机构日间手术的管理水平。

【指标导向】逐步提高。

10. 术中低体温发生率

【指标定义】统计周期内，手术麻醉期间发生低体温的日间手术患者数（医疗目的的控制性降温除外）占同期接受体温监测的日间手术患者总数的比例。

【计算方法】

$$术中低体温发生率 = \frac{发生低体温的日间手术患者总人数}{同期接受体温监测的日间手术患者总人数} \times 100\%$$

【指标意义】反映日间手术麻醉和护理的质量。通过对该指标的监测，了解日间手术患者术中低体温发生情况，以便采取有效的干预措施。

【指标导向】逐步降低。

【说明】术中低体温是指手术过程中患者的核心体温 < 36.0 ℃，连续监测低体温持续 ≥ 30 分钟，或间断监测连续 2 次低体温发生且间隔时间 > 30 分钟。

11. 麻醉恢复室转出延迟率

【指标定义】统计周期内，入 PACU 超过 2 小时的日间手术患者数占同期入 PACU 的日间手术患者总人数的比例。

【计算方法】

$$麻醉恢复室转出延迟率 = \frac{入\ PACU\ 超过\ 2\ 小时的日间手术患者总人数}{同期入\ PACU\ 的日间手术患者总人数} \times 100\%$$

【指标意义】体现日间手术和麻醉管理水平，反映医疗机构麻醉质量。

【说明】PACU 转出延迟可能与苏醒延迟或主管医师未及时到位有关。通过指标监测，分析导致 PACU 转出延迟的原因并采取针对性的措施，可提高日间手术室运转效率，保障患者手术安全。

【指标导向】逐步降低。

三、结语

日间手术护理质量评价指标的建立与完善，是提高日间手术护理质量、保障患者安全的重要手段。未来，随着医疗技术的不断进步和护理理念的不断发展，我们有理由相信，日间手术护理质量评价指标将更加科学、全面、可操作，为日间手术的普及和推广提供更加坚实的保障。同时，我们也应关注患者的需求和反馈，不断优化评价指标体系，为患者提供更加优质、高效的医疗服务。

（曹英娟　莫洋　孙辉）

第五章 日间手术专科护理管理实践

随着日间手术的普及和推广，医疗机构的优质医疗资源得到了更加高效的利用。国家政策文件的陆续发布为日间手术服务的范畴和病种范围的进一步扩大提供了有力支持。日间手术质量和安全的精细化、规范化管理的不断推进将促使更多的择期手术逐渐转向日间手术模式，从而使得日间手术覆盖的专科范围更加广泛。同时，越来越多的四级手术也开始探索日间手术模式化的可能性。这一趋势对日间手术护理管理及日间手术护士的核心能力提出了更高的要求。

日间手术护士不仅需要具备注册护士所必需的基本核心能力，还必须有与日间手术相关的专科胜任力。在专业能力方面，日间手术护士除了要熟练掌握常规的基础护理和围手术期护理技能外，还应深入了解和掌握各外科病种的专科知识及相应的护理特点。在日间手术护理管理方面，除了要遵循常规的日间手术管理流程外，还应结合不同专科病种的特点及专科人群的特殊需求，细化专科日间手术护理管理的实践要点，以确保护理工作的质量和安全。

第一节 儿科日间手术护理管理实践

近年来，得益于微创外科技术的进步及麻醉与复苏技术的提升，儿科日间手术的数量逐年上升。然而，由于儿童正处于生长发育的关键时期，对麻醉和手术的敏感性及潜在风险较成人更高，导致儿科日间手术的发展速度总体落后于成人。本节将从儿科日间手术的现状、独特性、管理上的挑战、适用的病种范围及护理管理的关键点等多个维度，详细探讨小儿外科日间手术的护理管理实践。

一、儿科日间手术的现状

1909 年苏格兰小儿外科医师 James Nicoll 报道了为近 9000 名唇裂、疝、畸形足、乳突疾病患儿开展日间手术。首都医科大学附属北京儿童医院张金哲院士于 1966 年首先报道了在门诊施行小儿腹股沟斜疝修补术的体会。自 2001 年以后，武汉、重庆、杭州等国内几家大的儿童专科医疗机构先后建立了日间手术中心。国外文献报道，个别儿童诊疗中心日间手术例数占总手术例数的 60% ～ 85%，不同国家之间该比例有所差异，其中英国比例最高，达 85%。然而，与国外医疗机构不同，目前我国儿童日间手术占择期手术的比例不高，1 项中国小儿外科日间手术现状调查结果显示，72 家医疗机构中仅有 11 家儿童日间手术占择期手术的比例超过 25%。据文献报道，首都医科大学附属北京儿童医院普通外科 2016—2018 年日间手术例数占总手术例数的 29.27%，武汉儿童医院 2016—2018 年日间手术中心完成日间手术的年均占比为 29.57%。分析原因可能与国家医疗制度、医疗机构规模和麻醉水平存在差异有关，同时，日间手术的比例还与医疗机构的级别和疾病谱构成相关。如国家儿童医学中心和国家儿童区域医疗中心收治的大部分为重症、复杂、疑难病例，而基层医疗机构的小儿外科收治的大多是常见病及多发病病例，这也就导致不同医疗机构儿童日间手术占择期手术的比例可能有所不同。

二、儿科日间手术的特点和管理难点

（一）生理特点

相较于成人，儿童在接受手术时通常基础性疾病较少、手术持续时间较短，并且术后恢复速度较快。因此，许多小儿外科手术更适合进行日间手术。然而，由于儿童在解剖和生理结构上与成人存在显著差异，儿童在全身麻醉后更容易出现呼吸系统和循环系统的并发症。此外，儿童术后也容易出现恶心呕吐、低体温和苏醒延迟等问题，这些都可能导致出院时间的延长。同时，由于儿童年龄较小，身心尚未完全成熟，往往缺乏适应环境和满足自身需求的能力，表现出较强的依赖性。儿童的合作能力较差，容易出现哭闹和烦躁行为，这不仅降低了患儿的依从性，也增加了家长的焦虑。

（二）手术取消率高

手术取消的原因是多方面的，主要包括患儿病情变化，原发病加重或减轻。儿童上呼吸道感染（尤其是在冬春季节）、发热、腹泻、过敏等原因导致手术取消的情况较常见，此外还有主观放弃或因突发情况改变手术时间者。Macarthur 等报道儿童取消已预约日间手术的比例为 10.2%。李灿萍等报道儿科日间手术开展初期，日间手术爽约率达 20%、当日手术取消率为 10.1%，主要取消原因为术前 1 天电话确认患儿身体状况正常，手术日凌晨或白天突发上呼吸道感染、腹泻、发热等，或者手术日不符合禁食要求等。

（三）术前准备依从性差

与成人相比较，儿童术前禁食的依从性较差，长时间禁食可能导致患儿出现本能性哭闹，甚至有学龄期患儿出现偷偷进食、进水的情况。研究发现术前长时间禁食禁饮会给机体造成一系列的不良影响，尤其是患儿由于糖原储备量低，易发生低血糖、饥饿性酮症酸中毒及脱水等，还可导致其产生饥饿、口渴、哭闹或烦躁等。

（四）术后并发症发生率高

儿童在解剖、生理方面均与成人有很大区别。近年来有学者发现儿童术后恶心呕吐的发生率是成人的 2 倍，为 13% ～ 42%。儿科日间手术患儿在全身麻醉术后容易发生呼吸及循环系统并发症、恶心呕吐、低体温、延迟苏醒等，导致延迟出院或非计划再入院。

（五）儿童心理因素

儿童术前焦虑、恐惧在全球范围内较普遍。美国有 50% ～ 75% 的择期手术患儿有过术前焦虑，我国约有 65% 的择期手术患儿有术前焦虑的表现。术前焦虑会导致患儿术后伤口愈合延迟、止痛药消耗增多、夜尿、易激及脾气性格出现负面改变等，从而导致住院时间延长。

三、儿科常开展的日间手术病种

目前国内医疗机构开展儿童日间手术的科室主要包括普通外科、泌尿外科、耳鼻喉科、眼科、骨科和口腔科等。各医疗机构应在充分评估自身条件的基础上，在保障医疗质量和安全的前提下，因地制宜，稳妥地开展日间手术，逐步提高日间手术占比。现阶段我国医疗机构儿科常开展的日间手术病种见表 5-1-1。

表 5-1-1　我国医疗机构儿科常开展的日间手术病种

专科	常见病种
普通外科	腹股沟斜疝、脐疝、甲状舌骨囊肿、血管瘤、静脉畸形等
泌尿外科	鞘膜积液、精索静脉曲张、包茎、隐匿性阴茎、隐睾、尿道下裂、单纯性肾囊肿等
耳鼻喉科	分泌性中耳炎、耳前瘘管、附耳、耳郭肿物、鼻出血、鼻中隔偏曲、腺样体肥大、扁桃体炎、鳃裂囊肿等
眼科	斜视、倒睫、眼眶肿物、结膜肿物等
骨科	多指（趾）畸形、先天性马蹄足、取出内固定装置、先天性胸锁乳突肌斜颈、狭窄性腱鞘炎等
口腔科	埋伏牙、多生牙、舌系带过短、颌骨囊肿等
整形美容科	小耳畸形

四、儿科日间手术护理管理要点

根据儿童的生理和心理特点，日间手术护理管理与成人略有区别。在推进儿科日间手术开展时，需优化医疗服务流程，充分运用新技术提升儿科医疗服务舒适化、智慧化水平；优化设施布局，促进环境符合儿童心理特点、设施符合儿童生理需求、建筑符合儿童安全要求。

（一）入院前管理

与成人相比，儿童日间手术入院前管理主要关注预约评估、健康教育、术前沟通与确认。

1. 预约评估

为保障围手术期患儿的安全，充分的术前评估与准备十分重要。日间手术患儿预约时除了常规评估外，还需要关注疫苗接种史。一般麻醉前3天应避免接种灭活疫苗，前12天应避免接种减毒活疫苗；接种灭活疫苗和减毒活疫苗后手术时间应分别推迟1周和3周。符合日间手术要求的患儿，预约评估、手术时间的具体安排等工作均需与监护人做知情同意和沟通，特别是学龄期患儿的手术时间应与家长充分沟通，尊重监护人的选择，同时预约时应提醒他们日间手术当日须有监护人陪同。

儿童日间手术多数为简单手术，一般按照年龄大小安排手术顺序，鉴于儿童不能长时间耐受禁食的特点，可结合专科手术要求和各专科手术平均时长，采用分时段预约，分批有序地安排患儿入院，有利于缩短禁食禁饮时间，防止患儿聚集。

2. 健康教育

日间手术患儿术前检查和术前准备均需在入院前完成，患儿的配合度很大程度上决定着手术的成功与否。儿童不同于成人，他们在治疗中依从性较低，认知和表达能力不够全面，很难根据医务人员嘱托合理安排好术前检查时间，并按照要求做好术前准备。因此，儿童日间手术入院前的准备工作需要依赖家长或监护人协助完成，对于监护人的健康教育尤为重要。应当提醒患儿家长，在等候手术期间要注意预防感染，避免去人群聚集的地方，并密切关注患儿的身体状况，留意是否有异常症状，如咳嗽、发热、皮疹等情况，特别是年龄较小的患儿往往不能准确表达自身不适，所以需要更加细致地观察患儿情况。患儿在行日间手术前需禁固体食物8小时，配方奶6小时，母乳4小时，禁饮清饮料2小时，禁食的时间及重要性需反复向患儿家长交代，以得到家长更好的理解和配合，避免不必要的纠纷；同时也应根据手术方式和患儿的实际情况做好入院前准备，如包茎、隐匿性阴茎的患儿提前准备好开裆裤、阴茎保护罩或专用护理内裤；入院前做好手术区皮肤清洁，部分手术需要备皮，如分泌性中耳炎、耳前瘘管、小耳畸形、血管瘤等手术；婴幼儿则需准备日常所需生活用品，如奶瓶、奶粉、尿不湿、换洗衣物和患儿喜爱的玩具等；对于学龄期儿童，鼓励患儿参与到健康教育活动中。

3. 术前沟通与确认

在手术的前 1 天，应再次通过电话与患儿家长进行沟通，以确认患儿术前检查的完成情况及患儿的身体状况，特别要注意 8 岁以上的女孩是否处于月经期。此外，还应再次口头提醒术前准备的相关事项，以防止因患儿术前准备不充分或在等待手术期间出现病情变化，导致入院当天不得不临时取消手术。

（二）住院期间管理

与成人相比，儿童在解剖、生理和心理方面具有独特的特征，年龄越小这些差异越明显。日间手术护理单元应以安全为核心，为患儿提供更为舒适的护理措施，确保患儿在日间手术期间能够积极地配合医护人员，并舒适地接受相应的治疗与护理。对于日间手术患儿的护理管理，在入院手术当日除了常规的日间手术护理外，还需特别关注入院前评估，并进行针对性的心理护理、术后护理、出院评估及出院指导。

1. 入院前评估

入院前应评估患儿术前准备是否完成，禁食禁饮是否符合麻醉要求，预约等待手术期间是否有疫苗接种史，是否有新的病情变化，女性患儿是否处于生理期等。

2. 心理护理

手术日对于患儿及其监护人来说，往往是他们产生焦虑和恐惧情绪最为强烈的时刻。当患儿住院后，他们会面临许多陌生的环境、人员等情况，且无法得到家长的陪伴，这些都可能成为他们心理上的应激源。在这种情况下，责任护士、手术医师及麻醉医师应当在与患儿及其监护人沟通病情的同时，更多地给予他们安慰、安抚和鼓励。建立良好的人际关系，可以有效地缓解患儿的紧张情绪。为了进一步减轻患儿及其监护人的心理负担，术前可以采取多种干预措施。例如，可以使用图片、视频或虚拟现实（virtual reality，VR）系统等形式让患儿和监护人更直观地了解手术和麻醉的具体过程，熟悉医院环境，从而减少他们的心理应激反应，使他们能够更加从容地面对即将到来的手术。

（1）增加人文关怀，采取多种措施来消除"白色效应"。可以将病房的墙壁涂成温馨愉悦的彩色，在墙上贴色彩斑斓的动物贴画，以营造一个更加舒适和放松的环境。对于学龄期患儿，可以通过设计有趣的闯关游戏，帮助他们逐步了解日间手术的全过程。通过这种方式，患儿可以在轻松愉快的氛围中学习，从而以正确和积极的心态面对即将到来的手术。为了减轻学龄前患儿在进入手术室时可能产生的分离焦虑，医疗机构可以采取一些特别的措施，例如，使用卡通小汽车作为转运患儿的工具，让患儿仿佛驾驶着自己的小车一路开进手术室。这种充满童趣的方式不仅能分散他们的注意力，还能让他们感到更加安全和放松。术前患儿可以在手术室的术前等待区驾驶小车四处游玩，以进一步缓解他们的紧张情绪。此外，还可以在术前等待区增加图书角和玩具篮，让患儿根据自己的喜好自由选择，帮助患儿在等待过程中分散注意力，还能让他们感到更加愉悦和放松。这些细致入微的关怀措施能够为患儿提供一个更加人性化和舒适的医疗环境，让他们在面对手术时能够保持积极的心态，减轻他们的心理负担。

（2）落实患儿的心理护理。在患儿等待手术的期间或术后，建议监护人可以为患儿播放他们喜欢的音乐或动画片，帮助患儿放松情绪，减轻他们的焦虑感。当患儿进入手术室时，手术室的护士应主动打招呼，以热情和亲切的态度迎接患儿。在与监护人核对患儿的基本信息和禁食禁饮情况时，护士应面带微笑，语气轻柔，以缓解患儿的紧张情绪。护士还应向患儿介绍等待间的基本环境布局，根据患儿的年龄和喜好，邀请他们选择自己喜欢的玩具或书籍。如果患儿愿意，也可以允许他们自带玩具或观看动画片，以分散他们对陌生环境的恐惧和焦虑。在交流过程中，护士应多用夸奖和赞美的话语鼓励患儿，以增强他们的自信心，增加他们与手术室工作人员之间的亲切感，使他们能够更加平静地进入手术间。当手术结束后，患儿的生命体征恢复平稳，护士可邀请监护人进入麻醉恢复室，陪同患儿一起度过麻醉苏醒的过程。这样不仅可以让监护人在患儿最需要的时候给予支持和安慰，也有助于患儿更快地恢复至稳定状态。这些细致入微的心理护理措施能够为患儿提供一个更加舒适和安心的手术环境。

（3）落实监护人的心理护理。部分全身麻醉手术的患儿由于禁食禁饮时间过长，在等待手术的过程中往往会表现出烦躁不安、哭闹不止等负面情绪。这种情况下，患儿监护人也会因为孩子的哭闹和不配合而缺乏耐心，进而产生焦虑和不安的情绪，甚至可能会出现抱怨的情况。为了缓解这种紧张的氛围，护士应当以亲切温和的语气向监护人详细地介绍手术的基本情况，包括手术的流程、预期的时间及患儿在手术过程中需要注意的事项。此外，护士还需要使用规范、清晰的语言，耐心地解答患儿监护人的各种疑问，帮助他们更好地理解手术过程，从而缓解他们的紧张情绪。同时，护士还需要熟练掌握各项护理操作技能，确保在为患儿提供舒适化护理的过程中能够做到细致入微、体贴周到。专业的护理操作让患儿和监护人更容易产生信赖，这对于减轻他们的焦虑情绪具有重要的作用，并且能够为患儿和监护人创造一个更加和谐、安心的手术等待环境。

3. 术后护理

将 ERAS 理念融入日间手术患儿术后护理。

（1）术后疼痛护理。术后疼痛可影响患儿的早期进食、早期活动和肠功能恢复，可能导致日间手术患儿不能如期出院；过度镇痛导致的恶心呕吐等不良反应同样会影响患儿正常出院。长期以来，小儿术后疼痛被严重忽视，原因之一是小儿尤其是婴幼儿不能主诉疼痛，小儿疼痛评估较成人困难，任何一种方法均不能准确有效地评估所有患儿所有类型的疼痛。有效的疼痛管理是促进患儿早期康复的重要措施，在临床工作中可联合使用多种评估方法提高疼痛评估的准确性，告知患儿监护人术后疼痛的可能程度及持续时间，根据患儿的病情、个人特点及病房条件采取个体化的干预方法以缓解疼痛。除了药物治疗外，儿童术后可通过情感支持、精神抚慰、做游戏、分散注意力等非药物护理干预的方法减轻疼痛。例如，对可以进食的患儿给予甜饮料或者富含脂肪的食物以减轻疼痛，一些稍大的患儿还可以通过吃冰激凌、喝冷饮、看动画片、看故事书、看电视、唱儿歌、听轻柔的儿歌等分散注意力的方式减轻疼痛。此外，在治疗过程中需要减少各种疼痛刺激，护理时动作应敏捷、轻柔，禁止粗暴，尽可能集中操作，操作前应尽可能解释操作过程和可能产生的感受，使患儿做好充足的心理准备。术后疼痛护理可参阅第八章第二节。

（2）术后恶心呕吐的护理。术后恶心呕吐将影响患儿进食和伤口愈合，延迟术后出院时间。在出院前应采用多种措施预防，充分控制患儿术后恶心呕吐。术后恶心呕吐的管理具体可参阅第八章第三节。

（3）术后病情监测和护理。主要包括以下几点：①监测患儿生命体征，观察患儿病情变化，预防并早期识别术后并发症；②患儿清醒后采取自由体位，鼓励患儿在床上翻身并早期下床活动；③年龄小的患儿可采取怀抱减少哭闹，以防止因呕吐导致的误吸；④待患儿完全清醒后可少量饮水，进食采取流食、半流食慢慢过渡到正常饮食；⑤术后要观察患儿伤口有无出血；⑥根据患儿的手术方式、病情进行个性化的护理和健康指导。儿科常见日间手术病种术后观察及护理要点见表5-1-2。

表 5-1-2　儿科常见日间手术病种术后观察及护理要点

常见病种	观察要点	护理要点
腹股沟斜疝、鞘膜积液	观察阴囊有无肿胀、青紫；腹腔镜术后应观察有无腹痛、腹胀、皮下气肿	术后应避免引起腹压增高的因素：①术后避免剧烈运动和长时间哭闹；②多吃粗纤维的蔬菜、水果等，保持大便通畅；③预防上呼吸道感染，避免剧烈咳嗽
静脉畸形	检查穿刺点周围皮肤颜色是否正常，有无红肿、渗血、皮下血肿等情况	避免病灶处外伤或受外力的撞击，预防局部皮肤破溃；观察患侧肢体皮温及动脉搏动情况；选择纯棉宽松的衣物并勤更换，保持局部皮肤清洁、干燥，减少摩擦；指导患儿及监护人观察术后病灶处是否有肿胀情况，注意观察患处的变化，做好记录和病灶部位拍照以便随时和医师沟通恢复的情况，遵医嘱复查，跟进术后病灶康复情况；告知监护人如果患儿术后病灶出现严重肿胀、病灶表面皮肤发白或发黑等特殊情况时需要马上回医院就诊
甲状舌骨囊肿	观察术后的发声及呼吸情况；观察切口渗血、渗液情况	①术后取半卧位，利于呼吸，减少局部出血，促进切口渗出物引流，同时减轻切口缝合处的张力，减轻疼痛；②麻醉完全清醒后，开始饮用温开水，注意有无呛咳，术后 1～3 日可温凉流质或半流质饮食，进食时保持端坐抬头姿势，嘱患儿细嚼慢咽；③保持切口敷料清洁干燥；④咳嗽、排痰时轻压切口以减轻疼痛
包茎、隐匿性阴茎	观察阴茎头皮肤、血运及伤口情况，有无感染、出血、胀痛加剧等异常情况	①术后不要剧烈运动，注意休息；②手术部位保持清洁、干燥，术后建议每天消毒 2 次，禁止用棉签用力擦拭；③穿比较宽松的内裤或保护裤，避免衣服过紧摩擦伤口引起患儿疼痛；④注意个人卫生；⑤术后多饮水，勤排尿，冲刷尿道口分泌物，注意排便护理，减少尿液浸湿敷料
隐睾	观察阴囊及睾丸情况，观察阴囊有无肿胀	①穿宽松的衣服，避免衣服过紧摩擦伤口引起患儿疼痛；②关注阴囊的变化，注意局部是否有出血或血肿等情况，定期复诊
尿道下裂	观察伤口有无渗血；观察阴茎龟头皮肤的血运状况	①做好会阴部皮肤护理和卫生清洁工作，保持会阴部清洁、干燥，及时清除尿道口分泌物；②保持导尿管引流通畅
分泌性中耳炎、耳前瘘管	观察手术部位渗血、渗液情况	①平卧或健侧卧位；②保持切口局部干燥、清洁，勿用手抓挠切口处
鼻出血	注意观察前、后鼻孔出血情况	①注意观察患儿鼻出血情况，咽部有分泌物时，嘱患儿吐出勿咽下，勿用力擤鼻；②渗血较多时行头颈部冷敷或冰敷，必要时遵医嘱使用止血药；③预防感冒以免因打喷嚏而引起出血，嘱患儿及监护人勿自行扯出鼻腔内堵塞物；④在医师拔除堵塞物后 2 小时内少活动，观察有无出血
腺样体肥大、扁桃体炎	观察呼吸情况；观察切口出血情况	①观察有无频繁的吞咽动作，若有则嘱患儿轻轻吐出口腔中的分泌物（切勿咽下）以便观察有无出血；②观察患儿生命体征，特别是血压和心率的变化；③有少量出血者可给予冰袋冷敷颈部，或根据医嘱给予止血药，出血量多者应做好重新止血的配合工作；④保持口腔清洁，进食后漱口
斜视	观察患儿术后眼位情况，有无复视、感染等	①嘱患儿尽量少转动眼球，以免影响伤口愈合；②注意伤口渗血情况，保持敷料干燥、固定；③避免碰撞、用力揉擦术眼，以免眼肌牵拉导致疼痛；④注意用眼卫生，忌生水及脏水进入眼睛；⑤遵医嘱使用滴眼液或眼膏药，用药前注意手卫生；⑥加强看护，预防跌倒或被撞伤
舌系带过短、颌骨囊肿	观察手术部位渗血、渗液情况	①注意口腔卫生，进食前后需漱口，遵医嘱使用口服抗菌药物；②术后 1 周内宜进食清淡流质、半流质饮食，避免进食辛辣刺激、过烫、过硬的食物；③舌部手术后尽量少说话，减少舌的活动
埋伏牙、阻生齿、多生牙	观察手术部位渗血、渗液情况	①保持口腔清洁，24 小时内不可以刷牙，避免用力漱口；②避免用手触摸或舌舔伤口，刷牙时应避免触及创面；③冰敷，减轻肿胀和疼痛；④不可进食过硬、过烫的食物，避免辛辣刺激性食物，避免患侧咀嚼

（4）出院评估：根据病种、手术方式、疼痛等术后不良反应，以及并发症的发生情况、居住地距离医疗机构远近等因素综合决定患儿术后的留观时间，部分术式的观察时间建议为 6～12 小时，以免在患儿离院后出现并发症。出院评估采用儿童麻醉后出院评分系统（pediatric post-anesthetic discharge scoring system，Ped-PADSS）进行评分，总分为 10 分，评分≥9 分且满足离院条件，可以准许患儿出院（表 5-1-3）。手术医师、麻醉医师和日间手术病区护士共同评价患儿是否达到出院标准，三方与患儿监护人共同确认签字后方可出院。不符合出院标准的患儿，由主管医师决定延迟出院或转入专科病房。

表 5-1-3　儿童日间手术出院评估表（Ped-PADSS 评分量表）

评估项目	评分标准	评分（分）
意识状态	2= 可正常下地活动（活动能力正常） 1= 下地活动需要监护人辅助（活动能力减弱） 0= 不能下地活动（肌张力降低）	
心率 / 血压	2= 血压和心率稳定在术前水平 20% 以内 1= 血压和心率波动在术前基础值 20%～40% 0= 血压和心率波动在术前基础值＞40%	
恶心和（或）呕吐	2= 不需使用静脉止吐药 1= 使用 1 次静脉止吐药，可有效控制 0= 使用静脉止吐药无效	
疼痛	2= 无明显疼痛 1= 口服镇痛药可以控制 0= 口服镇痛药不能控制	
伤口出血	2= 极少（不需更换伤口敷料） 1= 中度（需更换 1～2 次伤口敷料） 0= 严重	
评估得分		

离院条件（必须都满足）

1. 患儿无任何呼吸困难或喘鸣音
2. 患儿监护人确认，不需再咨询麻醉和（或）手术医师
3. 麻醉和（或）手术医师确认，不需再次查看患儿
4. Ped-PADSS 标准总分为 10 分，≥9 分者方可离院
5. 患儿出院时 / 后应有监护人陪护并在家中照看
6. 专科病情评估符合出院标准

评估结果

患儿是否符合出院标准：
□是
□否，于　　年　月　日　时　分转为常规住院，具体原因：

医师签名		评估时间	年　月　日　时　分

（5）出院前健康教育：患儿在院时间短，出院后的康复护理均由监护人完成，因此对监护人的出院健康教育尤为重要。医疗机构应根据患儿个体差异进行个性化指导，如饮食、活动量、用药、心理、伤口护理、并发症预防及早期识别等方面，同时告知医疗机构将提供的延续性服务，如出院随访、热线咨询电话等，以解除监护人的后顾之忧。

（三）出院后管理

对于日间手术的患儿，术后经过数小时的监测便可以办理出院。然而，监护人常常对患儿的术后恢复和安全感到担忧。因此，医疗机构应当为日间手术患儿提供出院后的延续性护理服务。目前，患儿出院后的随访主要通过电话或预约复诊的方式进行。但随着日间手术患儿数量的不断增长，这些传统随访方式已难以满足医务人员的工作需求。医疗机构可以利用信息化技术实现智能化随访，例如，通过手机应用程序或微信公众号定期发送随访问卷到监护人手机，以跟踪患儿的康复进程，并推送相关的健康教育资料，帮助监护人更好地进行居家护理。随着医疗联合体的建设及"互联网＋医疗健康"项目的深入实施，医疗机构可以与院外的卫生保健机构（如社区卫生服务中心）合作，共同确保出院患儿的安全，从而提供更加完善的出院延续性服务。

（莫洋　孙辉　邓志梅　龚建华）

第二节　老年病科日间手术护理管理实践

随着微创技术的逐渐成熟完善和 ERAS 理念的推广，许多老年疾病已纳入日间手术病种范围，老年患者进行日间手术的需求不断增加。虽然已有大量医疗机构对日间手术进行了积极探索和实践，但由于部分医疗机构在相关管理制度还不够完善的情况下先行开展，导致出现若干问题。同时，由于老年患者具有合并慢性疾病、免疫功能差和手术耐受能力较差的特点，日间手术围手术期管理更为复杂，围手术期不良事件较非老年患者更为常见。本节从老年病科日间手术的现状、特点和管理难点、病种范围、护理管理要点等方面，阐述老年病科日间手术的护理管理实践。

一、老年病科日间手术的现状

根据 2020 年第七次全国人口普查的统计数据，中国 60 岁及以上的老年人口在总人口中的比例已经达到了 18.7%，老年患者对于日间手术的需求也在不断增长。日间手术不仅为他们提供了更为便捷的医疗服务，同时也为医疗系统减轻了压力。

二、老年病科日间手术的特点和管理难点

（一）生理特点

老年人机体细胞功能逐渐退化，各器官功能储备能力、应激能力及免疫、防御功能均明显下降，导致其对手术和麻醉的耐受力差。

（二）术后并发症发生率高

老年患者作为社会中的一类特殊人群，常常伴随多种并存疾病。他们的生理特点使得他们在手术过程中的情况变得更加复杂。因此，老年患者术后发生并发症的风险显著增加。

（三）延迟出院率高

老年患者通常会面临器官功能的自然衰退，往往伴随着多种合并症及身体衰弱，这些因素共同作用导致他们术后的康复过程往往比其他年龄段的患者要缓慢许多。因此，老年患者在日间手术后需要更长的时间才能恢复到可以出院的状态，延迟出院率显著高于其他人群。余琼等针对 1985 例老年日间手术病例的研究报道中指出延迟出院率为 7.81%。

（四）对延续性护理需求高

多项研究结果表明，老年日间手术患者对于健康教育及医疗沟通支持的需求程度是最高的。这一现象可能与老年患者的健康素养水平有着密切的关联。随着年龄的增长，老年人身体的各项功能往往会逐渐下降，如记忆力的衰退、认知能力的下降等，这些生理变化导致他们在获取和理解健康信息方面存在一定的困难，因此常常会存在未被满足的健康教育需求。此外，老年患者往往具有复杂的病情特点，他们的自我护理能力可能相对较低，这也进一步增加了他们对健康信息的需求。因此，在日间手术的背景下，老年患者对于常见安全问题、其他疾病对术后康复的影响，以及术后出现哪些问题需要及时就医等方面的知识需求程度较高。他们不仅需要了解这些信息，还需要在医疗沟通与支持方面得到更多的关注和帮助。医疗团队应当充分认识到老年患者在这些方面的特殊需求，并提供相应的健康教育和沟通支持，以确保他们能够顺利地进行术后康复，减少因信息不足而带来的风险和并发症。

三、老年病科常开展的日间手术病种

目前国内医疗机构开展老年患者日间手术主要涉及的科室包括普通外科、泌尿外

科、眼科、骨科、心血管内科等。各医疗机构应在充分评估自身条件的基础上，在保障医疗质量和安全的前提下，遴选适合的老年患者及病种，因地制宜，稳妥地开展日间手术。现阶段我国医疗机构老年病科常开展的日间手术病种见表 5-2-1。

表 5-2-1　我国医疗机构老年病科常开展的日间手术病种

专科	常见病种
普通外科	腹股沟斜疝、胆囊结石、胆囊息肉、胃肠息肉、下肢静脉曲张等
泌尿外科	泌尿系统结石、膀胱肿瘤、前列腺增生等
眼科	白内障
心血管内科	冠心病、阵发性室上性心动过速

四、老年病科日间手术护理管理要点

年龄并非日间手术风险的主要考虑因素，但患者的生理状况需要在术前进行系统全面的评估。对于老年日间手术患者而言，外科手术治疗的策略及围手术期的高质量管理是决定患者预后的重要因素。日间手术管理应将"以患者为中心"贯穿于日间手术服务的各个环节，将 ERAS 理念融入日间手术各个流程，力争服务向前、简化流程、创新模式、丰富内涵，增强老年患者就医获得感、幸福感、安全感。

（一）入院前管理

1. 预约评估

日间手术入院前预约评估是临床医护人员收集患者基本信息的最佳时机，能够确定任何可能妨碍手术按时进行的健康问题。对于 60 岁以上的老年患者，护理人员应结合手术大小及部位、患者自身情况、合并症的严重程度和控制情况、麻醉评估结果、术前检查结果、心理状态及社会学因素等，综合评估患者是否符合日间手术的准入标准。在预约时，应留取患者及同住人员的联系方式，以确保与患者的沟通渠道畅通；同时通过改善信息化手段、医疗团队之间的协调，结合老年患者的需求，提供个性化的服务（如手术时间、手术台次等），以减少围手术期等待时长。

2. 健康教育

随着年龄增长，老年人的听力、视力、记忆力、反应力均存在不同程度减退，并存在沟通困难的情况。因此在高速运转的日间手术流程中，护士应运用口头＋书面或互联网等多种形式提供多元化的健康教育。采用回授法向老年患者重点介绍日间手术前需完成和配合的事项，如间手术诊疗流程、术前检查指导、术前禁食禁饮、术前特殊准备、合并慢性疾病患者的术前管理及用药指导、预康复指导等，以缓解患者焦虑、恐惧情绪，使患者及其家属更好地配合，确保手术顺利进行。在向老年患者进行健康教育时，宣传教育的内容应简单通俗，语速要慢、吐字要清晰，面对患者提问应有耐心。健康教育资料避免使用过于专业的词汇，应提供适合老年患者的健康教育资料，便于患者阅读和理解。

3. 术前沟通与确认

预约手术后，护理人员应定期追踪患者检查完成进度，并进行针对性指导。在术前 1 天应再次与患者电话联系，确认患者术前检查完成情况及患者身体状况。根据手术排程结果，结合老年患者的生理特点和需求，再次对患者禁食禁饮时间、到医院时间等进行重点教育。

（二）住院期间管理

老年患者机体功能低下、合并症多、合并用药多、营养状况差等均是影响患者治疗和预后的客观因素。同时，由于日间手术作为一个尚在发展阶段的新型服务模式，患者及家属对就诊流程和手术过程认识不足，术前常未做好充分的心理准备工作。因此在提供基础护理服务和专业医疗技术服务的同时，日间手术护理单元应以安全为基础，加强与患者及家属的沟通交流，注重人文关怀，为患者提供更舒适、舒心的护理措施，使老年患者在日间手术期间能积极配合医护人员，接受相应的治疗与护理措施。与其他年龄段日间手术患者比较，入院当日对老年患者的护理管理除了常规的日间手术护理措施和流程外，还需重点关注入院前再评估、术前护理、术后风险预防及护理、出院评估及健康指导。

1. 入院前再评估

老年患者入院时进行护理评估的目标应集中在患者的整体健康状况上，并制订个性化的护理计划。入院前再评估的内容可参考表 5-2-2。

表 5-2-2　老年病科日间手术患者入院前再评估内容

评估维度	评估内容
检查报告资料审查及结果评估	□实验室检查结果　□心电图　□胸部 X 线片　□专科检查　□麻醉评估结果
手术安全风险评估	□禁食禁饮　□感染迹象　□手术当天应服用或不应服用的药物（如降压药、抗凝药物或抗血小板聚集药物等）
术前准备完成度	□手术区皮肤准备　□呼吸道准备
术前护理评估	□生命体征　□既往史　□过敏史　□皮肤及管道　□跌倒评估　□营养评估　□心理评估　□生活自理能力　□静脉血栓栓塞评估　□ PONV 评估
心理及社会支持系统评估	□陪伴者照护能力　□心理评估　□日间模式的接受程度　□出院计划信息评估

2. 术前护理

日间手术患者通常住院时间较短，这导致患者及其家属在尚未完全适应医院环境时便需面对手术，从而在手术过程中容易产生焦虑等情绪。日间手术病区应在患者等待手术期间提供音乐、电视或杂志等来分散其注意力。此外，通过优化手术准备和护理计划来减少老年患者术前等待时间，从而降低术前焦虑。值得注意的是，老年患者由于感觉敏感性降低，对不适感的主诉相对减少。一些老年患者在手术禁食前可能已经存在轻度脱水和低血糖的风险。因此，护理人员必须及时进行评估，以提供恰当的护理措施，确保更好的治疗结果并减少住院风险。病区应确保环境安全、设施完备，以保障患者的安全。在住院期间，应鼓励患者参与决策过程，提供全面的术前和术后信息，尊重并维护患者的尊严，旨在提升患者的满意度和康复效果。

3. 术后风险预防及护理

（1）护理风险评估及预防。老年患者因为身体功能、药物敏感度与药物清除能力的降低，手术创伤引起的炎症反应及术后初期的绝对卧床等因素，导致日间手术后谵妄、疼痛、恶心呕吐、尿潴留、深静脉血栓形成（deep venous thrombosis，DVT）的发生率增加。针对老年日间手术患者，需进行全面的风险评估及预防，以消除患者存在的安全隐患，落实治疗期间的安全管理。护理人员可结合患者自身情况，通过评估量表、临床判定法等方法评估患者术后跌倒/坠床、非计划拔管、压力性损伤、静脉血栓栓塞、营养、谵妄、疼痛、恶心呕吐等风险，快速识别高风险患者，采取针对性的护理措施助力患者术后早期康复。

（2）术后病情观察：老年患者均有不同程度的心肺功能减退，日间手术后应加强呼吸系统、循环系统、神经系统相关并发症的观察及护理，遵医嘱吸氧、监测患者生命体征，针对病种实施专科护理和观察。术后病情观察及护理要点可参考本章中各专科日间手术护理管理实践，留院观察的时间因年龄、病种、手术方式、术后风险、早期康复需求等而有所差异。

4. 出院评估及健康指导

日间手术的住院时间较短，出院时患者往往未能完全恢复，术后出院时及出院回家后仍可能存在切口疼痛、活动能力减退等诸多问题，且由于手术创伤，生活中的许多事情都需要他人帮助，患者会产生一定的心理压力和不安情绪，出院后家庭成员的支持显得尤为重要。因此，老年日间手术患者在出院时应评估患者出院后是否独居、是否有人照顾及家庭成员对患者的关怀等社会支持情况，以保证患者出院后的安全。由于老年人自身生理功能不断减退，老年患者容易出现疲乏、注意力与记忆力下降等状况，导致信息接收障碍，其获得的疾病护理知识必然不足，在准备出院时会感到焦虑和紧张，发生焦虑甚至抑郁等情况。同时，因日间手术住院时间短的特点，老年患者相较于年轻人来说出院准备往往存在不足。因此，医护人员应根据患者的特点通过多种途径、多种方式提供符合老年日间手术患者需求的健康教育和康复指导，不断提高出院指导质量，进而提高出院准备度，促进患者快速康复。

谵妄是老年患者术后常见的不良反应，这可能与入院造成的日常生活模式改变/中断、术后疼痛、活动受限、术中和术后不恰当地使用某些药物等有关，术后谵妄会延长患者住院时间、增加医疗费用、延迟康复、降低认知功能和躯体功能，甚至增加患者病死率，对老年患者造成严重危害。但日间手术后的轻度谵妄在社会环境允许的情况下，通常不影响出院。

（三）出院后管理

相比年轻患者，老年患者多病共存的情况更为普遍，有研究表明合并其他疾病种类越多，老年日间手术患者的延续性护理需求程度越高。因此，在提供延续性护理服务时需重点关注同时存在其他疾病的老年日间手术患者。不同科室的老年患者对延续性护理的需求程度不一，这可能与不同手术类型的麻醉方式、术后不适症状、留置管道情况、伤口情况等存在一定差异有关。在进行延续性护理时要充分考虑患者的手术类型，以及其症状或潜在症状、管理策略等相关内容，为其制订相应的延续性护理服务计划，使老年患者在回家后能够顺利地完成出院后的康复计划，并且能够及时识别和解决后续康复过程中出现的问题。同时，老年日间手术患者的延续性护理需求内容及服务形式有其特殊性。在需求内容上，老年日间手术患者对老年人常见安全问题、其他疾病对术后康复的影响、术后出现哪些问题时需要去医院等方面知识的需求程度较高，并在医疗沟通与支持方面也具有强烈的需求。护理人员应提高护患沟通技巧，采用多种形式进行健康信息的有效传递，提供医疗沟通和支持的有效渠道，并积极发挥照护者的作用。在服务形式上，老年日间手术患者对基于网络平台的随访需求程度较低，网络医疗资源的获取意识不强，偏向于门诊随诊、电话咨询与指导的形式。因此，建议研发针对老年患者需求的移动医疗设备或网络平台，开发照护者或家庭成员共同参与照护的多人模式，设计符合老年患者偏好的操作界面，并加大互联网在老年卫生保健领域的支持力度。同时可运用区域医养结合模式的医疗优势，协助其与社区医院对接，为老年患者家属提供就近或居家医疗服务，帮助提升居家护理的专业性和安全性，从而完善适应老年患者的日间手术流程，提升老年患者与其家属的日间手术体验感。

（莫洋　孙辉）

第三节　眼科日间手术护理管理实践

目前日间手术可开展的种类覆盖了将近 60% 的外科手术，眼科手术具有多采用局部麻醉、手术时间短、术中及术后出血风险小、术后并发症较易发现等特点，适合开展日间手术。本节从眼科日间手术的现状、特点和管理难点、病种范围、护理管理要点等方面，阐述眼科日间手术的护理管理实践。

一、眼科日间手术的现状

2003 年新疆乌鲁木齐率先开展白内障日间手术。随后上海、北京、武汉、成都等城市的多家医疗机构纷纷响应，积极投身眼科日间手术的探索与实践。随着微创技术的发展、疼痛控制及麻醉技术的进步，纳入手术的病种由最初常见的、简单的白内障，逐步拓展至更为复杂的眼科亚专科领域。据报道，2017 年河南省人民医院眼科日间手术占比为 32.44%，2019 年山西省眼科医院的眼科日间手术量已占全院择期手术量的 33%，山东第一医科大学附属青岛眼科医院眼科日间手术占比实现了从 16.60%（2018 年）到 81.62%（2021 年）的快速增长，首都医科大学附属北京同仁医院眼科日间手术占眼科总手术的 86.5%。白内障手术作为开展最为广泛的眼科日间手术，在欧美发达国家其日间手术占比接近 100%，而在我国为 78%。我国眼科日间手术管理分为集中、分散及混合运行模式，各医疗机构根据实际医疗资源配置合理选择。虽然我国眼科日间手术发展迅速，但是整体规模与欧美存在差距，不同地区、不同级别医疗机构发展不均衡。未来需进一步加强医疗质量管理、优化临床路径、提升医护人员效率、完善术后随访及信息化建设等方面的工作，以推动促进全国范围内眼科日间手术模式的广泛普及与标准化实施。

二、眼科日间手术的特点和管理难点

（一）住院时间短

眼科日间手术的最大优势之一是住院时间短。大部分患者可以在手术当天出院回家休息。这不仅降低了医疗费用，也减轻了医疗机构的床位压力，减少了整体医疗资源的占用。患者在接受日间手术前需要了解相关的术后注意事项和自我护理方法。充分的健康教育对于患者术后的恢复至关重要，但由于手术时间紧凑、住院时间短，如何确保患者获得全面的信息和指导是管理中的一个难点。

（二）术前护理评估时间有限

术前访视是日间手术前护理的重点内容，向患者提供必要的健康教育至关重要，其主要作用是了解患者基本状况，告知手术注意事项。这不仅帮助患者理解手术过程，还能有效提升他们对治疗的期望和信心，减少术前焦虑和不安，为手术营造有利条件。如何快速准确了解当日办理入院手术患者的病情、禁食禁饮情况、术前准备及用药情况，及时发现手术潜在风险，保障手术安全顺利完成是护理工作需要重点关注的问题。

（三）医疗资源调配要求高

由于手术及患者住院时间短，医疗机构可以更高效地利用手术室等医疗资源，提高整体运作效率。想要日间手术高效，就需要医疗机构有效地协调手术室资源，确保每台手术的顺利进行，对医疗机构的手术安排等资源调配能力要求较高。如何确保眼科医师、麻醉科医师、护理团队等多学科团队的紧密合作，提高管理效率，实现患者管理、手术安排、术后随访等流程的顺利进行是医疗资源管理调配的难点。

（四）术后并发症难以迅速处理

大多数眼科日间手术采用微创技术，由于手术过程微创和局部麻醉，患者术后恢复时间通常较短。许多患者能够在手术当天或次日恢复正常活动，极大地提高了生活质量。虽然大多数日间手术的风险较低，但仍然可能出现术后并发症，日间手术患者年龄相关性白内障占多数，有突发摔伤、心脑血管疾病的风险。如何快速识别和处理这些并发症，确保患者术后安全，是管理中的一个重要方面。

（五）术后护理获得时间不足

眼科日间手术除眼底手术时间较长外，通常时间较短，多数手术只需几分钟至1小时。这使得手术安排更加灵活，也便于快速处理更多患者。尽管手术时间短，但术后的护理和随访仍然至关重要。患者需要按照医嘱进行术后用药、护理和定期复查，确保手术效果良好并预防并发症。对于日间手术患者，如何确保术后有效的随访和护理是一大挑战。

三、眼科常开展的日间手术病种

在国内医疗实践中，眼科日间手术已覆盖了多维度的疾病治疗与管理，涉及的专科与病种范围广泛，涵盖了从视觉矫正到眼部疾病治疗的多个方面，包括眼底科、眼外伤科、眼整形科、角结膜科、白内障科、青光眼科及小儿斜视与眼肌科等，这些专科相互协作，共同构成了眼科日间手术的综合服务网络。日间手术模式不仅有效缓解了患者因住院治疗带来的经济与心理负担，同时也显著提升了床位使用率与周转率，实现了医疗资源的更优化配置。我国医疗机构眼科常开展的日间手术病种见表5-3-1。

表 5-3-1　我国医疗机构眼科常开展的日间手术病种

专科	常见病种
眼底科	视网膜脱离、视网膜劈裂、视网膜脉络膜炎、Coats病、黄斑裂孔、黄斑变性、糖尿病视网膜病变、玻璃体积血、视神经病变、眼底新生血管等
眼外伤科	眶壁骨折、眼球破裂、人工晶状体脱位、眼内异物、外伤性白内障、睫状体离断、眼球穿通伤、前房积血等
眼整形科	结膜肿物、眼睑肿物、上睑下垂、眼睑内翻、眼睑倒睫、睑球粘连、内眦赘皮、眼睑皮肤松弛症、义眼台暴露、先天性小睑裂综合征、泪腺脱垂、鼻泪管阻塞、眼睑闭合不全等
角结膜科	翼状胬肉、角膜穿孔、结膜肉芽肿、角膜异物、角膜溶解、圆锥角膜、角膜溃疡等
白内障科	年龄相关性白内障、先天性白内障、继发性白内障、代谢性白内障等
青光眼科	原发性青光眼、继发性青光眼、开角型青光眼、闭角型青光眼、先天性青光眼等
小儿斜视与眼肌科	先天性斜视、交替性斜视、远视性斜视、近视性斜视、眼肌麻痹、眼肌无力等

四、眼科日间手术护理管理要点

眼科专科性较强，患者日间手术就医需求大，大多数医疗机构眼科设置了专门的日间病房。对于综合性的日间手术病房，应加强护士眼科专科知识培训与考核，特别是眼科专科技能、并发症的观察等。

（一）入院前管理

眼科日间手术入院前管理与其他专科比较，需更加关注入院前评估、预约登记复核流程、健康教育。

1. 入院前评估

（1）术前检查评估。术前手术医师对患者的全身情况和眼部病情进行全面评估是确保日间手术顺利完成的基础。患者的术前检查项目应根据病情而定，要求在预定手术日期前完成，护士在患者预约时需复核检查的时效和项目是否符合规定，确定患者是否存在遗漏检查项目或会诊等，进行术前重要注意事项的提醒和告知，以免延误手术。若发现检查结果异常应报告医师，并请相关专科医师会诊，评估患者是否耐受手术。术前检查项目可参考表 5-3-2。

表 5-3-2　眼科日间手术前检查项目

检查类型		检查项目
常规全身检查	实验室检查	血常规、肝功能测定、肾功能测定、电解质、葡萄糖测定、凝血功能检测、感染性疾病筛查（乙型肝炎、丙型肝炎、梅毒、艾滋病）、血型
	影像学检查	心电图、胸部 X 线
专科检查	常规眼部检查	泪道、视力、视功能、眼压等
	其他眼科检查（根据病情和术式选择）	验光、角膜地形图、眼前节照相、眼底照相、黄斑及视盘、光学相干断层扫描、眼部超声波检查、视野检查等

（2）其他评估。对于内眼手术的患者，术前泪道冲洗有堵塞或者有分泌物、有慢性泪囊炎病史者建议先进行治疗；女性患者应避免在月经期手术；既往有其他疾病

（如高血压、冠心病、糖尿病、肾功能不全等）时应请相关专科医师进行会诊，评估是否耐受手术。按要求完成会诊并且内科无特殊处理的患者，方可预约日间手术；术前长期使用抗凝血药（如华法林、阿司匹林等）的患者，应提前告知手术医师，以便进行评估及指导工作；若手术需要全身麻醉，应指导患者在术前进行麻醉评估，筛查潜在的手术不安全因素，确保日间手术的顺利进行。

2. 健康教育

护士采用口头讲解、发放健康教育资料、播放视频、智能健康教育系统等方式对患者进行健康教育，内容根据患者的手术种类而制定，除了常规的健康指导外，还需要重点关注患者用药指导、术中配合及安全提醒。健康教育内容可参考表 5-3-3。

表 5-3-3 眼科日间手术入院前健康教育内容

教育要点	教育内容
常规指导	①饮食指导：全身麻醉患者需按照医嘱进行空腹准备，局部麻醉患者术前无须空腹，正常饮食 ②入院时间、入院地点、手术时间、门诊检查相关资料的准备、患者自身准备、家属陪伴事宜等
用药指导	①合并有高血压及糖尿病的患者，血压及血糖控制良好，术前常规使用降压药及降糖药 ②对于使用抗凝或抗血小板聚集药物的患者，遵医嘱指导患者停药 ③对于术前需要使用滴眼液、眼药膏的患者，应指导药物的正确使用方法
术中配合指导	①局部麻醉手术需指导患者进行眼球向各个方向转动和固视训练，以利于手术中的配合 ②告知抑制咳嗽和打喷嚏的方法
安全教育	针对视力障碍的患者，做好患者安全教育，嘱患者预防跌倒等意外发生，同时告知患者手术日应有家属陪伴

（二）住院期间管理

为了降低患者围手术期风险、相关并发症的发生率及死亡率，使患者术后尽快恢复至理想状态。眼科日间手术患者在住院期间需重点关注入院前再评估、术前护理、术后护理、出院评估等环节。

1. 入院前再评估

患者手术当日到达日间手术中心，眼科医师与护士需对患者再次进行全面评估，评估内容包括但不限于以下内容（表 5-3-4）。

表 5-3-4 眼科日间手术入院前再评估内容

评估项目	评估内容
术前检查	评估检查的项目和时效是否符合要求
术眼评估	①评估有无泪囊炎、角膜炎、结膜炎等眼部炎症；②手术眼别核对无误后，医师在术眼对应的眉尾上方做好手术部位的标识，确保医疗安全；③视力、眼压等
健康评估	①生命体征评估；②病情评估包括意识状态、活动状态、自理能力、睡眠，评估患者有无发热、咳嗽，女性患者是否处于月经期，颜面部疖肿及全身感染等情况；③病史评估：既往病史、手术史、现病史、过敏史及用药史；④护理安全专项评估：跌倒/坠床风险评估、日常生活能力评估、心理状态评估等

2. 术前护理

有效的眼科日间手术前的护理管理是保证手术质量、护理工作效率及患者安全的关键。术前护理要点可参考表 5-3-5。

表 5-3-5 眼科日间手术前的护理要点及内容

护理要点	护理内容
用药护理	①术前常规滴抗生素滴眼液，讲解滴眼液的目的、方法及注意事项 ②有高血压及糖尿病的患者，指导其术前正确使用降压药及降糖药，保证手术的顺利进行 ③遵医嘱术前进行止血药物注射或扩容治疗
术眼护理	①术前遵医嘱滴抗生素滴眼液，预防术后感染 ②保持面部及眼周皮肤清洁卫生 ③遵医嘱进行术眼的备皮、冲洗结膜囊、泪道冲洗等操作 ④入手术室前是否做好手术部位标识 ⑤局部麻醉手术需训练患者眼球向各个方向转动和固视，以利于手术中的配合
饮食护理	①无特殊饮食要求的患者饮食宜多样化，保证营养摄入均衡，以优质蛋白及高维生素食物为主 ②有特殊饮食要求的患者进行符合相应要求的饮食指导
体位护理	①无体位要求的患者，可采取自主体位 ②有体位要求的患者，需进行特殊体位指导，如裂孔性视网膜脱离的患者术前应选择使裂孔处于低位的体位，有利于引流出视网膜下积液，避免脱离范围扩大，以帮助视网膜复位 ③术中配合指导：局部麻醉患者进行术前卧位、头位、眼位及呼吸训练，以保证术中能够更好地配合医师完成手术
健康教育	①介绍病区环境、出院后出现不适症状时的应急方式、术后复查时间 ②用药指导：指导患者及家属滴眼药的正确使用方法，告知患者药物的作用，嘱其遵医嘱按时、按量用药 ③体位指导：根据手术方式，遵医嘱指导患者采取特殊卧位，如面向下体位、半卧位、左侧卧位及右侧卧位等，注意变换姿势，防止强迫体位带来的身体不适，如皮肤发生压力性损伤 ④加强安全意识健康教育：双眼视力差、小儿、老年行动不便的患者等在院期间容易发生跌倒、坠床、烫伤等意外，向患者强调家属陪伴的重要性
心理护理	①积极、主动做好患者心理评估及健康教育，耐心解答患者及家属提出的问题 ②加强与患者及家属的沟通交流，细心观察、了解其心理需求，及时安抚、满足患者需求 ③以视频的方式为患者详细讲解手术室环境、手术过程及相关注意事项 ④指导患者采用深呼吸、听音乐、中医穴位按摩或基于引导想象、静默疗法的心理护理措施等减轻负性情绪和术前压力，与其分享既往成功案例，树立患者战胜疾病的信心 ⑤重点告诉患者居家护理的注意事项，重点药物的使用方法，药物不良反应的观察，康复训练，特别是眼底手术的特殊卧位，以增加术后护理知识，促进恢复疾病康复的信心

3. 术后护理

眼科日间手术患者年龄跨度大，涉及各年龄段，除眼科手术常规护理外还要关注年龄小的患者及老年患者的基础疾病护理，同时加强安全教育。眼科日间手术后护理要点可参考表 5-3-6。

表 5-3-6　眼科日间手术后的护理要点及内容

护理要点	护理内容
全身麻醉手术	①与手术室护士交接患者的生命体征、用药、意识状态、皮肤情况等 ②指导患者去枕平卧及禁食禁饮时间，具体时间遵麻醉医师医嘱 ③密切观察全身麻醉反应，发现病情变化及时通知医师给予处理 ④嘱患者首次下床时需要家属搀扶，防止跌倒
术眼护理	①观察伤口有无渗血、渗液，保持敷料清洁干燥，若有污染应及时更换 ②观察术眼有无分泌物、红肿、眼痛、流泪、异物感、视力下降等情况 ③使用经过验证的评估工具对疼痛程度进行评估，密切注意患者是否存在眼痛/伤口疼痛的情况，及时报告医师进行眼部检查，遵医嘱予以局部浸润给药和（或）口服联合给药以控制疼痛 ④术后避免揉眼及碰触术眼，勿将脏水溅入眼内
饮食护理	同术前护理
体位护理	①白内障术后患者卧床休息时，可取平卧位或健侧卧位 ②视网膜脱离患者依据视网膜裂孔的部位及手术方式，术后体位会有不同的要求，如眼内注入了惰性气体或填充了硅油则需要患者保持头面部朝下的特殊体位，硅油注入的患者需要保持面向下体位的时间较长，惰性气体或无菌空气注入者需要保持面向下体位的时间较短，每日保持的时间依视网膜复位恢复情况而定 ③360°小梁手术的患者术后需要采取半卧位 ④其余手术患者体位没有特殊要求，可采取自主体位，侧卧位时取健侧卧位休息
用药护理	①讲解术后用药的名称、作用、使用及保存方法 ②讲解滴眼液使用过程中的注意事项 ③告知使用滴眼液过程中可能出现的不良反应，教会患者如何识别眼部异常情况及相应的处置方法 ④有高血压及糖尿病的患者，指导其正确使用降压药及降糖药，必要时定期专科门诊随访
特殊情况护理	①应与手术医师和手术室护士交接患者术中出现的特殊情况，详细询问术后注意事项 ②加强巡视，若患者术后眼痛应及时通知医师，医师评估后，确定是否行进一步的眼部检查，包括裂隙灯检查、眼压检查，必要时进行眼底检查或进一步处理
健康教育	①用药指导：指导患者及家属滴眼药水、涂眼药膏等眼部保护的正确方法，告知患者药物的作用，嘱其遵医嘱按时、按量用药 ②生活指导：保持眼部及手清洁，勿用手揉眼，防止污水进入眼内，避免重体力劳动等，单纯白内障术后避免长时间低头弯腰 ③饮食指导：选择营养丰富易消化的饮食，多吃新鲜蔬菜、水果，保持大便通畅，避免辛辣刺激性食物，避免吸烟、饮酒 ④需根据患者术后恢复情况及视力情况进行活动指导，防止患者因视力差导致外伤及意外的发生 ⑤复诊指导：遵医嘱按时到医院复查，出院后若出现眼部胀痛、恶心呕吐、眼部分泌物增多、视力突然下降或消失等现象，需立即到医院就诊或到附近医院检查处理

4. 出院评估

眼科日间手术患者可根据手术方式和术中情况，遵医嘱在院观察一段时间，经医师及护士进行充分评估后，在有家属陪同的情况下办理出院手续。出院时应满足以下条件：①生命体征平稳；②意识清醒；③无明显或仅有轻度 PONV 症状；④伤口敷料清洁，无明显渗血、渗液；⑤可充分控制术后疼痛；⑥护士已完成出院指导和术后健康教育工作；⑦家属和患者具备术后独立的护理能力；⑧有成年家属陪同回家，并保证出院后 24 小时有成年家属陪护；⑨出院手续完善。若出现全身或眼部不适，如恶心呕吐、伤口明显出血、眼压高等应及时对症处理，病情稳定后方可办理出院；若出现眼部及（或）全身严重并发症，应转入专科病房治疗，请相关医师会诊并给予进一步治疗护理。

（三）出院后管理

眼科日间手术患者出院后，为了确保其安全，需要制订缜密的术后随访计划。医护人员通过与出院患者、患者家属有目的地进行沟通和交流，让患者居家能够享受延续性的医疗护理服务，既能解除患者的后顾之忧，又能预防和及时发现患者术后并发症等情况，改善患者就医体验，提高满意度。

1. 术后复查时间

眼科术后患者需遵医嘱定期进行门诊复查，复查时间根据患者手术方式、术中情况和出院情况而定。出院时应嘱患者按时复查，不适时随诊。提供门诊复查预约方式，并做好书面记录。

2. 随访内容及频次

日间手术患者出院随访内容及随访频次由眼科医师、麻醉医师及护理团队共同商定，既有近期随访计划亦有远期随访计划。可根据各病种分时段有针对性地设定随访内容。随访内容包括患者的基本信息、患者的不适症状及应对方法、患者满意度、特殊体位的保持、用药、健康教育与科普等。

（马张芳　刘淑贤　倪如旸）

第四节　耳鼻喉科日间手术护理管理实践

耳鼻喉科日间手术是指需要住院进行择期耳鼻喉手术的患者，在入院当天完成手术及相关治疗并于 24 小时内出院的一种住院模式，具有高效整合医疗资源、简化就医流程、缩短手术等候时间、减轻患者经济负担等优势。但由于患者住院时间短、术后护理工作需要患者和家属自行完成，因此耳鼻喉科日间手术模式带来的护理安全隐患也日益凸显。本节从耳鼻喉科日间手术的现状、特点和管理难点、涉及病种范围、手术术式及手术护理管理要点等方面，阐述耳鼻喉科日间手术的护理管理实践。

一、耳鼻喉科日间手术的现状

随着耳鼻喉科疾病的患病率及检出率不断增加，耳鼻喉科的手术量明显增多。通常，耳鼻喉科大部分手术都可以在 24 ～ 48 小时完成，特别是那些基础情况良好、伴发疾病少、病变范围及程度不是非常严重的患者。过往的文献中对于耳鼻喉科开展日间手术的研究甚少，相对较完善的报道是 1998 年英格兰的 Brown 等报道当地约有 31% 的耳鼻喉科手术是在 1 日内完成，之后欧美等国家相继有相关文章发表；但国内关于耳鼻喉科日间手术的文献报道较少。日间手术是一把双刃剑，虽然其具有"短、频、快"的特点，但也对临床医疗安全提出了更高的要求。医疗安全事关患者的健康和生命，是医疗工作平稳运行及正常有序开展的前提和基础，构建具有耳鼻喉科专科特色的日间手术管理经验和策略是大家共同关注的问题。

二、耳鼻喉科日间手术的特点和管理难点

（一）技术革新为日间手术提供可能

耳鼻喉科的许多手术具有耗时短、术后复发率低、术后并发症较少、麻醉风险低的特点，基本符合日间手术标准。同时，耳鼻喉科的手术技术、手术器械及手术方式也在不断创新，如内镜和其他类型的微创手术已经广泛应用于耳鼻喉科各项手术中，也为日间手术的开展提供了技术支持。

（二）患者易产生不良情绪

多数耳鼻喉科患者术前比较容易产生焦虑、抑郁等不良情绪，主要是担心手术效果、术中疼痛等，加上对自身疾病的了解程度低，若不及时实施心理干预，术中比较容易出现血压升高、心率加快等状况，间接增加术中应激反应的发生率，严重影响手术效果，甚至会对患者生命造成威胁。

（三）术后疼痛护理需求明显

耳鼻喉科手术通常分布在呼吸道、鼻腔及耳道等部位且存在共同的特性，即神经分布密集。一般情况下，耳鼻喉科患者术后的疼痛感伴随呼吸、吞咽等生理运动发生，因此在护理过程中需要充分重视患者的疼痛护理。

（四）术后并发症应早发现、早处理

鼻腔、咽喉部是呼吸道的重要部分，患者在日间手术住院期间或出院后如果发生气道梗阻等紧急症状，一旦处理不当，就会危及患者生命，因此在耳鼻喉术后应加强并发症的早期识别和干预。

三、耳鼻喉科常开展的日间手术病种

国内医疗机构开展的耳鼻喉科日间手术主要涉及亚科包括耳科、鼻科、咽喉科、头颈外科等，开展的较为成熟的日间手术病种见表5-4-1。各医疗机构充分评估自身条件，在保障医疗护理质量安全的前提下，因地制宜，稳步开展日间手术。

表 5-4-1　我国医疗机构耳鼻喉科常开展的日间手术病种

专科	常见病种
耳科	分泌性中耳炎、耳前瘘管、耳郭肿物、外耳道肿物、外耳道胆脂瘤等
鼻科	鼻出血、鼻骨骨折、鼻中隔偏曲、鼻腔肿物、慢性鼻炎/鼻窦炎等
咽喉科	声带息肉/小结/囊肿、会厌肿物/囊肿、口咽部肿物、咽喉部乳头状瘤、腺样体肥大、扁桃体肥大等
头颈外科	头颈部肿物、腮腺肿物、甲状腺良性肿瘤等

四、耳鼻喉科日间手术护理管理要点

由于耳鼻喉科日间手术病种的特点，除了收治成人患者外，还有一些病种面向的是儿童，因此需结合日间手术患者特点建立覆盖不同人群的全流程的护理管理。

（一）入院前管理

除了常规的日间手术护理管理外，耳鼻喉科日间手术患者入院前管理还需关注手术预约、手术复核及术前健康教育、入院前问题解答。

1. 手术预约

耳鼻喉科专业医师对患者进行评估，判断其适宜进行日间手术后，开具住院证，并与患者或患儿监护人沟通具体手术时间，充分尊重他们的选择，预约时应提醒全身麻醉的手术患者术前1天完成麻醉会诊，≤14岁的患儿术前1天完成儿科会诊，还需提醒全身麻醉手术患者手术当日应有家属陪同。

2. 手术复核及术前健康教育

（1）手术复核。术前1天完成手术复核，确认患者已按要求完成术前检查及相关会诊，女性患者避开生理期，确认最终手术日期。

（2）健康教育。物品准备：行鼻内镜手术的患者准备干、湿纸巾若干，以便术后擦拭血性分泌物。患者准备：局部麻醉的患者手术当日可正常进食进饮，避免饮酒、进食油腻食品。全身麻醉患者：①术前注意预防呼吸道感染，女性患者避开生理期；②胃肠道方面，术前1天夜间12点开始禁食禁饮，高血压患者术日晨起一小口水服用降压药（或遵医嘱），糖尿病患者术日晨起禁止服用降糖药物或注射胰岛素；③个人卫

生方面，术前 1 天洗澡、剪指（趾）甲，手术当日早晨刷牙、漱口、清洁口腔，手术前男性患者刮胡须，手术当日女性患者不得化妆、涂指甲油、佩戴首饰，所有患者手术前更换清洁病号服；④其他方面，需备皮的患者在手术当日入院后由病房护士遵医嘱完成备皮，术前取下假牙、眼镜、角膜接触镜、发卡及各种饰物，手机、钱财等贵重物品交予家属妥善保管，哮喘患者遵医嘱备好相关药物并带入手术室，遵医嘱携带 CT、MRI 等影像学检查资料进入手术室。

3. 入院前问题解答

开发设计并应用人工智能（artificial intelligence，AI）客服，及时解答患者入院前遇到的各种疑问，为患者就医提供方便。

（二）住院期间管理

患者住院期间管理是日间手术护理管理的重点内容，包括入院评估、环境介绍、术后护理、出院评估及指导。

1. 入院评估

入院时应再次评估患者术前准备及会诊是否完成，禁食禁饮是否符合麻醉要求，预约等待手术期间是否有新的病情变化，女性患者是否处于生理期等。

2. 环境介绍

日间患者住院仅 1 天，快速熟悉住院环境可以减少陌生环境给患者带来的不安，有利于患者顺利进行手术。环境介绍包括休息区、病房环境及设施、检查室、医师办公室及护士站等。

3. 术后护理

耳鼻喉科日间手术后的护理要点及内容见表 5-4-2。

表 5-4-2　耳鼻喉科日间手术后的护理要点及内容

护理要点	护理内容
全身麻醉手术	①与手术室护士交接患者的生命体征、用药、意识状态恢复、皮肤情况等 ②若无禁忌，术后可采取半坐卧位或自由卧位 ③密切观察病情，发现病情变化时及时通知医师给予处理 ④嘱患者首次下床时需家属搀扶，防止跌倒
饮食护理	①若无恶心呕吐，患者在全身麻醉清醒后可尽早进食，从少量流质开始 ②术后第 1 次进食时护士应加强观察，判断有无异常，之后视患者情况逐渐过渡到半流质或普食 ③忌辛辣刺激性食物，应选择富含维生素、蛋白质的食物，如新鲜水果、蔬菜、鱼、瘦肉等，保持大便通畅，必要时遵医嘱进食
用药护理	①根据医嘱使用抗菌药物，预防感染，促进伤口愈合 ②遵医嘱使用滴鼻剂、雾化吸入、鼻喷激素等

护理要点	护理内容
伤口护理	①观察伤口是否有活动性出血：少量渗血属于正常现象，可用冰袋冷敷；出血量大时，立即通知医师给予处理 ②注意观察鼻腔、口腔分泌物的颜色、性状及气味 ③保持口腔清洁，餐后及时漱口
咽喉部手术	①注意观察呼吸情况，观察有无呼吸困难、咯血等 ②嘱患者及时将咽喉部分泌物吐出，以便观察有无出血。少量出血者可给予冰袋冷敷颈部，或根据医嘱给予止血药，出血量多者应做好重新止血的配合工作 ③观察患者有无频繁的吞咽动作，判断有无活动性出血，必要时应予经鼻或经口吸出，保持呼吸道通畅
鼻部手术	①观察鼻腔、口腔分泌物的颜色、性状，少量血性分泌物渗出属于正常现象，可用冰袋冰敷止血治疗，也可用拇指、示指捏紧两侧鼻翼 10～15 分钟止血 ②行鼻腔填塞者，观察填塞纱条有无脱落，嘱患者不要用力咳嗽或打喷嚏，以免鼻腔内纱条松动或脱出而引起出血 ③嘱患者勿挖鼻、抠鼻，避免撞击鼻部 ④关注术后有无鼻塞、头痛、嗅觉障碍等不适 ⑤遵医嘱执行鼻腔冲洗
耳部手术	①观察术后耳部伤口或敷料，是否有血性分泌物渗出 ②注意观察有无眩晕、平衡失调、恶心呕吐、面瘫等并发症 ③进颅手术需观察有无相关并发症的发生，注意患者有无高热、嗜睡、神志不清、瞳孔异常变化、脑脊液耳漏等
健康教育	咽喉部手术：术后 1 周内进清淡软食，以温凉为宜，2 周后进普食，忌辛辣刺激性、坚硬、带骨或带刺的食物，忌烟酒，进食时采用半卧位或坐位，避免食物呛入鼻腔污染伤口；遵医嘱合理用声，避免大声叫嚷、长时间说话，避免耳语式发音；预防感冒，特别是上呼吸道感染；保持口腔清洁，早晚刷牙，进食后漱口 耳部手术：保持外耳道清洁、干燥，洗头、洗澡时勿使外耳道进水；鼓膜置管术后的患者耳部有少量渗液流出属于正常现象，禁止做鼓气、用力擤鼻等动作；耳部手术恢复期间禁止游泳、潜水；改掉挖耳等不良习惯；注意保暖，预防上呼吸道感染 鼻部手术：教会患者正确擤鼻的方法，即单侧轻轻擤，擤尽一侧后再擤另一侧；术后短期内避免剧烈运动，注意保护鼻部，避免外力碰撞

4. 出院评估及指导

医师对患者进行评估，为符合出院要求的患者开具出院医嘱。由于患者在院时间短，出院后的康复护理均由患者或患儿监护人于院外完成，因此出院指导尤为重要。护理人员应根据患者个体差异进行个性化、针对性指导，如饮食、活动量、用药、心理、伤口护理、并发症预防等，同时告知患者提供的延续性护理服务，如电话随访、智能化随访及健康教育内容推送等。

（三）出院后管理

日间手术患者的护患沟通时间较短，出院后如果出现不适是否能得到及时诊治、术后没有医护人员参与康复是否可行均是日间手术患者担心的问题，因此出院后的延续性护理服务可以在一定程度上解决上述问题。出院后可通过电话、短信、微信等不同途径对患者进行定期随访，追踪患者术后康复情况，解答其居家恢复阶段的各种疑问。还可借助信息化手段进行智能化服务，轻松实现对患者的定时自动提醒、随访、健康宣教、复诊通知、满意度调查等，实现医患咨询，使医患沟通更加便捷高效，提升患者的就医体验。

（刘永玲　任晓波　倪如旸）

第五节　骨科日间手术护理管理实践

近年来，随着微创外科技术、麻醉和镇痛技术的进步，以及围手术期安全管理的持续改善，加之患者对快速康复的强烈需求，骨科日间手术作为一种高效便捷的医疗服务模式，正逐渐获得推广和应用。然而，由于骨科日间手术患者相较于其他患者的术后恢复期更长，且疼痛和活动受限更为明显，日间手术的发展仍然面临诸多挑战。本节将从骨科日间手术的现状、特点、管理难点、病种范围及护理管理的关键点等方面，详细探讨骨科日间手术的护理管理实践。

一、骨科日间手术的现状

目前，骨科已成为我国日间手术的重点专科领域。根据 2022 年国家卫生健康委更新的日间手术推荐目录，骨科手术种类已增至 186 种。骨科日间手术一般选择年龄在 18 ～ 70 岁的患者，无复杂的术前准备，估计术中少量出血、创伤不大、术后不需要有创操作管理。现阶段各医疗机构主要开展的病种包括半月板损伤、四肢浅表包块、内固定取出、腘窝囊肿、腱鞘炎及一般性骨折等。在国际上，骨科日间手术的发展已较为成熟，手术种类和数量持续增长，预计到 2025 年美国髋关节手术在日间手术中的比例将从 2015 年的 9% 提升至 25%，膝关节手术的比例将从 2015 年的 10% 增加到 30%，脊柱手术的比例也将从 2015 年的 7% 增长到 30%。一些骨科四级手术，如关节置换日间手术，国外研究表明其在严格的纳入标准和完善的麻醉、手术方案下，可以安全有效地进行，并且能够取得良好的临床效果。然而，在我国，由于组织管理、医疗技术、患者年龄和身体状况，以及患者对日间手术的认知程度等因素，关节置换日间手术尚未广泛开展。骨科日间手术在我国的推广与普及，需要医疗机构、医护人员、患者及社会各界共同努力，不断完善相关机制，提升服务质量。

二、骨科日间手术的特点和管理难点

（一）生理特点

运动系统由骨、关节、骨骼肌组成，对人体起着支持、运动和保护作用。骨科患者术后初期日常生活往往会受到较大程度的影响。

（二）易出现焦虑、恐惧等不良情绪

骨科患者多由剧烈外伤或意外导致，常伴有剧烈疼痛、睡眠障碍等躯体症状。多数患者对日间手术相关知识的了解程度较低，对疾病及治疗方案缺乏深入的了解，易产生不同程度的焦虑、恐惧，加之对手术效果、疼痛、术后康复锻炼、家庭成员的关心及支持程度、经济压力、短时间出院等的担忧，加剧了焦虑、恐惧情绪，影响其康复效果。相关研究表明骨科患者术前焦虑的发生率为 45.24% ～ 87.00%。

（三）手术部位感染风险高

骨科患者由于病情复杂、免疫力低下、术后恢复时间长等原因，极易发生术后感染。有学者指出高龄、ASA 分级 ≥ 3 级、手术时间 ≥ 2 小时、放置植入物是骨科患者术后发生感染的危险因素。一旦发生术后感染，骨髓炎、败血症、肾衰竭等并发症的发生风险也随之升高。沈瑞等报道感染、粘连性关节炎作为膝关节术后常见并发症，其发生严重影响了患者康复，进而降低了患者生活质量。

（四）术后疼痛和活动受限明显

骨科患者术后疼痛大多数为中度、重度疼痛，疼痛时间为 4 ～ 10 天。有研究指出骨科日间手术患者较其他患者术后恢复情况差，恢复期长，疼痛与活动受限更严重，心理问题突出，因此术后的康复锻炼与照护更为重要。术后疼痛控制不佳给患者带来不适，随之可能导致患者延迟出院、运动功能恢复延迟、非计划再入院，患者对手术效果不满意。

（五）延续性护理需求高

骨科日间手术患者出院时肢体功能尚未完全恢复，容易发生术后并发症，需要继续观察与康复锻炼。有研究指出骨科日间手术后不良事件及并发症的发生率高达 0.05% ～ 20%。国外学者对 1000 例骨科日间手术患者进行研究，结果显示有 17.8% 的患者在术后 48 小时内通过电话询问身体不适、出血等问题。骨科日间手术患者住院时间的缩短导致患者难以快速掌握自我护理措施，对延续性护理服务需求高，对出院后的康复与护理提出了更高的要求。

三、骨科常开展的日间手术病种

目前，国内医疗机构开展的骨科日间手术主要涉及的亚专科包括创伤骨科、运动医学科、脊柱外科、关节外科、骨病专科等。各医疗机构要严格执行日间手术患者的准入标准、完善日间手术流程及设施管理，在保障医疗质量和安全的前提下，规范地开展骨科日间手术。现阶段我国医疗机构骨科常开展的日间手术病种见表 5-5-1。

表 5-5-1 我国医疗机构骨科常开展的日间手术病种

专科	常见病种
创伤骨科	骨折、取出骨折内固定装置等
运动医学科	膝关节粘连、半月板损伤、膝关节交叉韧带损伤、膝关节副韧带损伤、膝关节游离体、髌骨脱位、肩袖损伤、肩关节粘连、肩锁关节脱位等
关节外科	髋关节炎、膝关节炎等
手足及显微外科	腕管综合征、肘管综合征、狭窄性腱鞘炎、踝关节损伤等
骨病专科	骨肿物、骨肿瘤、先天性斜颈等
脊柱外科	腰椎间盘突出症

四、骨科日间手术护理管理要点

骨科日间手术患者较其他患者术后恢复期长，疼痛与活动受限明显，因此需结合日间手术特点建立覆盖骨科围手术期的护理，需要格外关注患者疼痛及功能锻炼。

（一）入院前护理

入院前护理主要关注的环节是入院前评估和健康指导。

1. 术前检查评估

评估患者术前检查项目是否完善可参考表 5-5-2。若检查结果存在异常，可进行针对性的治疗后复查，评估合格后方可预约手术。

表 5-5-2 骨科日间手术前的检查项目

检查类型		检查项目
常规检查	实验室检查	血常规、肝功能测定、肾功能测定、电解质、葡萄糖测定、凝血功能检测、感染性疾病筛查（乙型肝炎、丙型肝炎、梅毒、艾滋病）、血型
	影像学检查	心电图、胸部 X 线、CT 或 MRI（必要时）

2. 其他评估

骨科日间手术患者除了共性的评估，如心理评估、营养评估、服药患者的停药是否符合要求等外，还需特别关注日间手术患者手术肢体血管功能的评估，尤其是下肢关节手术者，需评估是否有血栓的高危风险。

3. 健康指导

患者完成手术预约后，可以采用口头教育、书面教育和互联网教育相融合的方式对患者进行有效的健康指导。为缓解患者焦虑、害怕等消极情绪，减少术后止痛药物的需求，提高术后康复锻炼的依从性及效果，预约护士除了为患者进行日间手术通识性教育外，还需加强骨科专科护理相关教育内容，如手术部位皮肤的准备、准备容易穿脱的衣物，并与患者共同制定切实可行的术前个体化行为改变目标，鼓励患者尽早戒烟、戒酒，指导患者进行屈髋、伸膝、外展、直腿抬高训练，以及股四头肌静力收缩、关节活动度、抗阻力训练等。

（二）住院期间护理

对于骨科日间手术，日间手术护士应该熟悉解剖和生理、围手术期的护理计划、潜在的并发症、预期的恢复效果、患者的康复期望及教育需要，能评估患者及家属的接受和理解能力并充分地指导患者使用辅助医疗工具康复锻炼。骨科与其他专科日间手术患者住院期间护理管理需关注的环节主要是术后及出院前的护理。

1. 术后病情监测

术后应严密观察患者手术切口的渗血情况、肢体运动感觉、肢端血液循环情况。定时观察术肢末梢血运，进行疼痛评分，并及时给予适当处理，减少并发症的发生。术肢评估要点包括具体部位、颜色、温度、感觉、肿胀、肢端活动、动脉搏动、毛细血管充盈度、屈髋和屈膝角度等。如果肢体肿胀、疼痛剧烈、指（趾）端发绀、温度低，甚至脉搏减弱或扪不清时，应及时通知医师处理。

2. 术后早期恢复

（1）体位护理。四肢术后需抬高术肢15°～30°。不同手术部位术后体位护理可参考表5-5-3，其他部位手术应根据手术医师的要求安置体位。

表 5-5-3　不同手术部位术后体位护理

常见手术	体位要求
膝关节手术	抬高术肢，枕头垫于小腿及足跟下，不主张腘窝下垫枕，使膝关节处于完全伸直位
肩关节手术	抬高患肢，使关节处于功能位（指肩关节外展50°左右、前屈30°左右、内旋25°～30°），予以肩关节支具或吊带悬吊
踝关节手术	抬高术肢，使踝关节处于功能位（指踝关节背屈90°）
先天性斜颈矫正术	将头偏向健侧，下颌转向患侧，颈部下垫软枕，注意防止呕吐和舌根后坠，保持呼吸道通畅
臀肌挛缩手术	双下肢呈内收位，避免臀肌外旋外展，用软枕垫高双下肢，使髋、膝关节呈屈曲位，利于臀肌的放松，以减轻疼痛
髋关节置换手术	卧床时，两腿之间夹外展枕，避免患肢过度内收内旋，双腿不交叉；翻身时尽量往健侧，双腿之间夹枕头；活动时，髋关节屈曲＜90°（不屈身抬物、坐沙发、坐矮凳等）
脊柱手术	每2小时给予患者轴线翻身，翻身后背部垫枕，保持脊柱平直

（2）饮食护理。若为局部麻醉或神经阻滞麻醉，回病房后即可正常饮食。全身麻醉清醒后可试饮水 10～20 mL，若无呛咳、恶心等不适，可适当增加饮水量，术后 6 小时可清淡饮食。饮食要均衡搭配，多选择蛋类、奶类、瘦肉等含优质蛋白质及含钙丰富的食物，多饮水并进食富含维生素的食物。

（3）术后早期活动。麻醉药物作用消退后尽早下床活动，但应结合患者基础情况、手术及麻醉方式等综合评估，首次下床活动时应有人陪同，预防跌倒。卧床期间鼓励患者加强手术肢体（手、足）活动，维持血液循环通畅。使用足底静脉泵等仪器设备来预防深静脉血栓形成，膝关节韧带重建及半月板缝合手术、关节置换手术患者需佩戴支具或扶拐进行活动。

（4）术后功能锻炼。采用健康教育专栏、温馨提示或者图文并茂、通俗易懂的功能锻炼手册或视频，向患者介绍关节功能锻炼的步骤、辅助医疗工具的使用等相关知识。在康复治疗师指导下，结合患者个体化需求进行指导，包括术后主动运动和被动运动的要点、助行器的使用要点、保护性功能支具的佩戴事项等，使患者能够在 24 小时内尽可能获得相关知识。为确保患者出院后的安全，出院前需确保患者及陪护者能正确使用拐杖、助行器、支具等。

（5）疼痛护理。骨科手术被认为是术后患者最疼痛的手术之一，术后疼痛控制不佳是患者自感不适、非计划再入院、功能恢复延迟和对手术效果不满意的根源。因此，麻醉及疼痛管理对骨科日间手术效果的影响至关重要。微创外科技术、药理学、局部和区域麻醉的发展进步为骨科日间手术提供最佳的麻醉及疼痛控制策略提供了可能。麻醉及疼痛管理策略必须考虑手术类型、患者身体状况和社会环境、护理背景等，不仅要与手术医师充分沟通以选择更好的麻醉方式，还要为患者及家庭护理提供完整的信息，提供完善的术后镇痛及家庭护理计划。除了药物镇痛外，还可采取间断性冰敷减轻患者术后疼痛。无论使用什么类型的术后镇痛方式，均要求患者记录他们的疼痛水平、任何潜在的副作用及满意度，以调整镇痛策略。

（6）并发症的识别及预防。骨科日间手术后并发症对患者康复有重要影响，为减少再次入院及手术的风险，应采取综合措施预防并发症。神经血管的并发症与衣物、夹板、石膏的压迫或手术部位的肿胀有关，必须教育患者及陪护人员尽早识别肢端发冷、苍白、发绀、感觉减退或缺失、持续麻木等症状，并立即处理；指导患者间断使用冰敷，同时观察冰敷的部位有无感觉减退，以免软组织损伤；对于下肢手术、持续制动的患者，应采取综合措施预防血栓形成，如基础预防、机械性预防、药物预防等；还应特别警惕患者软组织发红、疼痛、腿痉挛、突然胸痛等症状，及早发现血栓或血栓形成。感染是一个潜在、严重的并发症，骨科手术的内置物更是增加了感染的风险，尤其是皮肤的隆起。术前、术后都应该教患者识别感染的症状及减少术后感染的方法，预防性的措施包括手术切口的护理、保持衣物及石膏的清洁、使用抗菌药物等。

3. 出院前护理

骨科日间手术患者出院时肢体功能尚未完全恢复，需要继续观察与康复锻炼，要求制定并严格执行出院管理策略，避免出院后发生严重并发症等意外。患者出院除要进行 PADSS 评估外，还需要评估是否掌握功能锻炼的方法，关节置换术后其髋膝关节活动度是否满足功能要求。详细向患者交代出院注意事项，并告知随访安排，对不同病情的患者给予有针对性的出院指导，以便患者进行家庭康复锻炼。为保障患者早期康复的限制性活动及活动安全，需要指导患者家中做特殊准备，如移除障碍物、物品摆放在易取的位置等，还需要准备容易穿脱的衣物。

（三）出院后管理

根据患者手术情况制订完善的随访计划，以保障患者出院后的安全。可应用微信小程序、公众号、APP 对骨科日间手术患者进行出院后管理，患者可以采用康复视频、图片、语音指导、文字提示等形式进行康复训练，医护人员可通过平台解答患者问题并留言给予康复计划指导。还可依托互联网，利用先进的数字信息技术与电子信息设备，以低成本提供高质量的护理服务。有研究利用虚拟现实、增强现实、游戏化及远程康复技术（如开启远程视频交流）对骨科日间手术后的患者进行远程虚拟康复指导，让屏幕上的虚拟世界与患者的现实场景进行结合交互，在提供动作示范的同时，精准捕捉患者的训练情况，并根据个人能力调整训练项目与次数。这些技术增强了功能锻炼的精准度与趣味性，提高了患者康复过程中的依从性，极大地促进了患者康复。也有研究利用智能软件（如手机 APP）及可穿戴电子设备（如耳配式传感器、运动手环、膝关节套袖等）对患者进行远程监测，通过网络化的精准评估与监测，了解患者的康复动态，识别患者遇到的问题，以便更好地提供个体化延续性护理。

由于术后对患者的观察时间有限，出院后迁延性并发症（肢端肿胀、伤口出血、疼痛等）难以估计，因此，随访时应向患者强调门诊复查的重要性及必要性。骨科日间手术的随访内容包括常规随访和专科随访，随访要点可参考表 5-5-4。同时，建立完善的应急预案，一旦出院后的患者发生严重并发症等紧急情况，由绿色通道直接转入普通病区进一步治疗，提供应急安全保障。

表 5-5-4　骨科日间手术出院随访要点

随访类型	随访要点
常规随访	体温、饮食、活动、伤口、疼痛、恶心呕吐、排泄、睡眠、用药、功能锻炼、复诊、心理状况等
专科随访	出血、感染、关节肿胀、关节积液、关节活动度、关节粘连、神经损伤、静脉血栓栓塞等

（莫洋　孙辉　张静　李芳芳）

第六节　普通外科日间手术护理管理实践

近年来，随着微创外科技术的发展、麻醉与复苏技术的进步，以及加速术后康复理念的推广，普通外科日间手术在临床中得到广泛应用。普通外科是外科领域中历史最长、发展较全面的学科，该学科内容广泛，涉及许多基本问题，是其他各外科专业学科的基础；与其他专科相比，具有患者数量多、急症多、病种繁杂等特点，因此对日间医护人员的综合能力提出更高要求。本节从普通外科日间手术的现状、特点和管理难点、病种范围及护理管理要点 4 个方面，详细阐述普通外科日间手术的护理管理实践。

一、普通外科日间手术的现状

随着医疗技术的不断进步和手术流程的革新优化，以及"最小手术创伤获得等效或优效结果"的外科理念逐渐推行，普通外科日间手术在临床实践中得到广泛应用。日间手术作为目前欧美国家主流和通用的手术模式，已被视为大多数外科手术的默认选择。以疝手术为例，早在 1909 年英国儿科医师 James Nicoll 就在儿科患者中开展日间腹股沟疝手术，开创了日间手术的先河；1955 年英国爱丁堡医学院 Farquharson 医师在 *Lancet* 报道了成人门诊疝修补术的早期手术治疗病例；2003—2004 年日间腹股沟疝修补术在英国英格兰与威尔士开展的比例已高达 42%。据文献报道，美国日间手术已占择期手术的 90% 以上，欧洲国家如西班牙、丹麦、瑞典等占比分别为 89%、87% 和 80%。然而，我国日间手术起步较晚，最早在香港地区开展，后陆续由四川大学华西医院、上海申康医院发展中心、首都医科大学附属北京同仁医院、浙江大学医学院附属第二医院、中南大学湘雅医院等自主探索日间手术模式。2015 年中国日间手术合作联盟发布日间手术定义，同时推荐了 56 个适合日间手术开展的首批病种，其中普通外科手术占比最高（32.14%）。孙佳璐等基于 2019 年国家医疗质量管理与控制信息系统的 771 家医疗机构日间手术调查数据进行数据统计、分析发现，日间手术开展的前 15

位主要诊断疾病谱中有 40% 为普通外科疾病，手术量占比为 30.60%。上述研究表明目前我国医疗机构日间手术在普通外科应用较为广泛，有着广阔的研究前景，有望在未来得到更广泛的应用，为患者提供更高效、更安全的医疗服务。

二、普通外科日间手术的特点和管理难点

（一）疾病亚专科化

普通外科是其他专业外科的基础，作为外科系统最大的分支，涵盖多种手术类型，术种范围广泛。临床中大部分乳腺、甲状腺、胃肠道、肝胆、肛肠等疾病患者都由普通外科进行收治和诊疗，相对于其他专科，普通外科具有病种多、病情复杂等特点。随着日间腔镜微创技术和介入治疗在普通外科领域的应用，原本疾病种类众多的普通外科诊疗工作更加细化，出现了甲乳亚专科、胃肠亚专科、肝胆亚专科、血管和疝亚专科、肛肠亚专科等，有助于推动日间手术做精、做细、做优、做强。但由于涉及各个专科医疗护理工作，也对日间医护人员的综合能力提出了更高的要求。

（二）术前管理难度大

2023 年国家卫生健康委办公厅发布《全面提升医疗质量行动计划（2023—2025年）》中指出需要以科学评估为抓手，加强术前风险管理。随着日间手术占择期手术的比例进一步提高，与传统住院模式相比，日间手术患者的术前准备均需在入院前完成，且由于日间手术具有"短、频、快"的特点，患者与医护人员的沟通时间较短，术前准备欠完善的风险较高，尤其是腹部外科手术对胃肠道准备有一定要求，需要患者在术前清空肠道内容物，确保肠道清洁，减少手术风险。如痔疮患者术前需排空大便，需使用口服缓泻剂或甘油灌肠剂灌肠；直肠肛门手术患者术前需遵医嘱进行必要的肠道准备，由此加大了日间手术前的管理难度。据文献报道，全身麻醉前未禁食禁饮、肠道准备差是肠息肉日间手术取消的重要原因之一。

（三）部分疾病延迟出院率及非计划重返率高

普通外科日间手术麻醉方式多样，包括全身麻醉、局部麻醉、椎管内麻醉等。麻醉术后恢复期，患者可能会出现生理变化，如手术部位疼痛、术后恶心呕吐、食欲不佳等。在术后恢复过程中，患者还可能出现的并发症，包括但不限于感染、出血、伤口愈合不良、消化道穿孔、器官功能损害等，不仅会延长患者住院时间，甚至导致患者需要再次入院接受治疗。四川大学华西医院日间手术中心回顾分析了 14 560 例日间手术出院患者，其中主要发生延迟出院的病种为胆囊结石、下肢静脉曲张、胃肠息肉

和腹股沟疝等。施水娟等回顾分析了近 5 年浙江大学医学院附属第二医院 31 天内非计划重返住院的数据，指出甲状腺手术、腹腔镜下胆囊切除术、痔切除术是日间手术患者非计划重返住院的常见术种。

（四）围手术期心理变化明显

随着医学模式的转变，传统的生物医学模式正逐渐被生物—心理—社会医学模式所取代。围手术期焦虑被视为手术患者疼痛后的第六大生命体征，日间手术患者住院时间短，普通外科手术本身作为一种强大的应激源，会引起机体内分泌紊乱、代谢及免疫功能失衡，导致机体处于失代偿状态，从而更易发生相关并发症及不良事件。乳腺、甲状腺属于浅表器官，日间手术后伤口瘢痕、术后并发症（如出血、声音嘶哑、手足抽搐等）的发生会造成患者自我形象紊乱。患者可能会因身体外观变化而陷入焦虑和恐惧，担心伤口愈合情况、感染风险或留下瘢痕等问题，同时自我形象的改变会降低患者的自尊心和自我评价，导致患者的社会交往功能下降。

三、普通外科常开展的日间手术病种

目前国内医疗机构开展的普通外科日间手术主要涉及的病种包括颈部疾病、乳房疾病、腹外疝、阑尾炎、肛肠疾病、肝脏疾病、胆道疾病等。各医疗机构应在充分评估自身条件的基础上，在保障医疗质量和安全的前提下开展日间手术，逐步提高日间手术占比。现阶段我国医疗机构普通外科常开展的日间手术病种见表 5-6-1。

表 5-6-1　我国医疗机构普通外科常开展的日间手术病种

疾病类型	常见病种
颈部疾病	甲状腺癌、甲状腺腺瘤、颈部肿块等
乳房疾病	乳腺肿物、乳房结节、乳腺囊性增生病、乳腺纤维瘤等
腹外疝	腹股沟直疝、腹股沟斜疝、脐疝、切口疝、腹壁疝等
阑尾疾病	阑尾炎、阑尾残株炎等
直肠肛管良性疾病	直肠肛管周围脓肿、肛裂、肛瘘、痔等
肝脏疾病	肝脓肿、肝囊肿等
胆道疾病	胆囊结石伴胆囊炎、胆囊息肉、胆总管结石等
周围血管疾病	下肢静脉曲张等

四、普通外科日间手术护理管理要点

普通外科适宜开展的日间手术病种较多，其护理管理要点与其他专科大致相同，需关注更多的是在专科疾病的细节管理方面，各专科疾病可建立标准化的护理路径，以保证护理质量和安全，如甲状腺肿瘤（表 5-6-2）。

表 5-6-2　甲状腺肿瘤日间手术护理路径

	入院前	住院期间	出院后
护理措施	**预约评估** □基本情况评估 □心理评估 □社会学因素评估 □营养评估 **健康教育** □日间诊疗流程 □疾病知识 □手术相关知识 □术前准备 □禁食禁饮方案 □用药指导（停药计划） □预康复 □体位训练（颈过伸训练） □卫生知识教育 □围手术期注意事项	**入院再评估** □最后进食进饮的时间 □术前检查结果 □麻醉评估结果 □有无感染 □是否处于生理期 □身体清洁与手术区皮肤准备 □等候手术期间身体状况 □停药时间、用药情况 □生命体征 □既往病史、过敏史 □心理状况 □术前准备完成度 **术前准备** □更换病服 □专科处置（备气管切开包） □静脉穿刺 □护理记录 **健康教育** □人员介绍 □病室环境 □安全教育 □术前护理 □心理护理 **术前患者交接** □手术部位标识 □术中用药 □病历资料	□出院随访 □应急处置
	入院提醒与沟通 □术前准备完成度及结果 □手术确认 □等候手术期间身体评估 □术前准备 □入院提醒	**手术及麻醉复苏护理** □安全核查 □护理风险防范 □低体温预防 □标本管理 □用药管理 □耗材管理 □设备管理 □复苏护理 **术后患者交接** □用物交接 □病情交接 **病情观察及护理处置** □生命体征监测 □执行医嘱相关治疗、处置 □早期进食（饮食种类） □早期下床活动 □体位护理（半坐卧位） □用药指导 □引流管护理 □疼痛护理（切口及咽喉疼痛） □恶心呕吐的预防及处理 □静脉血栓栓塞的预防 □营养护理 □并发症观察及预防（出血、呼吸困难、手足抽搐、喉返神经损伤、喉上神经损伤等）	

续表

	入院前	住院期间	出院后
护理措施		**出院评估** □病情评估 □ PADSS 评估 □ MEWS 评估 □出院准备度评估 **健康教育** □饮食护理 □用药护理 □疼痛护理 □伤口护理 □专科护理（颈部功能训练） □并发症预防及早期识别 □延续性服务 □联系电话	

（一）入院前管理

入院前管理重点关注预约评估、健康教育。

1. 预约评估

（1）术前检查评估。评估患者术前检查项目是否完善可参考表 5-6-3。若检查结果存在异常，可进行针对性的治疗后复查，评估合格后方可预约手术。

表 5-6-3　普通外科日间手术前的检查项目

检查类型		检查项目
常规检查	实验室检查	血常规、肝功能测定、肾功能测定、电解质、葡萄糖测定、凝血功能检测、感染性疾病筛查（乙型肝炎、丙型肝炎、梅毒、艾滋病）、血型
	影像学检查	心电图、胸部 X 线
专科检查	甲状腺疾病	彩色多普勒超声检查（甲状腺及颈部淋巴结）、颈部 X 线、纤维喉镜及穿刺细胞学病理及甲状旁腺素、甲状腺功能、抗甲状腺抗体、甲状腺球蛋白、血清降钙素检查
	腹外疝	彩色多普勒超声检查（腹股沟、阴囊前列腺）
	胆道疾病	彩色多普勒超声检查（腹部）
	肝囊肿	彩色多普勒超声检查（腹部）
	乳房疾病	彩色多普勒超声检查（乳腺）
	周围血管疾病	彩色多普勒超声检查（血管）

（2）心理评估。日间手术模式会对患者的心理造成一定影响，应对患者进行心理评估。评估内容主要包括紧张、恐惧、焦虑等的水平，可借助相关评估量表（如经汉化形成的中文版术前焦虑量表）进行评估。运用广泛焦虑量表（generalized anxiety disorder-7, GAD-7）评估患者的心理状态，了解患者的疾病困扰。术前焦虑得分≥5 分的患者，应明确出现焦虑的原因并提供相应的建议，必要时指导患者至心理科门诊就诊。

（3）营养评估。营养不良是导致患者术后预后不良的独立危险因素，围手术期营养支持不仅改善外科临床结局，而且降低感染性并发症的发生率及病死率。2002 营养风险筛查量表（nutrition risk screening 2002，NRS2002）被欧洲国家推荐为住院患者营养风险评估的首选工具，对于营养受损状况、疾病严重程度、年龄进行评分，最高分为 7 分。总分 ≥ 3 分者为存在营养风险，要求制订营养支持计划；总分 < 3 分者为无营养风险，暂不需进行临床营养支持，但后续需定时进行营养筛查。

2. 健康教育

入院前健康教育通常在患者预约日间手术时完成，由于日间手术患者在 1 天内完成入院、手术和出院流程，因此入院前健康教育尤为重要，其能降低外科手术给患者带来的心理应激反应，缩短患者的住院时间，节省费用。教育内容除了日间手术共性的内容外，更应关注专科疾病术前知识指导（表 5-6-4）。术前教育通常由护理人员进行现场讲解，并可以通过卡片、手册、展板、多媒体视频等形式进行，也可以依托"互联网 +"的形式节点推送教育内容及进行线上答疑解惑。

表 5-6-4　普通外科日间手术专科疾病健康教育要点

疾病	健康教育要点
甲状腺疾病	手术区皮肤准备、呼吸道准备（戒烟）、体位训练（颈过伸训练）
腹外疝	手术区皮肤准备（会阴、脐孔）、避免腹压增高的因素（戒烟、避免上呼吸道感染、避免便秘等）
胆囊结石、胆囊息肉	手术区皮肤准备（脐孔）
直肠肛管良性疾病	会阴部位皮肤准备、肠道准备、预防跌倒
周围血管疾病	手术肢体皮肤准备

（二）住院期间管理

1. 入院后再评估

普通外科常见的日间手术病种多采取全身麻醉，因此在入院时需关注患者最后一次进食进饮的时间，以免禁食禁饮时间不符合麻醉要求。

2. 术后病情监测

普通外科常见日间手术病种术后观察及护理要点（表 5-6-5）。

表 5-6-5　普通外科常见日间手术病种术后观察及护理要点

常见病种	观察要点	护理要点
甲状腺肿瘤	观察有无呼吸困难、切口出血、手足抽搐、声音嘶哑、呛咳等情况	①观察患者生命体征，特别是呼吸、血氧饱和度、血压和心率的变化，术后备气管切开包于床旁；②取半卧位，以利于呼吸，减少局部出血，促进切口渗出液引流，同时减轻切口缝合处的张力，减轻疼痛；③观察颈部是否肿胀、有无出血征象，发现术后出血时，应立即报告医师，配合医师紧急行床旁切口血肿清除术，必要时手术止血；④麻醉完全清醒后，开始饮用温开水，注意有无呛咳，术后 1 ~ 3 日进温凉流质或半流质饮食，进食时保持端坐抬头姿势，嘱患者细嚼慢咽；⑤保持切口敷料清洁干燥；⑥咳嗽、排痰时轻压切口以减轻疼痛；⑦评估声带活动和发音功能；⑧观察患者有无手足及嘴唇抽搐，遵医嘱监测患者血钙水平，指导术后进食含钙丰富的食物

续表

常见病种	观察要点	护理要点
乳房良性疾病	观察手术部位有无渗血、渗液	①保持伤口干燥清洁，观察伤口是否有出血、渗液或感染的情况；②术后取半卧位，以利呼吸和引流；③手术部位使用胸带加压包扎，松紧度适宜
腹外疝	观察有无腹痛、腹胀及阴囊肿胀情况	术后应避免引起腹压增高的因素：①预防上呼吸道感染，避免剧烈咳嗽；②多吃粗纤维的蔬菜、水果等，保持大便通畅；③密切观察阴囊肿胀情况；④避免剧烈运动和重体力劳动；⑤保持伤口敷料清洁干燥，避免大小便污染
阑尾炎	观察有无腹痛、腹胀及感染	①全身麻醉术后清醒取半卧位，以减少腹壁张力，减轻切口疼痛，有利于呼吸和引流；②监测生命体征及病情变化，特别是观察腹部体征的变化，及时发现异常；③观察切口愈合情况，及时发现切口出血及感染征象；④术后有效应用抗菌药物，控制感染；⑤保持腹腔引流管通畅，观察记录引流液的色、量及性状；⑥鼓励术后早期活动，以促进肠蠕动恢复，减少肠粘连的发生
胃肠息肉	观察有无腹痛、腹胀及排便	①观察生命体征、腹部体征及大便情况；②保持有效沟通，对于一些较敏感的患者及时给予心理安慰，让其及时了解恢复情况；③制订科学合理的饮食计划，禁食结束后若患者未出现异常则适量进食温凉流质食物，避免进食易胀气或辛辣刺激性食物；④鼓励术后早期活动，以促进胃肠道功能恢复
直肠肛管良性疾病	观察手术部位有无渗血、渗液及感染	①观察血压、脉搏、呼吸及伤口渗血情况，警惕内出血的发生；②疼痛明显时可适当应用止痛药，必要时放松填塞物；③做好肛周皮肤护理和卫生清洁工作，保持肛周清洁干燥；④注意饮食调节，多吃蔬菜水果，禁辛辣食物和饮酒，防止便秘
肝脓肿、肝囊肿	观察有无肝区疼痛、发热等	①监测生命体征及病情变化，警惕肝出血的发生，若有发热和肝区疼痛需立即报告医师处理；②术后有效应用抗菌药物，控制感染；③指导进食易消化、高蛋白、高维生素、高热量饮食；④妥善固定引流管，防止管路脱出，保持引流通畅
胆囊结石、胆囊息肉	腹腔镜术后应观察有无腹痛、腹胀及皮下气肿	①全身麻醉术后清醒时取半卧位，以减少腹壁张力，减轻切口疼痛，有利于呼吸和引流；②监测生命体征及病情变化，特别是观察腹部体征的变化，若有发热和腹痛需立即报告医师处理；③观察切口愈合情况，及时发现切口出血及感染征象；④疼痛明显时可适当应用止痛药；⑤鼓励术后早期活动，以促进肠蠕动恢复
胆道镜取石	观察有无腹痛、腹胀、发热及黄疸	①妥善固定T管，保持引流通畅，防止逆行感染，避免牵拉造成T管滑脱；②保持引流管口敷料干燥，如有胆汁渗出及时更换；③观察病情变化，若有腹痛、腹胀、发热、黄疸等情况立即报告医师处理
下肢静脉曲张	观察肢体肿胀、末梢循环等	①观察肢体肿胀、皮肤灼伤等情况，术后予以抬高双下肢；②密切观察患肢末梢循环情况，观察患者足背动脉、皮温皮色和感觉情况；③鼓励术后早期活动，休息时需抬高患肢，避免长久站立或久坐

3.术后早期康复

（1）饮食管理。早期经口进食有助于降低术后并发症的发生率，缩短住院时间，降低住院费用。接受局部麻醉的患者，术后返回病房即可进食。全身麻醉的患者术后清醒若无恶心、呕吐等不适，可饮少量温开水。根据患者恢复情况进食均衡的医院饮食和（或）营养补充剂，建议根据患者对食物的个人耐受度及所接受的手术类型来调整口服摄入量，特别是老年患者需要更加谨慎。

（2）体位护理。全身麻醉患者清醒后可采取自由舒适的体位，甲状腺术后指导患者采取半坐卧位；下肢静脉曲张术后应抬高患肢。术后根据患者情况指导患者循序渐进地开展活动，患者先进行床上翻身、抬腿等活动，若无不适再进行床旁站立、房间内行走等。

（3）疼痛护理。术后疼痛是导致患者延迟出院的主要因素，建议基于有效循证，结合临床进行判断，为患者制定个体化的干预措施。当疼痛评分≥4分时报告医师，根据患者情况决定是否使用药物干预。同时，积极发挥非药物性护理措施的作用，如术后清醒即可半卧位或适当在床上活动、采用音乐疗法指导患者分散注意力等。当术后出现不能耐受且伴随生命体征改变的疼痛时，应警惕并发症的发生，并按照应急预案处置。术后除发生切口疼痛外，腹腔镜胆囊切除术后可能存在腰背、肩部疼痛，甲状腺切除术后出现咽喉疼痛，可采取综合护理措施缓解患者不适，如饮食护理、体位护理、雾化吸入、早期下床活动等。术后疼痛护理具体可参考第八章第二节的内容。

（4）术后恶心呕吐（PONV）的预防。PONV是麻醉术后常见的并发症，其发生率为20%～80%，是导致日间手术患者延迟出院的第二大因素。胆囊结石、胆囊息肉、腹外疝在临床中多采用腹腔镜手术，是PONV的高危因素之一；PONV在头颈部手术中尤为常见，有研究报道在没有进行预防性干预措施时，PONV的发生率为60%～76%。因此在开展上述手术类型时，应关注PONV的发生风险，积极采取预防措施降低因PONV导致患者不能如期出院情况的发生。PONV最为简单可靠的方式为多模式预防，具体可参考第八章第三节的内容。

（5）静脉血栓栓塞（VTE）的预防。由于日间手术的术式相对比较简单，术后VTE风险较低，在无禁忌的情况下，所有日间手术的住院患者均应采取VTE基础预防措施。但随着人口老龄化进程的加快、日间手术病种范围及手术难度的逐步扩大，日间手术后发生VTE的风险也随之增加，医疗机构应根据开展的手术采用个性化的管理。术后VTE的预防可参考第八章第四节的内容。

4. 出院评估

根据病种、手术方式、疼痛等术后不良反应及居住地距离医院远近等因素综合决定术后留观时间，以免患者离院后出现并发症。出院评估采用PADSS评分，总分为10分，患者评分≥9分可准许出院。手术医师、麻醉医师和日间手术病区护士共同评价患者是否达到出院标准。不符合出院标准的患者，由主管医师决定延迟出院时间或转入专科病房。

5. 出院前健康教育

患者在院时间短，出院后的康复护理在家中完成，因此出院前的健康教育尤为重要，医院应根据患者个体差异进行个性化指导，如饮食、活动量、用药、心理护理、伤口护理、并发症预防及早期识别等方面，同时告知医院将提供的延续性服务，如出院随访、热线咨询电话、"互联网 +"等，以解除患者的后顾之忧，各专科健康教育内容可参考表 5-6-6。

表 5-6-6　普通外科常见日间手术病种出院前健康教育

疾病类型	出院前健康教育
甲状腺肿瘤	1. 根据医嘱服药（甲状腺素片）：空腹定时服用，清晨起床后服药，服药后半小时进食早饭。尽量避免和其他药物同时服用。如果同时服用维生素类药物，需要间隔 1 小时以上；如需服用含铁或钙的药物，需要间隔 2 小时以上；如果食用豆制品、奶制品，需间隔 4 小时以上 2. 病情观察：术后观察有无呼吸困难、声音嘶哑、颈部肿胀、饮水呛咳、手足嘴唇麻木或抽搐等情况，必要时及时就医 3. 功能锻炼：肩颈部功能锻炼，避免剧烈咳嗽及转动颈部，以防伤口出血 4. 饮食：逐步恢复到普通饮食 5. 拆线 / 换药：每 2～3 天需切口换药，切口出现红肿、渗血、渗液应及时更换敷料，术后 5～7 天可以拆除缝线（非吸收线） 6. 复诊：患者一般在术后 1 个月进行复查，评估手术及治疗效果，个别患者由医师根据情况增加复查频次
乳房良性疾病	1. 伤口：密切关注乳房切口敷料有无渗血、渗液，有无红肿和积液；每隔 2～3 天至医院换药；保持伤口敷料清洁干燥，绷带加压包扎 5～7 天，若有红肿、跳痛、发热等任何异常，立即至门诊就诊 2. 1 周内患侧手臂避免上抬、提重物，勿剧烈活动，如开车、扩胸运动等；穿柔软内衣，避免衣着过度紧身 3. 复查：一般出院 2 周后进行门诊复诊，根据常规病理报告结果，由医师决定是否需要进行下一步治疗
腹外疝	1. 活动指导：患者出院后逐渐增加活动量，3 个月内应避免体力劳动（如提举重物） 2. 休息 2 周，禁止剧烈活动和重力劳动，活动应遵循循序渐进的原则，避免疲劳 3. 饮食：调整饮食习惯，多吃蔬菜、水果，保证排便通畅；便秘时适当使用缓泻剂 4. 伤口：出院后正常情况下 3 天更换敷料 1 次，每次更换敷料时注意检查伤口有无红肿、渗液、裂开等异常情况，术后 7～10 天伤口愈合良好者可拆线；若伤口局部红肿热痛或有带异味的分泌物，体温＞ 38.5 ℃，请及时到医院就诊 5. 防止复发：减少和消除引起复发的因素，避免增加腹压的动作（如剧烈咳嗽、用力排便），并注意保暖，避免感冒，如果咳嗽，应用手按压伤口 6. 复查：按医嘱服药，术后 1 个月复查
阑尾炎	1. 伤口：保持清洁干燥，出院后正常情况下 3～5 天更换敷料 1 次，最长不超过 7 天，术后 7～10 天伤口愈合良好者可拆线 2. 出院后注意适当休息，逐渐增加活动量，1 个月内不宜参加重体力劳动或过量活动 3. 复查：按医嘱服药，术后 1 个月复查。若有乏力、心跳加快、心慌、出冷汗，严重的恶心呕吐、腹痛、腹胀，伤口局部疼痛、红肿加剧，寒战或发热（体温＞ 38.5 ℃）尽早到医院就诊
胃肠息肉	1. 无痛内镜检查后 2 小时可以喝温水，每次不超过 50 mL，若无不适，可进食清淡、温凉、易消化的软食，如稀饭、面条等；术后 1 个月内进清淡、易消化饮食，忌食辛辣、刺激性食物；胃肠息肉切除术后遵医嘱口服保护胃肠道黏膜的药物，抑制胃酸分泌（如埃索美拉唑镁肠溶片 40 mg，晨起空腹口服） 2. 大便少量血丝是正常情况，如果出现大量血便或严重的腹痛、腹胀应及时到医院就诊 3. 休息 2 周，轻微活动，可以散步，但 2 周内避免跑、跳等剧烈运动及重体力劳动，以预防手术创面出血 4. 追踪病理检查结果，到消化内科门诊复查

续表

疾病类型	出院前健康教育
肛瘘	1. 饮食：半流质饮食 1 周，多吃蔬菜、水果，忌辛辣饮食，忌饮酒 2. 排便：保持大便通畅，1 周内口服乳果糖通便，根据大便情况调节用量，若有腹泻应停止服药 3. 创面换药：每日排便后温水清洗并用碘伏棉签消毒创面，避免感染 4. 若出现排便困难、大量出血、疼痛加剧等异常状况，应及时到医院就诊
痔疮	1. 饮食：多吃蔬果、多饮水，避免辛辣刺激性、产气、难以消化、坚硬粗糙食物的摄入 2. 排便：预防便秘，养成定时排便的良好习惯，每次不超过 10 分钟 3. 创面换药：每日排便后温水清洗并用碘伏棉签消毒创面，避免感染 4. 提肛运动：锻炼肛门括约肌 5. 个人卫生：贴身衣裤的选择宽松、舒适，避免过紧阻碍静脉血液正常流通 6. 用药及复诊：按医嘱正确服用药物或外用药物，及时复诊，若有腹痛腹胀加剧、创面红肿不退且伴有脓性分泌物或便血量多不止等立即就诊
肝脓肿、肝囊肿	1. 伤口：保持清洁干燥，出院后正常情况下 3～5 天更换敷料 1 次，最长不超过 7 天，术后 7～10 天伤口愈合良好者可拆线 2. 饮食应高热量、高维生素、优质蛋白、低脂、易消化，忌饱餐 3. 出院后注意适当休息，逐渐增加活动量，1 个月内不宜参加重体力劳动或过量活动 4. 按医嘱服药，术后 1 个月复查，若有乏力、心跳加快、心慌、出冷汗，严重恶心呕吐、腹痛腹胀，伤口局部疼痛、红肿加剧，寒战或发热（体温＞38.5 ℃）尽早到医院就诊
胆道镜碎石取石	1. 选择低脂、高糖、高蛋白、高维生素、清淡易消化的食物，忌食油腻及饱餐，肥胖者要积极减肥，饮食烹调多采用清蒸，避免油煎、油炸，限制动物内脏、动物油等高脂饮食的摄入 2. 妥善固定 T 形管，避免举重物及过度活动，防止 T 形管滑脱，尽量穿宽松的衣服以防引流管受压，保持引流管口敷料干燥，如果渗出需及时换药，定时至医院更换引流袋，注意引流液的量、颜色、性状，若短期内引流量较多（如超过 100 mL/h），连续 3 小时呈鲜红色血性液体，则应警惕并发出血情况，应马上就诊 3. 若 T 形管夹管后，患者出现腹痛、腹胀、发热、黄疸，应将 T 形管开放并至医院就诊 4. 若出现乏力、心跳加快、心慌、出冷汗，恶心呕吐、腹痛腹胀，寒战或发热（体温＞38.5 ℃），小便变黄或巩膜、皮肤黄染，胆汁外溢，T 形管滑脱应及时到医院就诊
胆囊结石、胆囊息肉	1. 饮食：选择低脂、高蛋白、高维生素、易消化的食物，忌食油腻及饱餐，肥胖者要积极减肥，饮食烹调多采用清蒸，避免油煎、油炸，限制动物内脏、动物油等高脂饮食的摄入 2. 伤口：保持清洁干燥，出院后正常情况下 3～5 天更换敷料 1 次，最长不超过 7 天，术后 7～10 天伤口愈合良好者可拆线 3. 保持良好的心理状态，适当活动 4. 出院 1 周后可从事脑力劳动，工作期间避免过度劳累；体力劳动者 2 周～1 个月后可恢复正常工作和生活 5. 按医嘱服药，术后 1 个月复查，若有乏力、心跳加快、心慌、出冷汗，严重的恶心呕吐、腹痛腹胀，伤口局部疼痛、红肿加剧，寒战或发热（体温＞38.5 ℃）、小便变黄或巩膜、皮肤黄染尽早到医院就诊
下肢静脉曲张	1. 指导正确穿脱弹力袜，坚持穿弹力袜至少 3 个月，预防深静脉血栓形成 2. 下肢功能锻炼指导：睡觉时须抬高患肢 30°，持续 1～2 个月，直至患肢肿胀完全消退；避免长久站立或久坐，女性患者应避免穿高跟鞋；活动量宜循序渐进增加，若有坠胀等不适及时抬高患肢休息 3. 建议戒烟酒 4. 按医嘱服药，术后定期复查

（三）出院后管理

1. 随访

日间手术患者出院后并不意味医疗活动终止，仍需在家或者社区继续康复以促进生活能力和社会工作能力尽快恢复。医务人员通过电话随访、"互联网＋"、人工智能、社区随访及上门访视等多种形式进行随访，根据不同的日间手术病种制订个体化的随访计划，包括随访时间、频次、内容和形式等，并安排专人为有需要的患者提供出院后连续、安全的延伸性医疗服务，以便充分了解患者术后心理、生理、社会能力的恢复情况及并发症的发生情况。特别强调的是日间手术患者应在出院后24小时内完成首次随访。为了对患者就医服务全流程进行追溯，随访记录应纳入患者病案或单独建档保存。普通外科日间手术患者出院后的随访内容可参照表5-6-7。

表 5-6-7　普通外科常见日间手术病种出院随访要点

随访类型		随访要点
常规随访		体温、饮食、活动、伤口、疼痛、排泄、睡眠、用药、复诊、心理状况等
专科随访	甲状腺肿瘤	有无呼吸困难、声音嘶哑、颈部肿胀、饮水呛咳、手足麻木或抽搐等
	腹外疝	排便情况、阴囊水肿或血肿
	肛瘘、痔疮	排便情况
	胆囊结石	腹部症状（腹胀、腹痛等）、皮肤巩膜黄染、肠道功能恢复情况等
	胆道镜碎石取石	腹部症状（腹胀、腹痛等）、皮肤巩膜黄染、T形管引流的颜色、量及性状
	下肢静脉曲张	肢体肿胀、皮肤感觉异常

2.应急预案

为进一步保障日间手术患者出院后医疗质量和安全，需建立完善的日间手术患者院外应急预案。应为日间手术出院后的患者设立24小时应急热线电话，若出现危急情况，方便患者及时与随访人员沟通处理，或联系主刀医师进行指导，决定患者于门诊或急诊就诊，必要时开通绿色通道，优先收入各专科病房，以保障患者医疗安全。随着我国城市医疗联合体的建设，后续可由省级医疗机构牵头，成立日间手术医院社区一体化服务协作网，明确双向转诊服务路径，以便对患者实施医院—社区双重管理，优化医疗资源利用，提高医疗服务的质量和可及性。

（兰美娟　莫洋　孙辉）

第七节　泌尿外科日间手术护理管理实践

泌尿外科手术病种由简单趋向复杂，对于医疗机构的日间手术精细化管理提出了更高要求。本节从泌尿外科日间手术的现状、特点和管理难点、病种范围及护理管理要点4个方面，详细阐述泌尿外科日间手术的护理管理实践。

一、泌尿外科日间手术的现状

2003年Larner等首次报道了经尿道钬激光前列腺剜除日间手术，之后良性前列腺增生日间手术的相关报道明显增多，其中经尿道钬激光前列腺剜除术及绿激光前列腺汽化术是目前开展的最为广泛的良性前列腺增生日间手术，在欧美部分大型医疗中心甚至已经作为常规手术开展。Ploussard 等研究已证实日间手术模式行前列腺癌根治术是安全可行的。上海交通大学医学院附属仁济医院、四川大学华西医院、浙江大学医学院附属第二医院等是国内较早在泌尿外科探索日间手术模式的医院。据文献报道，2016 年上海交通大学医学院附属仁济医院泌尿外科开展日间手术的比例已达 60% ～ 70%，开展的手术种类涵盖了六大亚专业的 8 个病种 14 类不同术式，其中包括各类泌尿系统结石腔内手术、膀胱肿瘤电切术、各类置管 / 换管术、经会阴前列腺穿刺活检、钬激光前列腺剜除术等。近几年，国内已有部分医疗机构开始探索较高难度手术的日间模式，但仍处于早期探索阶段，有望在未来形成符合中国医疗体系的日间手术管理模式。

二、泌尿外科日间手术的特点和管理难点

（一）手术级别向三四级手术推进

随着微创技术的发展和相关手术设备的日益完善，腹腔镜、机器人等新设备使得泌尿外科手术更加精准化，微创技术已经普遍用于前列腺疾病、泌尿系统肿瘤及结石的治疗。国内多家医疗机构尝试开展的泌尿外科领域的日间手术主要集中在输尿管镜和经尿道手术。随着泌尿外科腔内剜除技术、激光能量平台、DaVinci 手术机器人等微创技术的快速发展，列入泌尿外科日间手术的病种不断增多，泌尿外科日间手术范围由传统的一二级手术逐步向三四级手术扩大。目前，国内已有部分大型医疗机构开展泌尿外科四级手术类型的日间手术，如机器人辅助腹腔镜下前列腺癌根治术，2019 年长海医院率先开展，之后浙江大学医学院附属第二医院、华中科技大学同济医学院附属协和医院陆续进行相关报道，证实了其安全性及可行性。大部分国内较早开展日间手术的标杆医疗机构已不限于国家日间手术推荐目录中的术式，且医疗机构内部专科日间手术术式的精细遴选尤为重要。

（二）预康复实施难度较高

预康复是基于 ERAS 理念提出的术前管理新策略，其内涵主要包括营养干预、心理干预及运动锻炼。在泌尿外科领域，ERAS 理念的康复策略已经开始用于前列腺癌根治术等泌尿外科肿瘤患者。在泌尿外科日间手术量不断增加、手术级别逐渐提高的情况下，术前预康复的实施对于降低术后并发症的发生率、加快术后康复等起到重要作

用。营养不良是泌尿外科患者术后并发症的独立危险因素，术前进行营养评估及营养干预的重要性已被各个共识及指南提及，同时术前营养评估的重要性在前列腺增生日间手术的推进中也被提及。此外，有研究发现约 76.7% 的日间手术患者存在焦虑情绪。围手术期患者大部分会出现不同程度的心理问题，直接影响患者恢复及术后康复。目前，国内有通过设立泌尿外科护理门诊、利用互联网平台来对择期常规住院患者实施预康复，需要大量的人力资源投入，但在泌尿外科日间手术中，预康复仍然是较新的领域，未形成统一的预康复管理模式。

（三）部分疾病延迟出院率高

有文献报道日间经皮肾镜碎石术延迟出院率为 21.9%，主要原因包括感染、出血、疼痛。在一项研究中，786 例逆行肾内输尿管软镜碎石术的日间手术患者中，119 例术后继续治疗时间 > 48 小时，延迟出院发生率为 15.14%，其中年龄、手术时间、疼痛、术后发热是其延迟出院的独立影响因素。有报道回顾分析 1032 例前列腺钬激光剜除术日间手术患者，97 例患者因围手术期并发症致延迟出院，延迟出院率近 10%。加强围手术期危险因素的评估与管理，对高风险患者进行精准化干预是至关重要的。

（四）延续性护理需求高

泌尿外科手术创伤、留置支架管会给患者身体带来不适，患者普遍伴有不同程度的焦虑、抑郁等负性情绪。行输尿管结石日间手术的患者肾绞痛虽得到缓解，但离院时可能伴有血尿、腰部不适、膀胱刺激征等不适症状，部分患者在出院时不能熟练掌握留置双 J 管的注意事项，还有部分患者在出院后仍需遵医嘱继续抗感染治疗。因此，护理人员在对泌尿外科日间手术患者进行健康教育时，应结合患者在院时间短、出院时未完全康复的特点，以患者的需求为导向，侧重术后感染、术后血尿及性生活等专科护理知识指导，来缓解患者的不良情绪和提高对疾病的认知水平。

三、泌尿外科常开展的日间手术病种

目前国内医疗机构开展的泌尿外科日间手术病种主要包括泌尿系统结石、精索静脉曲张、单纯性肾囊肿、压力性尿失禁、前列腺增生、前列腺肿瘤、膀胱肿瘤、隐睾、鞘膜积液、包茎、隐匿性阴茎、尿道疾病等。各医疗机构应在充分评估自身条件的基础上，在保障医疗质量和安全的前提下开展泌尿外科日间手术，逐步提高日间手术占比。现阶段我国医疗机构泌尿外科常开展的日间手术病种见表 5-7-1。

表 5-7-1　我国医疗机构泌尿外科常开展的日间手术病种

疾病类型	常见病种
泌尿系统结石	肾结石、输尿管结石、膀胱结石、尿道结石
泌尿系统梗阻	前列腺增生、输尿管梗阻、尿道狭窄
泌尿及男性生殖系统肿瘤	膀胱肿瘤、前列腺肿瘤
泌尿及男性生殖系统先天性疾病	包茎、隐匿性阴茎、隐睾、尿道下裂
泌尿系统其他疾病	尿失禁、单纯性肾囊肿、精索静脉曲张、鞘膜积液、尿道肿物、尿道口息肉

四、泌尿外科日间手术护理管理要点

泌尿外科疾病在老年人群高发，老年人群本身具有多种基础疾病，术后恢复较慢，且更容易出现并发症，因此在日间手术护理管理的过程中，应加强风险管理。

（一）入院前管理

入院前管理主要需要关注的环节是入院前评估。

1. 术前检查评估

评估患者术前检查项目是否完善可参考表 5-7-2。若检查结果存在异常，可进行针对性的治疗后复查，评估合格后方可预约手术。

表 5-7-2　泌尿外科日间手术前的检查项目

检查类型		检查项目
常规检查	实验室检查	血常规、尿常规、尿培养、肝功能测定、肾功能测定、电解质、葡萄糖测定、凝血功能检测、感染性疾病筛查（乙型肝炎、丙型肝炎、梅毒、艾滋病）、血型
	影像学检查	心电图、胸部 X 线、彩色多普勒超声检查（泌尿系统）、静脉肾盂造影、CT 或 MRI（必要时）

2. 泌尿外科专科评估

（1）排尿情况。有无尿频、尿急、血尿等情况。

（2）根据疾病专科进行评估。尿路结石术前应评估结石位置、大小及是否存在尿路感染，术前评估双肾情况，有无肾积水等情况；肿瘤患者术前评估肿瘤大小、分期等情况，必要时行膀胱镜检查、磁共振成像检查等；尿失禁、尿道狭窄的患者需关注其残余尿情况。

（3）其他。隐睾患者术前根据影像学进行评估定位，精索静脉曲张患者术前评估有无腹腔感染及盆腔感染。

（4）女性尿失禁患者评估尿失禁的时间和严重程度、残余尿情况。

3. 其他评估

泌尿外科日间手术患者除了共性的评估（如心理评估、营养评估等）外，还需特别关注服药患者的停药时间是否符合要求，如利血平及抗凝药的停用或替代治疗，女性患者应避开月经期，育龄期女性询问是否有妊娠的可能。

（二）住院期间管理

泌尿外科与其他专科日间手术患者住院期间护理管理需关注的环节主要是术后护理及出院前护理。

1. 术后病情监测

泌尿外科常见日间手术病种术后观察及护理要点（表 5-7-3）。

表 5-7-3　泌尿外科常见日间手术病种术后观察及护理要点

常见病种	观察要点	护理要点
鞘膜积液	观察阴囊有无肿胀、青紫；腹腔镜术后观察有无腹痛、腹胀、皮下气肿	避免腹压增高的因素：①多吃水果、蔬菜，保持大便通畅；②避免剧烈活动；③预防上呼吸道感染
包茎、隐匿性阴茎	观察阴茎头皮肤血运及伤口情况，有无感染、出血、胀痛加剧等异常情况	①避免剧烈活动；②保持会阴清洁，手术部位保持清洁、干燥，术后建议每天消毒2次，禁止用棉签用力擦拭；③穿宽松的内裤或保护裤，避免衣服过紧摩擦伤口引起疼痛；④注意个人卫生，保持清洁；⑤术后多饮水，勤排尿，冲刷尿道口分泌物，注意排便护理，减少尿液浸湿敷料
隐睾	观察阴囊及睾丸情况，观察阴囊有无肿胀	①穿宽松的衣服，避免衣服过紧摩擦伤口引起疼痛；②关注阴囊的变化，注意局部是否有出血或血肿等情况，定期复查
精索静脉曲张	观察有无腰背部疼痛、睾丸疼痛、术区红肿疼痛；腹腔镜术后观察有无腹痛、腹胀、皮下气肿	①术后避免剧烈活动；②观察伤口敷料有无渗血、渗液
泌尿系统结石	观察尿液颜色、性状及量；关注有无腰酸、腰胀、腰痛等不适，关注术后体温及肾功能情况	①术后多饮水，每日饮水量≥2000 mL；②观察尿液颜色、性状及量，留置导尿管的患者应注意预防导尿管相关性感染及非计划性拔管的发生；③严密观察病情，预防尿路感染；④术后留置双J管患者，避免剧烈活动、过度弯腰、突然下蹲、剧烈咳嗽、便秘等使腹压增加的动作，以免引起双J管滑脱或移位，勤排尿，遵医嘱按时拔管
膀胱结石	观察尿液的颜色、性状及量	①术后多饮水，每日饮水量≥2000 mL；②观察尿液颜色、性状及量，留置导尿管的患者应注意预防导尿管相关性感染及非计划性拔管的发生；③严密观察病情，预防尿路感染
肾囊肿	观察有无腹痛、腹胀、皮下气肿；观察伤口情况，有无感染等	①观察伤口有无渗血、渗液，避免腹压增加的动作及剧烈运动；②观察引流液颜色、性状及量的情况；③观察腹部体征，注意有无腹痛、腹胀，有无压痛、反跳痛、腹肌紧张
前列腺增生	观察尿液颜色、性状及量，观察患者有无烦躁、恶心呕吐、抽搐、昏迷等情况，预防经尿道电切综合征的发生	①妥善固定导尿管，保持引流通畅，做好膀胱持续冲洗护理，避免血块堵塞导尿管；②保持大便通畅，避免腹压增加的动作；③观察患者有无烦躁、恶心呕吐、抽搐、昏迷等情况，预防经尿道电切综合征的发生，一旦发生立即遵医嘱给予利尿剂、脱水剂，减慢输液速度，对症处理；④指导患者在留置尿管期间进行渐进性盆底肌锻炼，让患者做收缩肛门的动作，以增强肛门括约肌功能和增加盆底肌的支持力量，同时指导正确使用尿垫，保持会阴部清洁干燥，防止失禁性皮炎

常见病种	观察要点	护理要点
前列腺肿瘤	观察腹部情况，有无腹胀、腹痛、皮下气肿；观察伤口有无渗血、渗液；观察尿液颜色、性状及量	①观察切口敷料情况，及时换药，保持局部干燥，注意渗血的性质、色泽、新鲜度，以帮助判断有无新的渗血；②妥善固定导尿管，保持引流通畅，观察尿液颜色、性状、量；③避免腹压增加的动作，保持大便通畅；④指导患者在留置尿管期间保持会阴部清洁干燥，避免导尿管相关性感染；⑤指导患者进行盆底肌锻炼
膀胱肿瘤	观察冲洗液的颜色、性状及量；观察患者生命体征变化；观察患者腹部症状及体征	①持续膀胱冲洗的护理：密切观察冲洗液的颜色及腹部症状、体征，冲洗速度根据冲洗液的颜色、量进行调节，妥善固定导尿管并保持引流通畅。冲洗速度不宜过快，一般为80～100滴/分，冲洗液的温度一般为35～37 ℃，以免导致膀胱破裂或诱发膀胱痉挛；②保持大便通畅，避免腹压增加的动作；③膀胱灌注的护理：灌注前2小时避免大量饮水及服用利尿剂，向患者讲述灌注化疗的必要性及灌注流程、可能出现的不适，消除患者紧张情绪，并签署知情同意书；将化疗药物经导尿管注入膀胱内，药物灌注后保留1小时，不能耐受者保留30分钟，药物保留期间适当更换体位，使药物与膀胱黏膜充分接触；灌注后24小时内嘱患者多饮水、勤排尿，以减少膀胱刺激征
压力性尿失禁	观察阴道有无流血、流液；观察腹部、盆腔症状及体征	①观察伤口有无渗血、渗液，阴道有无渗血、渗液；②妥善固定导尿管，观察尿液颜色、性状及量；③指导患者进行盆底肌训练；④术后第2天，协助医师取出阴道填塞物
尿道狭窄	观察尿液的颜色、性状及量	①妥善固定导尿管，观察患者尿液的颜色、性状及量；②遵医嘱进行疼痛管理，必要时遵医嘱用药；③鼓励患者多饮水，避免尿路感染
尿道肿物、尿道息肉	观察尿液的颜色、性状及量	①妥善固定导尿管，观察患者尿液的颜色、性状及量；②鼓励患者多饮水，勤排尿

2. 术后早期康复

（1）饮食指导。术后饮食按照全身麻醉护理常规进行，具体饮食方案详见表5-7-4。

表5-7-4　泌尿外科日间手术后患者饮食指导

时间节点	具体指导
术后2小时	少量多次饮温水，总量不超过100 mL，以不感到口渴为主
术后6小时	可由流质饮食逐步过渡到半流质饮食，如米汤、菜汤、藕粉、酸奶、面条、米粉、面包等
术后第1天	可进食清淡、易消化的普通饮食，慢性疾病患者遵医嘱进食治疗饮食，如糖尿病患者进食糖尿病饮食；高血压患者进食低盐、低脂饮食；泌尿系统结石患者饮食可根据结石成分加以调整与控制：草酸盐结石忌食菠菜、欧芹、芦笋、草莓、李子、浓茶、巧克力及各种干果（核桃、栗子、花生等）；尿酸结石忌食动物内脏和酒类，限制肉、鱼、虾类等高蛋白食物；胱氨酸结石应严格限制肉、蛋、花生和豆类食品

（2）早期下床活动。麻醉清醒后，患者血压平稳，可改半卧位，指导患者床上活动（踝泵运动、股四头肌运动），术后6小时根据患者病情指导其下床活动，循序渐进增加活动量直至出院。指导患者做深呼吸及有效咳嗽，防止呼吸道感染。

（3）静脉血栓栓塞（VTE）的预防。文献报道在泌尿外科未进行 VTE 预防的手术患者中，深静脉血栓形成和肺血栓栓塞症（pulmonary thrombo embolism）的发生率可分别达 33% 和 1%，根治性膀胱切除术后 VTE 的发生率为 4.9%，前列腺癌根治术后为 0.5%。在无禁忌的情况下，所有泌尿外科日间手术患者均应采取 VTE 基础预防措施[包括早期活动、进行踝泵运动、避免脱水、多饮水、养成科学合理的饮食和生活方式（如戒烟限酒、控制血糖及血脂等）]，腹腔镜手术、前列腺切除术、经皮肾镜碎石取石术等高危患者建议落实基础预防措施加机械预防（压力梯度弹力袜和间歇充气加压泵）。

（4）疼痛的护理。泌尿外科主要有纯内镜、切口、腹腔镜和混合手术。内镜手术后疼痛（除了手术可能的并发症）是由膀胱或尿道的耐受性差造成的。泌尿外科术后应充分镇痛，减少应激原因，缓解患者紧张和焦虑，促进患者术后早期康复。术后疼痛护理具体可参考第八章第二节的内容。

（5）恶心呕吐的护理：泌尿外科腹腔镜手术后恶心呕吐的发生率为 20% ~ 80%，严重影响患者康复。泌尿外科腹腔镜手术均在二氧化碳气腹下完成，二氧化碳气腹与术后恶心呕吐的发生密切相关，吸氧能加速二氧化碳的排除，减轻高碳酸血症，改善术后肠道反应。可采取多种预防措施，包括药物和非药物方法。对于接受腹腔镜手术的患者，建议为其提供大于 2 L/min 的氧气吸入量。在确保安全的前提下，适当增加吸氧流量能够在一定程度上改善由气腹引起的高碳酸血症，进而降低术后恶心呕吐的发生率及其严重程度。术后恶心呕吐的护理具体可参考第八章第三节的内容。

3. 出院评估

根据病种、手术方式、疼痛、排尿情况、术后不良反应及居住地距离医院远近等因素综合决定术后留观时间，以免在患者离院后出现并发症。泌尿外科专科医师、麻醉医师和日间手术病区护士共同评价患者是否达到出院标准。不符合出院标准的患者，由主管医师决定延迟出院时间或转入专科病房。

4. 出院前健康教育

医院应根据患者个体差异进行个性化指导，如饮食、活动量、用药、心理、伤口护理、管道护理、并发症的预防及早期识别等方面，同时告知医院将提供的延续性服务，如出院随访、热线咨询电话、"互联网＋"等，以解除患者的后顾之忧，泌尿外科日间手术患者出院指导可参考表 5-7-5。

表 5-7-5　泌尿外科常见日间手术病种出院前的健康教育

疾病类型	出院指导要点
睾丸鞘膜积液	①指导患者出院后半年内尽量避免体力劳动，多食粗纤维食物，保持大便通畅；②避免受凉感冒，防止腹压升高的活动；③戒烟戒酒，饮食清淡；④术后伤口出现红肿、疼痛等情况及时就医
包茎、隐匿性阴茎	①加强营养，注意休息；②保持会阴部清洁，每次排尿及排便后清洗局部皮肤，并用碘伏棉签涂擦尿道口；③穿宽松内裤，排尿时若出现尿线变细、排尿不畅等及时就诊；④出院后 2 个月内避免剧烈活动，注意阴茎局部的保护
隐睾	注意休息，避免剧烈运动，保持伤口清洁干燥
精索静脉曲张	①指导患者出院后休息 1 周，保持心情舒畅，禁烟、酒及刺激性食物，多饮水，多食蔬菜、水果；②3 个月内禁止重体力劳动及久站，禁止性生活；③注意会阴部清洁，防止逆行感染；④术前精液常规异常者术后 4～6 个月复查
肾、输尿管结石	①每日饮水 2500～4000 mL，保证每日尿量＞2000 mL；②饮水后适当活动，避免剧烈运动）；③根据结石成分进行饮食指导；④指导患者做好双 J 管的自我观察与护理，按时复查并拔除双 J 管
肾囊肿	①指导患者合理饮食，营养丰富，以清淡、低盐、低脂、优质蛋白、多维生素为主，保证供给足够的热量且营养素平衡，养成良好的饮食习惯；②保持大便通畅，保持良好的心理状态；③定期复查，术后 3 个月、12 个月复查 B 超，必要时行 CT 检查，若出现大量血尿，应及时就诊
良性前列腺增生	①术后定期复查，内容包括 B 超、测定残余尿量、尿流率、尿流动力学、尿常规等，若有出血、感染、排尿困难等现象及时到医院复诊；②多饮水，每日 2000 mL 以上，防止尿路感染；③加强营养，多食高蛋白有营养的食物，禁食辛辣食物；④术后 1 个月避免用力排便，保持排便通畅；⑤生活规律，劳逸结合，适当进行体育锻炼以及盆底肌训练，指导患者留置导尿的居家护理，按时拔除导尿管
前列腺肿瘤	①饮食指导：避免高脂肪饮食，特别是动物脂肪、红色肉类（是前列腺癌的危险因素），豆类、谷物、蔬菜、水果、绿茶对预防本病有一定作用；②康复指导：适当锻炼，加强营养，增强体质，盆底肌训练；③用药指导：雌激素、雌二醇氮芥、缓退瘤或拮抗剂去势等药物及放射治疗对抑制前列腺癌的进展有作用，但也有较严重的心血管、肝、肾、肺的副作用，故用药期间应严密观察；④定期随访复查：定期检测 PSA 可作为判断预后的重要指标，若确定有骨痛，应立即查骨扫描，确定有骨转移者加用放射治疗
膀胱肿瘤	①康复指导：适当锻炼，加强营养，增强体质，禁止吸烟，避免接触 4,4-二氨基联苯（联苯胺）类致癌物质；②术后坚持膀胱灌注化疗药物，膀胱保留术后能憋尿者行膀胱灌注免疫抑制剂 BCG（卡介苗）或抗肿瘤药物，可预防或推迟肿瘤复发，每周灌注 1 次，共 6 次，之后根据 B 超、血常规、尿常规复查结果进行灌注。如果膀胱内无肿瘤复发，可将膀胱灌注药物的时间改为 2 周 1 次，6 次后复查膀胱镜；若有肿瘤复发，立即再次行手术治疗，无复发者可将膀胱灌注的间隔时间延长至 1 个月，1 年后若仍无肿瘤复发，可将膀胱灌注的间隔时间延长至 2 个月，终身灌注，每 2～3 年复查膀胱镜 1 次。膀胱灌注药物后需将药物保留在膀胱内 2 小时，每半小时变换体位，俯、仰、左、右侧卧位各半小时
压力性尿失禁	①指导患者保持会阴部清洁干燥；②合理均衡饮食，清淡、易消化，避免便秘；③避免剧烈运动、重体力劳动、咳嗽等增加腹压的动作；④指导患者进行盆底肌训练；⑤术后 3 个月内禁止性生活，早起禁止坐浴；⑥定期复查，评估近期或远期并发症情况
尿道狭窄	①指导患者观察排尿情况，有无排尿困难、排尿分散等情况；②指导患者多饮水，清淡饮食，每日饮水 2000 mL 以上，适当运动；③定期复查，关注残余尿、肾功能等情况
尿道肿物、尿道息肉	①患者术后排尿疼痛，有畏惧心理，鼓励患者多饮水，勤排尿，注意会阴部清洁卫生，预防尿路感染；②指导患者注意有无排尿困难、血尿、尿频、尿急等症状，情况严重者及时至医院就诊；③定期复查，关注病理结果

（三）出院后管理

根据泌尿外科不同的日间手术病种，制订个体化的随访计划，包括随访时间、频次、内容和形式等，并为有需要的患者提供出院后连续、安全的延伸性医疗服务，以便充分了解患者术后心理、生理、社会功能的恢复情况及并发症的发生情况，出院后随访内容可参考表5-7-6。对于泌尿外科日间手术出院后的患者，若出现危急情况，开通绿色通道，优先收治，以保障患者术后医疗安全。

表 5-7-6　泌尿外科日间手术出院随访要点

随访类型		随访要点
常规随访		体温、饮食、活动、伤口、疼痛、排泄、睡眠、用药、复诊、心理状况等
专科随访	泌尿系统结石	血尿、泌尿系统感染、腰痛等
	膀胱肿瘤	出血、膀胱痉挛、膀胱破裂、泌尿系统感染
	压力性尿失禁	耻骨后血肿、阴道切口出血、感染、腹部盆腔症状和体征
	前列腺肿瘤	出血、感染
	精索静脉曲张	阴囊水肿、睾丸鞘膜积液
	隐睾	手术切口感染、睾丸萎缩
	鞘膜积液	阴囊水肿、阴囊血肿、感染

（兰美娟）

第八节　胸外科日间手术护理管理实践

在 ERAS 理念和微创技术的有机结合下，胸外科部分手术逐步日间化。本节将从胸外科日间手术的现状、特点和管理难点、病种范围、护理管理要点等4个方面，阐述胸外科日间手术的护理管理实践。

一、胸外科日间手术的现状

ERAS 理念提出后，人们最早将其用于优化普通外科手术患者的围手术期诊治流程，如妇科、骨科及普通外科等。从 2006 年至今，ERAS 理念在胸外科的临床应用也逐步得到开展，尤其是在胸外科围手术期的管理路径优化方面得到了革新。国内外的临床机构和研究者不断尝试探索胸外科日间手术的应用方向及模式，目前的研究主要是关于原发性气胸、手汗症及肺部良性肿瘤和纵隔肿瘤等疾病的手术治疗。20 世纪末，Tovar 等最早发表了有关肺叶切除的日间手术应用，10 例接受小切口辅助开胸肺叶切除术的患者中，有 2 例患者术日当晚拔除胸腔引流管，6 例患者术后第 1 天早上拔除胸腔引流管，10 例患者均未出现相关并发症。英法两国的研究者也报道了相关临床研究，包括肺部良恶性结节的切除、肺活检术及胸壁手术，均以全胸腔镜操作为基础，进一步证实了胸外科手术日间化的安全性和可行性。国内相关研究也表明，胸外科中简单的肺段切除术，特别是经典的下叶背段切除、右肺上叶后段切除、右肺上叶尖段切除等手术操作简单，术后并发症风险较低，适宜开展日间手术，且胸外科日间手术模式的住院费用、住院时间、术后疼痛等方面均优于常规住院模式。以上研究结果都充分体现出微创外科技术和精准切除，为 ERAS 理念在胸外科日间手术的开展和实施奠定了理论与实践基础，在节约医疗资源的同时也可全面保障患者的治疗安全。

二、胸外科日间手术的特点和管理难点

（一）服务范围不断扩大

传统认为，胸外科手术患者容易在术中形成医源性气胸，而常规放置胸腔引流管会令患者失去 24 小时内出院的可能。因此，只有不侵入胸腔、局限于胸壁的胸外科手术适合进行日间手术。部分医疗机构的胸外科日间手术仅纳入了手汗症、胸壁病损切除和胸壁活检术等二级手术，三四级复杂胸部手术仍实行常规住院手术模式。近年来微创技术的进步和 ERAS 理念的推进，尤其伴随着镇痛模式和管道管理的改进，有效促进了外科手术向低风险和小创伤的发展，为部分复杂外科手术日间化管理提供了契机，可进行日间手术的胸外科术式种类扩大到了肺及纵隔手术。

（二）术后并发症风险高

由于胸外科三四级手术比例较高，手术过程复杂，且手术常常涉及重要的循环器官，因此手术难度相对较大。此外，术后可能出现的并发症种类繁多且严重，这些并发症包括但不限于胸腔积液、胸腔出血、肺不张、肺部感染、持续肺漏气、乳糜胸及心律失常等。这些并发症不仅增加了患者的治疗难度，也对患者的康复过程构成了重大挑战。在这些并发症中，术后出血和持续肺漏气是尤为关键且常见的问题。术后出血可能由手术对血管的损伤或术后血管的异常愈合引起，而持续肺漏气则可能是由肺泡或支气管的损伤未能及时修复所致。并发症若不能及时发现或处理不当，不仅会延长患者的住院时间，还可能导致严重的呼吸功能障碍，甚至危及生命。

（三）围手术期管理要求高

目前，日间手术在胸外科领域仍处于初步探索阶段，相较于其他已经成熟开展的日间手术术式，胸外科日间手术术前准备、手术风险及术后康复相较于其他专科要求高。因此，胸外科日间手术围术期管理显得尤为重要。医疗机构在推动胸外科日间手术的过程中，除了注重技术革新和理念更新外，还必须重视术后并发症风险的识别和管理。为了确保日间手术的医疗质量和患者的快速康复，医疗机构可以采用出院后延

续服务，充分利用"分级诊疗—日间手术"模式，让患者在家庭医师、社区医院和专科医院之间实现合理的流动。同时，医疗机构还可借助信息化手段，探索专科与社区医院延伸康复体系的可行性。建立一个完善的院外康复体系，可以为胸外科日间手术患者提供更加全面和持续的医疗服务，从而提高患者的康复效果和生活质量。这样的体系不仅能够减轻专科医院的压力，还能够充分利用社区医院的资源，实现医疗资源的优化配置。

（四）依赖多学科团队协作

胸外科日间手术团队是一个高度协同、多部门紧密合作的综合体，其高效运作直接关系患者的安全与康复质量。该团队涵盖了胸外科、麻醉科、手术室、营养科、疼痛科、康复科、日间手术中心医师及护理团队，以及后续的康复机构等多个关键部门。每个部门都在手术前后的各个环节中扮演着不可或缺的角色，共同确保整个诊疗流程的顺畅与安全。其中麻醉医师负责患者的术前评估与术中麻醉管理，确保患者在手术过程中保持安全稳定的状态；疼痛科需在门诊根据患者情况，制定合理的围手术期及术后疼痛管理方案；营养科对患者的饮食进行专业化管理；康复科负责术前心肺功能评估、术后运动及咳嗽的管理；日间手术中心医师及护理团队则负责患者的术前准备、术后观察及紧急情况的处理，确保手术前后的平稳过渡；出院后居家康复或转入康复机构延长医学观察时间。

三、胸外科常开展的日间手术术式

目前国内医疗机构胸外科主要涉及的疾病类型有肺部疾病、胸壁胸膜疾病、食管疾病、局限性多汗疾病等。但由于胸外科手术病情复杂程度高、手术范围大、术后需常规放置胸腔引流管、术后并发症后果严重等原因，能够开展日间手术的疾病种类相对较少，各医疗机构应在充分评估自身条件的基础上，因地制宜地开展胸外科日间手术，同时积极、扎实、稳步推进胸外科日间手术的发展。现阶段我国医疗机构胸外科常开展的日间手术术式见表5-8-1。

表 5-8-1 我国医疗机构胸外科常开展的日间手术病种

疾病类型	常见病种
肺部疾病	肺癌、肺良性肿瘤、肺大疱、自发性气胸等
纵隔疾病	纵隔肿瘤、胸腺瘤等
食管疾病	食管平滑肌瘤、食管肿物、贲门失弛缓症等
胸壁胸膜疾病	胸壁肿块、胸廓畸形等
局限性多汗疾病	手汗症

四、胸外科日间手术护理管理要点

面对复杂的胸外科日间手术领域，如何有效完成护理配合将是管理的一项重大挑战。

（一）入院前管理

胸外科日间手术患者入院前管理主要关注的环节是术前评估和健康指导。在预约时应明确日间手术适应证，排除那些因病情复杂、并发症风险高而不适宜进行日间手术的患者；麻醉医师与胸外科医师紧密合作，在术前共同评估患者手术耐受情况与麻醉风险，识别易于发生麻醉及术后并发症的患者，以便提前做好相应的预案；康复人员术前对患者进行心肺功能评估，通过运动心肺功能评估结果判断患者手术耐受情况。

1. 术前检查评估

评估患者术前检查项目是否完善可参考表 5-8-2。若检查结果存在异常，可进行针对性的治疗后复查，评估合格后方可预约手术。

表 5-8-2　胸外科日间手术前的检查项目

检查类型		检查项目
常规检查	实验室检查	血常规、肝功能测定、肾功能测定、电解质、葡萄糖测定、凝血功能检测、感染性疾病筛查（乙型肝炎、丙型肝炎、梅毒、艾滋病）、血型
	影像学检查	心电图、胸部 X 线
专科检查	肺部疾病	CT 或 MRI、肺功能检查、痰细胞学检查、电子支气管镜检查、腹部超声
	纵隔疾病	CT、肺功能检查、腹部超声
	胸壁胸膜疾病	肺功能检查
	局限性多汗疾病	甲功三项

2. 其他评估

胸外科日间手术患者除了共性的评估，如心理评估、营养评估等外，需特别关注日间手术患者手术耐受情况及并发症风险的评估；服药患者的停药是否符合要求，如利血平及抗凝药的停用或替代治疗；女性患者应避开月经期；育龄期女性应询问是否妊娠；有持续吸烟史的患者，应戒烟至少 2～4 周。

3. 健康指导

患者完成手术预约后，运用个性化、多元化、多阶段、富有人文关怀的方式对患者进行有效的健康指导，如面对面讲解、多媒体、短信推送、纸质资料、公众号或智能信息化管理等多元化方式，包括通识性内容和专科内容。通识性内容：日间手术就医流程、术前禁食禁饮的时间、皮肤准备、用药指导、手术费用、医保报销、生活用品准备等；专科内容：呼吸道的准备是胸外科术前准备的重要一环，对于吸烟患者，应指导其术前至少戒烟 2 ~ 4 周，以减少呼吸道分泌物。根据每位患者的具体情况制订个性化的肺康复训练计划，包括但不限于呼吸操、深呼吸训练及呼吸训练器的使用等，以有效地增强肺活量，提高手术耐受性。同时，对于那些容易出现恶心呕吐的高危患者，可指导采取相应的预防措施，以减少术后不适。此外，提供全面的咨询服务和人文关怀也是术前准备的重要组成部分。通过与患者沟通，了解他们的担忧和需求，医护人员可以提供个性化的心理支持，帮助患者缓解焦虑情绪，增强他们对手术的信心和心理承受能力。

（二）住院期间管理

胸外科与其他专科日间手术患者住院期间护理管理需关注的环节主要是术后护理及出院前护理。

1. 术后病情监测

胸外科手术难度较大、术后并发症多，因此要求临床护理人员具备较强的早期风险识别能力、应急处理能力。胸外科常见日间手术病种术后观察及护理要点见表5-8-3。

表 5-8-3　胸外科常见日间手术病种术后观察及护理要点

常见病种	观察要点	护理要点
肺癌、肺良性肿瘤	观察有无术后出血、气胸、肺不张、乳糜胸、支气管胸膜瘘等	①观察患者生命体征，特别是呼吸、血氧饱和度、血压和心率的变化，是否出现胸闷、胸痛、气促、呼吸困难等缺氧情况 ②做好术后胸腔引流管护理，观察胸腔引流液的量、性质、颜色及有无气泡溢出，听诊双肺呼吸音 ③术后鼓励并协助患者进行正确有效的咳嗽和深呼吸锻炼，呼吸道分泌物黏稠者遵医嘱予以雾化治疗 ④取半坐卧位，鼓励患者早期下床活动，促进肺复张，预防 VTE ⑤指导患者进食高热量、高蛋白、低钠、低脂易消化的食物 ⑥指导患者进行术后患侧肩关节和手臂功能锻炼 ⑦控制输液的量和速度，防止心脏前负荷过重导致的急性肺水肿
肺大疱	观察有无术后出血、气胸等	同"肺癌、肺良性肿瘤"术后护理要点中的①~⑤
纵隔肿瘤	观察有无术后出血、气胸、肺不张等，胸腺瘤术后需要观察有无肌无力危象	①同"肺癌、肺良性肿瘤"术后护理要点中的①~⑤ ②胸腺瘤切除术后，需要观察呼吸、心率、瞳孔、分泌物、肠鸣音等变化，防止发生肌无力危象或胆碱能危象
手汗症	观察有无术后出血、气胸、皮下气肿、肺不张等	①观察患者生命体征，关注患者是否出现胸闷、胸痛、气促、呼吸困难等缺氧情况 ②观察患者术后有无患侧瞳孔缩小、眼睑下垂、面部潮红等霍纳综合征的表现 ③观察手掌、足底、腋窝出汗情况 ④取半坐卧位，鼓励患者早期下床活动 ⑤做好术后疼痛护理

2.术后早期康复

（1）饮食护理。患者术后咽喉保护性反射恢复即可试饮温开水，无明显不适可继续口服开胃流质 250 mL（含有机酸及电解质），术后 4 小时可进流质饮食，手术当天饮食以流质和半流质为主，术后第 1 天开始进食至少 3 天中链甘油三酯（medium chain triglycerides，MCT）饮食或极低脂饮食，同时在三餐后 2 小时口服低脂肠内营养制剂，补充能量和蛋白质。

（2）体位与活动。当患者手术清醒后，指导患者取半坐卧位，有助于呼吸，并促进血液循环。鼓励患者在身体状况允许的情况下尽早开始下床活动，采取基础预防和机械预防，预防深静脉血栓形成或肺栓塞等的发生。为了确保患者在起床和下床活动时的安全，指导患者遵循"下床三部曲"程序。首先，患者在医护人员或家属的帮助下，从半坐卧位缓慢坐起，适应一下体位变化；其次，患者在床边站立，再次适应站立姿势，确保没有眩晕或不适感；最后，患者在确认身体状况稳定后，可以开始在床边进行短距离的行走，逐步增加活动量。患者在床下行动时必须有家属或医护人员陪同，以确保其在出现任何突发情况时能够及时得到帮助和处理。

（3）引流管护理。胸外科术后通常会留置胸腔引流管，应注意妥善固定，防止引流管从胸腔脱出或脱落。同时，应密切观察胸腔引流管的密闭性，尤其是引流管连接处、胸壁与引流管之间，以及引流管与水封瓶连接处，防止其漏气。此外，需注意保持胸腔引流管通畅，避免引流管折叠、弯曲或受压，同时密切观察引流管中水柱的波动情况，并记录引流液的量、颜色及性状等。如果出现肺漏气，会表现为皮下气肿或胸腔引流管持续有气泡溢出，影像学检查会提示气胸的存在。出院前遵照医嘱进行胸部 X 线检查，若无漏气且肺部复张良好，且无明显积液或积气时考虑拔除引流管。

（4）呼吸道护理。术后咳嗽和咽喉部不适是影响胸外科日间手术患者术后快速康复的重要因素，因此，采取积极的对症处理措施显得尤为重要。术后，医护人员应密切观察患者呼吸频率和血氧饱和度的变化，以便及时发现异常情况。同时，指导患者进行有效的咳嗽排痰，这对于清除呼吸道分泌物、预防肺部感染至关重要。此外，尽早开始呼吸康复训练也是关键，主要包括气道廓清技术、肺复张、深呼吸和呼吸操等方法，这些训练有助于改善患者的肺功能，促进气体交换，加快康复进程。在药物治疗方面，雾化吸入治疗可以减轻患者气道炎症反应、缓解咳嗽和咽喉不适。此外，还应根据患者的具体情况，提供个性化的护理指导，包括饮食建议、体位调整和疼痛管理等，以全面促进患者的康复。总之，通过综合性的护理措施，包括密切监测病情、呼吸康复训练、药物治疗及个性化护理，可以有效缓解术后咳嗽和咽喉部不适，帮助胸外科日间手术患者实现快速康复。

（5）疼痛护理。胸外科围手术期疼痛管理应确保患者在静息状态下无痛、咳嗽或深呼吸状态下轻微疼痛，不影响睡眠和饮食，能自由下床活动，无恶心呕吐、头晕、嗜睡等不良反应，促进患者无痛、舒适、安全地度过围手术期。可采用预防性镇痛、多模式镇痛和少阿片化镇痛的理念，术后护士应定时评估患者疼痛、定时使用镇痛药物，指导患者正确认识疼痛并主动报告，积极处理患者术后暴发性疼痛。术后疼痛护理具体可参考第八章第二节的内容。

（6）恶心呕吐护理。术后恶心呕吐是全身麻醉术后最常见的并发症之一，也是延长日间手术患者住院时间的第二大因素。护士应评估患者术后恶心呕吐风险，针对中高危患者，应采用非药物措施及药物措施联合预防。术后恶心呕吐的护理具体可参考第八章第三节的内容。

3. 出院前护理

日间手术患者出院准备包括心理准备及身体准备。为保障患者围手术期的质量和安全，必须制定标准化的出院标准，需要医师与护士在不同时间节点共同评估，医疗评估需要胸外科专科医师完成。日间手术患者出院标准与专科病房大致相同，需满足：①胸腔引流管已拔除；②无明显皮下气肿；③术后胸部 X 线片无明显积气积液（＜ 20%）；④无明显胸闷气短，不依赖氧气；⑤体温＜ 38 ℃。同时，应做好患者出院健康指导，包括伤口护理、饮食指导、休息与活动、感染预防、戒烟、呼吸功能锻炼、患侧肢体功能锻炼、异常情况的观察及处理、复诊等。

（三）出院后管理

胸外科日间手术患者在办理出院时，应根据病情及意愿，直接出院或向下转诊至社区 / 基层医疗机构 / 康复机构等进行康复治疗。应根据患者病情特点制定个性化的随访方案，定期通过电话、短信、"互联网 +"或微信、智能随访系统等多途径对出院后的患者进行随访，收集康复数据，评估康复效果，并根据个体情况提供个性化的康复建议。

胸外科日间手术的随访内容包括常规随访和胸外科专科化随访，随访内容可参考表 5-8-4。随访时若发现患者出现异常情况（①胸闷气紧、心跳加快、心慌、出冷汗；②皮下气肿进行性加重；③切口局部疼痛、红肿加剧；④伤口出现带异味的分泌物；⑤寒战或发热，体温＞ 38.5 ℃），应立即指导患者进行简单处理并及时到附近医疗机构就诊，如实填写随访记录，增加随访次数，追踪病情转归。建立门急诊日间手术患者绿色通道，对于出现紧急情况的患者，应立即联系胸外科手术医师，如需住院治疗可通过绿色通道收治患者并立即处理。同时胸外科术后随访应实施医院—社区双重管理，如果社区无法处理患者的病情时，须及时与手术医院随访团队联系并进行上转。

表 5-8-4　胸外科日间手术出院随访要点

随访类型		随访要点
常规随访		体温、饮食、活动、伤口、疼痛、排泄、引流管及引流液情况、睡眠、用药、复诊、心理状况等
专科随访	肺部疾病	出血、气胸、肺部感染、肺不张、功能锻炼等
	纵隔疾病	出血、气胸、肺部感染、纵隔感染等
	局限性多汗疾病	气胸、血胸、霍纳综合征、心动过缓、转移性多汗等

（黄明君　莫洋　孙辉）

第九节　妇产科日间手术护理管理实践

随着手术技术、麻醉技术及护理和康复手段的不断进步，日间手术得到了迅速发展，妇产科日间手术的数量也逐年增加。然而，妇产科日间手术在术后并发症预防、个体化管理和患者教育方面仍面临挑战。本节将探讨妇产科日间手术的现状与特点、管理难点、适应病种范围及护理管理要点，阐述妇产科日间手术护理管理实践。

一、妇产科日间手术的现状

随着医学诊疗技术和理念的进步，妇产科日间手术在我国初见端倪，1988 年最早的妇科门诊手术被报道。20 世纪 90 年代初中国香港首次开展了妇科日间手术。2000 年武汉、上海、成都、北京等地医疗机构陆续开展妇科日间手术。近年来，国家大力支持日间手术的开展。2016 年首次以正式文件的形式鼓励推进日间手术的开展，推出首批 43 个推荐术式，其中就包括了 1 个妇产科术式。2022 年国家进一步发展妇产科日间手术，《手术操作分类代码国家临床版 3.0》中涵盖了 33 个妇产科术式。日间手术在欧美国家已成为主流的诊疗模式，美国、加拿大等国家的日间手术量已占到总手术量的 90% 以上。在丹麦、西班牙、瑞典等国家日间手术量分别占总手术量的 89%、87% 和 80%。然而在中国，日间手术比例仍比较低。南京医科大学附属淮安第一医院在 2018—2022 年妇产科日间术式的年均占比为 9.04%。广州市妇女儿童医疗中心在

2016—2017年妇产科日间术式的年均占比为33%。日间手术在妇产科领域应用的差异往往可以归因于多种因素，可能与国家医疗制度、医疗资源、医疗机构规模和麻醉水平存在差异有关。同时妇产科日间手术在不同医疗机构类型和疾病谱中的比例也显示出明显的差异。大型医疗机构可能在妇产科日间手术中占据主导地位，处理更为复杂和疑难的手术病例，而小型或基层医疗机构则主要处理较为简单和常见的妇产科手术。妇产科专科医院拥有高度专业化的团队和设施，能够提供更为精细化和专业化的日间手术服务，处理相对常见且较为局限的妇产科病例。综合医院在设施和人力资源上更为丰富，可处理更为复杂的疾病情况，但在妇产科日间手术中可能面临手术时间安排、麻醉资源调配等方面的挑战，影响妇产科日间手术的执行效率和范围。

二、妇产科日间手术的特点和管理难点

（一）生理特点

妇产科日间手术在生理特点上与其他成人日间手术有显著区别，这些特点主要涉及女性生殖系统的特异性及手术类型的特殊性。女性的生理周期对手术和麻醉管理具有重要影响，在月经期或排卵期患者可能更容易出现盆腔血流量增多和对麻醉药物的反应性变化，需要考虑术前准备和术后管理的调整。

女性不同时期生理特点对妇产科日间手术的管理和术后护理也有显著影响。①青春期前女性由于生殖系统各脏器尚未完全发育，缺乏雌激素的作用，黏膜较薄，术中黏膜易受损伤且修复能力较差，同时阴道相对狭窄、处女膜较狭小，限制了大幅度的阴道内操作。②妊娠期女性子宫增大、质地软化，会增加流产术中子宫穿孔和术后出血的风险，同时雌孕激素水平升高可能会增加子宫血供，进一步增加出血风险。在孕期实施盆腔手术，增大的子宫会遮挡脏器，阻碍操作；同时手术可引起子宫收缩，增加术后流产的风险。③哺乳期女性子宫肌肉松弛，导致术中子宫收缩不佳，增加术后出血的风险，同时雌孕激素水平降低可能导致黏膜修复不佳、下生殖道干燥易感染，进一步增加感染风险。④绝经后女性生殖道黏膜萎缩、变薄，修复能力差，术后黏膜愈合时间较长，并且阴道环境变化易伴随菌群失调，增加术后感染的风险。此外，女性患者对术后疼痛的感知可能较为敏感，需要个体化的疼痛管理方案，包括药物疗法和非药物疗法，使术后恢复更加舒适和快速。妇产科手术可能涉及更为敏感的生殖健康问题，患者和家属可能会面临较大的心理压力和更多的焦虑。

（二）手术当日取消率高

有文献报道妇产科日间手术当日取消率为 8.7%，是全部择期日间手术中取消率最高的专科手术。手术取消的原因是多方面的，妇产科患者可能因为原发病的急性加重或缓解，导致术前健康状况不符合手术的安全要求，如妇科炎症性疾病在术前可能出现急性发作，需要先控制病情才能进行手术。月经期间，子宫内膜处于脱落期，内膜薄而不规则，患者可能会出现明显的阴道出血。这种情况下，很多类型的宫腔检查和手术不适宜进行，因此通常会选择避开月经期安排手术。如果未能正确预估月经周期，可能会导致妇产科日间手术在术前取消或延期进行。特别是在季节变化或流行病高发期间，妇产科患者在术前突然出现上呼吸道感染、发热或腹泻等症状，这些情况会直接影响手术的安全性和术后恢复，因此需要延迟手术或取消手术安排。妇产科患者可能由于个人心理因素，如焦虑、害怕手术、担忧术后恢复等，在手术当日选择取消手术。此外，个体生活和工作安排的变化也可能影响患者的手术出席率。

（三）术后激素调控管理难度高

在妇产科日间手术后，应用激素药物管理妇产科疾病或促进术后康复是一个复杂且关键的过程。激素调控面临三大难点：一是激素药物种类繁多，服用/使用方法及用药次序严格，容易导致错服或漏服，进而影响治疗效果；二是激素使用涉及多方面的注意事项，包括对其他脏器的刺激及对后续妊娠的潜在影响，因此需要在术前进行全面评估；三是激素治疗通常需要较长时间，可能导致患者依从性下降，从而影响治疗效果。例如，处理子宫内膜异位症或卵巢囊肿等情况时，患者常需要长期的激素治疗以预防复发或减轻术后症状，但仍存在术后易复发、药物治疗周期长且有不良反应等问题。子宫内膜异位症的手术通常涉及移除异位的子宫内膜组织，但即便手术成功，异位子宫内膜再生的可能性依然存在，因此需要使用激素药物来抑制新的异位组织形成。然而，患者间对于激素的生理反应差异较大，确定适当的激素治疗剂量和方案较为困难。卵巢囊肿的手术可能会影响卵巢的功能和雌激素平衡，需要通过激素替代疗法来维持患者的生理状态。然而，不同类型的囊肿和手术方式会对患者的激素需求产生不同的影响。口服避孕药作为一种常见的激素治疗选择，能够有效且周期性地调节月经，但患者在实际应用中可能出现漏服、多服的情况，进而影响治疗效果和患者的康复进程。

（四）心理和社会因素

妇产科日间手术对女性来说是一种较为常见的医疗选择。然而研究表明由于日间手术住院时间短、出院快等特点，医护人员的支持相对较少，宫腔镜日间手术患者心理弹性普遍较低。日间手术患者术前焦虑水平远高于国内正常标准，面临着更严重的心理问题。这种术前焦虑不仅仅是情绪上的负担，还可能对术后恢复和整体治疗效果产生负面影响。首先，术前焦虑不仅对术中血流动力学产生负面影响，使麻醉诱导复杂化，更使患者术后恢复难度加大，包括术后疼痛增加、伤口愈合延缓、感染风险增加、睡眠障碍等。其次，焦虑状态会导致患者在术后对止痛药物的需求增加，这可能会延长住院时间或增加复诊次数，影响患者的康复过程。在妇产科日间手术的管理中，社会传统观念也对术后恢复产生重要影响，尤其是在亚洲文化中普遍存在"坐月子"的传统。"坐月子"通常包含严格的休息和饮食规定，有时甚至禁止大部分活动及在饮食上"恶补"，这种传统观念包括产后不刷牙、不洗头、不洗会阴部、不洗澡、不运动等行为，甚至在炎热的天气下紧闭窗户、关闭空调。在妇产科疾病进行宫腔镜或腹腔镜治疗时，术后由于手术操作和麻醉等因素，可能出现泌尿功能障碍、深静脉血栓等并发症。因此这种传统观念不仅影响术后功能的恢复速度，还可能进一步增加深静脉血栓和术后感染的风险。

三、妇产科常开展的日间手术病种

目前国内医疗机构开展的妇产科日间术式主要有宫腔镜手术、腹腔镜手术、经阴道手术。各医疗机构应在充分评估自身条件的基础上，在保障医疗质量和安全的前提下，因地制宜、稳妥地开展日间手术，逐步提高日间手术占比。现阶段我国医疗机构妇产科常开展的日间手术病种见表5-9-1。

表 5-9-1　我国医疗机构妇产科常开展的日间手术病种

手术途径	常见病种
宫腔镜	子宫内膜息肉、宫颈管息肉、宫腔粘连、子宫黏膜下肌瘤、子宫憩室、不全流产、稽留流产、宫腔占位性病变、子宫内膜增生症、子宫纵隔等
腹腔镜	卵巢良性肿瘤、卵巢冠囊肿、输卵管积水、输卵管系膜囊肿、子宫肌瘤、子宫腺肌病、盆腔子宫内膜异位症、女性不孕症等
经阴道	阴道纵隔、阴道良性肿物、子宫颈上皮内瘤变（Ⅰ/Ⅱ/Ⅲ级）、外阴良性肿瘤、外阴上皮内瘤变等

四、妇产科日间手术护理管理要点

（一）入院前管理

妇产科日间手术患者入院前管理主要关注的环节包括预约评估、健康教育、术前沟通与确认。

1. 预约评估

为保障围手术期患者的安全，充分的术前评估至关重要，妇科手术一般选择月经干净后 3 ～ 7 日进行，护士除需要全面评估患者的健康状况、心理状态、慢性疾病及其他相关疾病史，还需要关注患者的月经周期及有无生殖道炎症，以确保手术的顺利进行。此外，护士还需核实所有术前检查结果是否完整，以防遗漏。

2. 健康教育

健康教育的内容除了常规术前准备的健康教育内容外，还应包括以下几个方面。①患者自身准备：指导患者在末次月经干净后避免性生活；术前 1 天做好个人清洁卫生，特别是手术部位的皮肤清洁。②根据手术类型，提醒患者携带必要的物品（如卫生棉）及做好相应的术前准备，如腹腔镜术前清洁脐孔。③告知患者在等候手术期间若发生剧烈腹痛、阴道大出血等症状请及时前往附近医院急诊科就诊。

3. 术前沟通与确认

在术前 2 天，可通过智能信息平台自动向患者的手机端发送术前随访问卷，以确保患者充分了解术前重要的注意事项，如禁食禁饮的具体时间要求。此外，还需评估患者是否存在可能影响手术的因素，如发热或月经来潮等，以便及早发现并处理可能导致手术延迟的情况，从而减少手术当天因患者状态变化而导致手术临时取消的风险。

（二）住院期间管理

妇产科日间手术的住院期间管理涵盖了患者从办理入院、完成手术到出院的整个过程。在手术当日，除了常规的日间手术护理外，妇产科日间手术患者的管理还需特别关注入院前综合评估、术中护理、术后护理及出院指导。从而确保患者在日间手术期间获得全面的护理支持，优化了手术效果和康复进程。

1. 入院前综合评估

在患者入院前，进行全面的评估是确保手术安全和顺利进行的首要步骤。核查患者术前检查资料的完整性，测量生命体征，询问患者禁食禁饮是否符合麻醉要求，了解患者末次月经干净后的性生活情况及是否处于生理期等，以确保手术的顺利进行。

2. 手术中护理

术中管理是确保妇产科日间手术顺利进行和患者安全的关键环节。液体管理、体温管理、体位管理和导尿管留置管理是术中护理的核心内容，对于手术效果和患者术后恢复具有显著影响。

（1）液体管理。在妇产科日间手术中，液体管理应基于患者的术前状况、手术类型及术中实际情况制定个体化的液体补充方案。对于复杂的宫腔镜手术，如黏膜下肌瘤切除术，由于手术时间相对较长且术中膨宫液的用量较大，水中毒风险相应增加，因此在手术过程中必须严格监控液体的输入和输出量，包括尿量、出血量等，以确保液体平衡，防止过度输液引发肺水肿、心力衰竭等并发症。

（2）体位管理。膀胱截石位是妇产科日间手术中常用的体位，尽管其手术时间较短，但该体位可能会引发术后不适，并增加下肢静脉血栓形成的风险。因此，加强对膀胱截石位的精确管理至关重要。此类体位应确保腿托的设置符合患者的身高和体型，避免腿托过度外展或内收，并配备足够厚的软垫，以减轻对大腿内侧和胯部的压力。同时，护士应定期观察患者的皮肤状况，预防压力性损伤的发生。

（3）导尿管留置管理。在妇产科日间手术中，患者是否需要留置尿管应根据手术类型和预计手术时间进行个体化调整。对于常规的宫腔镜手术，因手术操作时间较短，通常不需要留置尿管，但对于复杂的宫腔镜手术，特别是手术时间较长的情况，建议在术中留置导尿管，从而更好地监测术中的液体出入量，还可减轻术中对于膀胱的压迫。对于腹腔镜手术，如果预估手术时间不超过 1 小时，一般情况下不需要留置导尿管，嘱患者在术前排空膀胱，手术结束后，评估患者的膀胱充盈情况，如果发现膀胱充盈明显或患者有排尿困难的情况，在术后进行一次临时导尿，以确保膀胱完全排空，避免术后尿潴留等并发症。

3. 术后护理

（1）将 ERAS 理念融入日间手术术后护理，助力患者加速康复。护士根据麻醉类型与手术情况，指导患者术后尽早恢复经口进食，并进行循序渐进的活动。术后疼痛及恶心呕吐的护理具体可参考第八章第二节、第三节的内容。

（2）术后病情监测和护理。主要包括以下几点：①监测患者生命体征，观察患者病情变化，预防并早期识别术后并发症；②麻醉清醒后若无头晕不适，鼓励患者尽早下床活动，做好安全指导；③麻醉清醒后可指导患者少量饮水，若无恶心呕吐，即可进食半流质饮食，逐步过渡到正常饮食；④观察患者伤口渗血、阴道流血等情况，保持外阴清洁；⑤根据患者的手术方式、病情进行个性化的护理和健康指导。妇产科常见日间手术病种术后观察及护理要点见表 5-9-2。

表 5-9-2　妇产科常见日间手术病种术后观察及护理要点

术式	常见病种	观察要点	护理要点
宫腔镜手术	子宫内膜息肉、宫颈管息肉、宫腔粘连、子宫黏膜下肌瘤、子宫憩室、不全流产、宫腔占位性病变、子宫内膜增生症、子宫纵隔等	观察术后阴道流血、腹痛情况	①监测患者生命体征；②鼓励患者尽早下床活动，做好安全指导；③麻醉清醒后即可指导患者少量饮水，无不适时即可进食半流质饮食，逐步过渡到正常饮食；④注意个人卫生，保持外阴清洁；⑤遵医嘱使用抗菌药物，正确使用激素类药物
腹腔镜手术	卵巢良性肿瘤、卵巢冠囊肿、输卵管系膜囊肿、输卵管积水、子宫肌瘤、子宫腺肌病、盆腔子宫内膜异位症、女性不孕症等	观察术后有无腹痛、腹胀、下肢肿胀情况以及肛门排气情况；观察切口部位及敷料有无渗血或渗液；观察有无皮下气肿、上腹部不适或肩胛部疼痛等情况	①监测患者生命体征；②指导患者术后多翻身，进行床上肢体的主动和被动活动，并督促早期排尿，同时鼓励患者尽早下床活动，并提供安全指导，以减少术后并发症的发生风险；③若术后无恶心呕吐等不适症状，可开始少量试饮水，术后1小时内逐步少量多次饮水，观察如无不适后，再逐步过渡到半流质饮食，最终过渡到软食，以促进胃肠道功能的恢复；④保持切口敷料清洁干燥，腹带加压包扎，定时更换敷料，必要时沙袋加压；⑤遵医嘱吸氧，鼓励患者进行深呼吸及有效咳嗽；⑥留置导尿管或引流管需保持通畅，观察尿量或引流液的颜色、量、性状，拔除导尿管后督促早期排尿；⑦指导患者科学穿戴弹力袜，以有效预防下肢深静脉血栓的形成；⑧注意个人卫生，保持外阴清洁；⑨遵医嘱使用抗菌药物
经阴道手术	阴道纵隔、阴道良性肿物、子宫颈上皮内瘤变（Ⅰ/Ⅱ/Ⅲ级）、外阴良性肿瘤、外阴上皮内瘤变等	观察阴道流血及疼痛情况；观察会阴伤口有无渗血、红肿；阴道分泌物的颜色、量及气味	①监测患者生命体征；②术后若无恶心呕吐等不适症状，可指导患者少量饮水，无不适时即可进食半流质饮食，逐步过渡到正常饮食；③保持留置导尿管通畅，观察尿色、尿量，拔除导尿管后督促早期排尿，首次下床活动做好安全指导；④做好会阴护理，保持外阴清洁；⑤遵医嘱使用抗菌药物

4. 出院指导

为确保患者的顺利康复和预防可能的并发症，除了常规的指导内容外，更需结合患者个体情况进行针对性指导，如为避免术后逆行感染，告知患者需注意保持外阴清洁，加强营养，适当减少活动。术后 1～2 个月禁止性生活及盆浴等；加强出院带药服用依从性的教育，尤其是激素类药物，因种类繁多，使用方法和用药次序严格，患者容易错服或漏服。建议通过短信、微信公众号等形式向患者推送图文并茂的药物服用说明视频，方便患者反复观看，从而提高治疗效果。

（三）出院后管理

妇产科日间手术患者在院时间较短，通常术后经过数小时的短暂观察和护理便可出院，但出院后脱离严密的医疗和护理观察，患者可能面临一些难以预料且无法自行处理的健康问题。因此，针对出院后的妇产科日间手术患者，应建立常态化术后随访机制，以保障其院外的医疗安全，促进生活能力和社会角色的快速恢复。针对妇产科日间手术，除了常规的随访内容外，应更加注重个体化随访，由于妇产科日间手术涉及女性生殖系统，月经恢复情况及后续的避孕要求也是患者重点关注的内容，随访中应特别关注患者月经周期的变化，尤其是在手术中放置了曼月乐环的患者，可能会经历月经周期不规律或经量的变化，需在随访中详细评估，并提供相应的指导。还应关注患者对避孕措施的理解及执行情况，并明确术后复查的时间，通过随访计划提醒患者按时复查，确保术后恢复的顺利进行。

（王悦）

第十节　口腔科日间手术护理管理实践

口腔科手术具有耗时短、手术部位表浅、躯体功能影响小及术后恢复快等特点，尤其适合日间手术模式。然而，在实际应用中，由于传统治疗观念、流程管理不健全等的影响，日间手术模式在口腔颌面外科的应用尚未大范围普及。因此，如何优化口腔科日间手术管理，提高手术效率和质量，成了当前亟待解决的问题。本节从口腔科日间手术的现状、特点和管理难点、病种范围、护理管理要点等方面，阐述口腔科日间手术的护理管理实践。

一、口腔科日间手术的现状

国外多位学者以荟萃分析或病例研究的形式分享了日间手术在口腔颌面外科的应用，Ot-tavi P 等学者发表了关于法国某医院口腔科行日间手术的 795 例患者的照护经验，经过评估，患者、医师及当地社区都对该模式持满意态度。Thomso 等总结了1997—2007 年在 IAAS 会议上发表的口腔科日间手术的案例，基本展示了英格兰某些地区手术模式的发展概况。2019 年丹麦某医院的口腔颌面外科设计了 1 项前瞻性队列问卷研究，结果显示行日间手术及护理的 39 例单侧牙槽嵴裂患者满意度较常规入院手术患者高，住院相关性焦虑减轻。总体来说，日间手术模式在国外稳步开展。目前，我国在口腔专科医院或口腔颌面外科推行的日间手术还比较少，查询相关文献，最早在 2008 年中国人民解放军白求恩国际和平医院口腔科已经开展日间手术；2012 年广西医科大学附属口腔医院开展了口腔门诊儿童日间手术；之后相继有中南大学湘雅医院、四川大学华西口腔医院、首都医科大学附属北京口腔医院、江苏省口腔医院等也开始收治日间手术患者。2019 年中华口腔医学会口腔颌面外科专业委员会组织全国 15 所医疗机构的相关领域专家，参考国外日间手术的发展经验并结合国情，讨论并制定了《口腔颌面外科日间手术中国专家共识》，这表明我国口腔诊疗机构正在推进规范开展此模式的进程。经各位学者的经验分享及临床对照研究可得，日间手术模式适用于口腔颌面外科多类病种，在遵循规范流程的前提下安全可行。

二、口腔科日间手术的特点和管理难点

（一）手术部位特殊性

口腔颌面外科手术的特殊性在于很多切口都位于患者头颈部，对外观影响明显；手术部位毗邻呼吸道，且颌面部血管较丰富，患者术后可能存在活动性出血、感染等，严重情况下甚至可能引发窒息等并发症，若无法得到及时处理，潜在风险较大。尽管日间模式为患者提供了便捷，但由于住院观察、手术伤口处理及全身麻醉术后的机体反应观察时间有限，因此存在一定的风险。对于参与口腔颌面外科日间手术管理的医护人员也是一大挑战，因此，建议成立包括医、护、麻醉的专业学术组织，并制定可供参考的应用指南，组织手术相关参与人员成立学习小组，分享并总结应对突发状况的经验，制定本土化的工作制度。

（二）手术管理难度大

在日间手术中，患者与医护人员的交流沟通时间相对较短，这就要求医护人员在有限的时间内对患者进行充分的术前评估和准备。口腔科术前患者需要清洁口腔，确保口腔内部的清洁度，以减少手术风险。然而，在实际操作中，由于患者缺乏相关知识或疏忽大意，往往会导致口腔准备不充分，从而增加手术风险。

（三）患者依从性差

口腔科日间手术患者包括儿童和成人。口腔专科医院也是开展日间门诊手术的主要科室，患者以小儿为主，且小儿器官功能发育尚未完全，好动、自控能力差，需予以全身麻醉。全身麻醉的方式会使患儿及其监护人产生负性情绪，加之患儿年龄较小，沟通困难，故配合度相对较差。部分患者的传统观念认为这种术后不必在医院过夜的医疗模式太过新颖，一时间还难以接受；家属的术后护理知识和护理能力都较为缺乏，也影响治疗依从性。

三、口腔科常开展的日间手术病种

开展日间手术的医疗机构应根据本机构的临床诊疗能力、相关科室协同能力和设

施设备情况，在充分评估自身条件的基础上，明确日间手术适应证和选择标准。口腔颌面外科日间手术主要选择本医疗机构手术分级分类目录中的一级与二级手术，以及部分对机体生理功能干扰小、手术风险低、手术时间短、术后并发症少的三级手术。日间手术的适应证和禁忌证与传统住院手术相比更加严格，应结合医疗机构自身条件和医务人员临床诊疗水平，从患者年龄、有无严重系统性疾病、重要脏器功能有无明显异常、ASA分级、病变大小与性质及临时改变治疗方案的可能性等多方面综合考虑，在保障医疗质量和安全的前提下开展日间手术，逐步提高日间手术占比。现阶段我国医疗机构口腔科常开展的日间手术病种见表 5-10-1。

表 5-10-1　我国医疗机构口腔科常开展的日间手术病种

疾病类型	常见病种
牙及牙槽外科	埋伏牙、阻生牙、多生牙、唇（舌）系带过短等
口腔颌面部良性肿瘤	舌或颊黏膜白斑、牙龈瘤、血管瘤、脉管畸形等
口腔颌面部囊肿	皮脂腺囊肿、皮样/表皮样囊肿、甲状舌管囊肿、鳃裂囊肿、根尖囊肿、始基囊肿、含牙囊肿、角化囊肿、舌下腺囊肿、黏液囊肿、唾液腺良性肿瘤等
口腔颌面部损伤	颌骨骨折、颧骨及颧弓骨折、面部裂伤

四、口腔科日间手术护理管理要点

口腔科日间手术应全程贯穿 ERAS 理念，依照专科特色制定护理方案并完善护理流程，以患者的实际情况为参照依据而采取个性化护理。

（一）入院前管理

口腔科日间手术患者入院前管理主要关注的环节包括入院前评估、预约评估、健康指导、术前确认与沟通。

1. 术前检查评估

评估患者术前检查项目是否完善可参考表 5-10-2。若检查结果存在异常，可进行针对性的治疗后复查，评估合格后方可预约手术。

表 5-10-2　口腔科日间手术前的检查项目

检查类型		检查项目
常规检查	实验室检查	血常规、肝功能测定、肾功能测定、电解质、葡萄糖测定、凝血功能检测、感染性疾病筛查（乙型肝炎、丙型肝炎、梅毒、艾滋病）、血型
	影像学检查	心电图、胸部 X 线
专科检查		口腔 X 线、口腔 CBCT、超声检查等

2. 其他评估

口腔科日间手术患者除了解患者的健康情况，询问患者有无心脏病、高血压、糖尿病等系统性疾病，术前有无服用其他药物及药物过敏史，女性患者是否在月经期、妊娠期及哺乳期外，还需要关注患者口腔局部症状，如患牙所致的疼痛、咀嚼功能障碍等，口腔局部有无红肿热痛等。

3. 健康指导

患者完成手术预约后，护士运用个性化、多元化、多阶段、富有人文关怀的方式对患者进行有效的健康指导，除了常识性指导内容外，在专科内容方面需重点指导患者术前保持口腔清洁，手术当天带好术中所需的特殊影像学资料，如 X 线、CT、MRI等。针对患儿，应增进与患儿及监护人的沟通与理解，做好术前健康教育及心理护理。例如，告知监护人术前禁食时间的重要性，做好患儿术前清洁卫生及心理疏导，详细询问患儿既往史、过敏史、麻醉史，特别是近 1 周内是否有感冒症状等。

（二）住院期间管理

口腔科日间手术患者住院期间护理管理需关注的环节主要是术后护理及出院前健康教育。

1. 术后护理

口腔科日间手术患者年龄跨度大，涉及各年龄段，需要关注年龄小的患儿及高龄老年患者的基础护理，同时加强安全教育。

（1）疼痛管理。手术创伤且口腔颌面部神经丰富敏感，术后及时评估患者疼痛程度和有效给予镇痛是日间手术后护理的重点。除遵医嘱予以药物镇痛外，口腔科术后可采取非药物镇痛，如冰敷减轻患者术后疼痛。具体可参考第八章第二节的内容。

（2）术后恶心呕吐（PONV）管理。PONV 是导致患者延迟出院的第二大因素，普通患者发生率约为 30%，而具有高危因素的患者发生率可达 80%，严重的 PONV 会影响患者进食、伤口愈合。首先应识别 PONV 的高危因素，对 PONV 高风险患者采取非药物预防与药物预防，具体可参考第八章第三节的内容。

（3）饮食管理。口腔科日间手术全身麻醉的患者术后清醒若无恶心呕吐、口内伤口出血等不适，2 小时后开始试饮少量温水，逐渐过渡到温凉流质、半流质饮食，不宜进食过热、过硬的食物，以防出血和烫伤；局部麻醉的患者口外伤口术后返回病房即可进食，口内伤口无出血后予以温凉流质饮食。

（4）口腔护理。由于术后口腔自洁作用减弱，口腔内唾液等分泌物积留和创面积血成为细菌繁殖的良好场所，易导致口内菌群失调，继而发生感染。术后指导患者在进食完毕后及时漱口，保持口腔清洁，每日使用含漱液 3 ～ 4 次，预防感染。拔牙术后 24 小时内不能刷牙漱口，以免破坏牙窝内血凝块，影响伤口愈合；术后 1 ～ 2 天唾液会有淡红色血丝，属于正常现象，无须处理；避免反复吸吮伤口或吐痰，以免增加口内负压，引起出血，若出现大出血应及时复诊。

（5）术后病情监测及早期康复。口腔科常见日间手术病种术后观察及护理要点见表 5-10-3。

表 5-10-3　口腔科常见日间手术病种术后观察及护理要点

常见病种	观察要点	护理要点
阻生牙、多生牙、埋伏牙	观察呼吸、拔牙创出血、伤口疼痛等情况	①监测生命体征，保持呼吸道通畅；②全身麻醉清醒后取低半卧位，局部冰敷减轻肿胀和疼痛，鼓励早期下床；③及时吐出口咽部分泌物及血液，避免反复吸吮伤口或吐痰，以免增加口内负压，引起出血；④观察术区出血情况，手术当天唾液内带有少量血水而无明显渗血或出血点时，无须特殊处理；若有明显出血点应立即通知医师，进行局部纱布压迫止血；⑤术后 2 小时进食少量清水，若无呕吐可进食温凉流质饮食；⑥手术当日不刷牙，避免用力漱口及舌舔伤口，避免拔牙创血凝块脱落出血，术后 1 天可用温开水或生理盐水含漱，清洁口腔
唾液腺黏液囊肿、腮腺囊肿、小黏液腺肿瘤	观察有无面神经功能障碍、涎瘘等并发症	①观察伤口有无渗血情况，如果包扎敷料有显性渗血且渗血范围有明显扩大需立即通知医师处理；②妥善固定引流管，保持引流管通畅，观察引流液的性状和量，及时记录；③观察患者有无患侧额纹消失、眼睑闭合不全、鼻唇沟变浅、口角歪斜等面瘫表现；④做好心理护理，讲解引起面瘫的原因及恢复过程；⑤保留部分腺体的患者术后饮食应清淡，避免酸、辣、甜等刺激唾液分泌的食物；术后 1 个月内给予高蛋白、高热量、营养丰富的半流质或软食，以清淡为主
颌骨骨折、颧骨及颧弓骨折、面部裂伤	观察呼吸、伤口疼痛、手术部位渗血、渗液及感染情况	①保持呼吸道通畅，监测生命体征；②评估伤口疼痛情况，预防性止痛；③观察伤口渗血情况，观察患者口内颌间牵引钉固定情况，若发现牵引钉造成黏膜局部溃疡，可加垫盐水棉球；④每餐后使用漱口液含漱，保持口腔清洁；⑤用张口器进行张口训练，以加强肌肉、关节活动，避免术后张口受限
口腔颌面部囊肿	观察呼吸、伤口出血及疼痛等情况	①监测生命体征，观察伤口是否有出血情况；②术后取半卧位，以利呼吸，减轻局部肿胀；③手术部位四头带加压包扎，松紧度适宜；④保持口腔卫生，进食后做好口腔清洁

2. 出院前健康教育

患者在院时间短，出院后的康复护理在家中完成，因此出院前健康教育尤为重要。医院应根据患者个体差异进行个性化指导，如饮食、活动量、用药、心理、伤口护理、并发症预防及早期识别等方面，出院健康教育内容可参考表 5-10-4，同时告知患者医院将提供的延续性服务，如出院随访、热线咨询电话、"互联网 +"等，以解除患者的后顾之忧。

表 5-10-4　口腔科常见日间手术病种出院健康教育要点

常见病种	健康教育要点
阻生牙、多生牙、埋伏牙、舌系带过短	①日常生活指导：戒烟酒；术后从温凉流质饮食逐渐过渡到半流质饮食、软食，避免过硬、酸辣的食物；注意休息，勿参加剧烈运动，避免伤口开线或血凝块脱落引起出血。②伤口管理：禁止用手触碰、牵拉伤口；进食时避免患侧咀嚼，进食后漱口，注意保持口腔清洁；观察伤口区有无红肿不适，若有异常应及时到医院就诊；若口腔内出现腐臭味，并出现剧烈疼痛，可向耳颞部、下颌区或者头顶部放射，告知医师。③遵医嘱服用抗菌药物、止痛药，注意服药后有无不良反应，若出现严重肿胀、疼痛难忍、高热等不适，应及时到医院复诊。④术后24小时内尽早对拔牙区进行间断冰敷，预防肿胀、缓解疼痛。⑤舌系带矫正术后需告知家属注意防止患儿咬、抠破舌唇，如果出现严重咬伤及时到医院就诊；指导家长对患儿进行语言康复训练，重点训练舌腭音及卷舌音的发音。⑥按医嘱定期复查拆线
唾液腺黏液囊肿、腮腺囊肿、小黏液腺肿瘤	①日常生活指导：戒烟酒；术后从温凉流质饮食逐渐过渡到半流质饮食、软食，避免干硬、酸辣的食物；腮腺患者术后1个月内饮食应清淡，避免刺激性食物；烹饪方式以蒸煮为主，避免红烧、油炸食物。②伤口管理：出院时伤口仍然需要局部加压扎，不要自行松开；观察伤口区有无红肿、有无液体流出等不适，若有异常，应及时到医院就诊；拆线后腮腺区继续加压包扎，再次复诊后视病情去除；进食后漱口，注意保持口腔清洁；③出院后注意观察有无患侧额纹消失、眼睑闭合不全、鼻唇沟变浅、口角歪斜等面瘫表现。④按医嘱定期门诊复查
颌骨骨折、颧骨及颧弓骨折、面部裂伤	①日常生活指导：戒烟酒；注意保暖，预防感冒、鼻塞、流涕；术后从温凉流质饮食逐渐过渡到半流质饮食、软食，骨折患者3个月内避免干硬食物。②伤口管理：进食后漱口，注意保持口腔清洁；观察伤口处有无红肿不适，若有异常，应及时到医院就诊；术后3个月内骨折侧面部避免碰撞、受压，睡觉取仰卧位或健侧卧位，避免骨折断端重新错位。③颌间牵引管理：牵引期间勿大张口，勿咬硬物，经常检查橡皮圈及牵引钉是否松动、脱落，需要配合坚持完成整个牵引过程，若有异常应及时到医院复诊。④用张口器进行张口训练，以加强肌肉、关节的活动，避免术后张口受限
口腔颌面部囊肿	①日常生活指导：戒烟酒；注意保暖，预防感冒，尤其是下鼻道开窗术后者，若出现鼻塞、流涕，应及时治疗，避免擤鼻，打喷嚏时请张口，以免导致上颌窦穿通；口内有伤口的患者术后前3天进食温凉流质饮食，逐渐过渡到半流质饮食、软食，避免干硬、酸辣食物。②伤口管理：进食后漱口，注意保持口腔清洁湿润；观察伤口处有无红肿不适，如果术后2～3天疼痛仍持续存在，或疼痛减轻后再度加重，应警惕血肿或感染的可能，并及时就诊。③纱条填塞管理：若有碘仿纱条填塞，按医师指导每周固定时到医院更换纱条；填塞期间避免进食黏性食物，以防将纱条粘出及黏性食物滞留在纱条上无法清理干净

（三）出院后管理

口腔科日间手术的随访内容包括常规随访和专科随访，随访内容可参考表 5-10-5。随访时若发现患者出现异常情况，若出现严重肿胀、疼痛难忍、高热等不适，应立即指导患者及时到附近医疗机构就诊，如实填写随访记录，增加随访次数，追踪病情转归。建立门急诊日间手术患者绿色通道，对于出现紧急情况的患者，应立即联系口腔科手术医师，如需住院治疗可通过绿色通道收治患者立即处理。

表 5-10-5　口腔科日间手术出院随访要点

随访类型		随访要点
常规随访		体温、饮食、活动、伤口、疼痛、恶心呕吐、口腔卫生、排泄、睡眠、用药、复诊、心理状况等
专科随访	阻生牙、多生牙、埋伏牙	出血、疼痛、肿胀、感染、张口困难等
	口腔颌面部囊肿	出血、疼痛、感染等
	口腔颌面部损伤	出血、疼痛、感染、张口困难等

（兰美娟　莫洋　孙辉）

第六章 日间手术护理安全管理

日间手术作为一种新型诊疗服务模式，因其具有高效整合医疗资源、优化患者就医流程、缩短手术等候时间、减轻患者经济负担等优势，已成为国内外医疗机构关注及研究的热点。但因日间手术改变了传统的住院手术流程，患者围手术期大部分时间都不在院内，导致手术医师和护理人员对患者的熟悉程度及病情掌握程度受限；加之患者对疾病本身、手术方式、治疗方案、术后并发症的了解不够详尽，术后护理工作需要患者和家属完成，因此日间手术模式带来的护理安全隐患也日益凸显。多数医疗机构在日间手术初期阶段所开展的手术类型相对简单，导致部分医护人员的日常管理风险防范意识较为淡薄。然而，随着日间手术量的持续增长、手术领域的不断扩展及手术难度的逐步提升，日间手术管理及其从业者需要面对新的挑战。

国内外研究表明，日间手术护理的安全隐患主要有患者身份识别错误、给药错误、跌倒等事件。由于日间手术一般是选择医疗技术成熟、手术风险性相对小、术后并发症少的病种或术式，加之在日常护理工作中危急重症患者也少，医护人员风险识别和应急处置能力可能相对不足。2023年10月9日国家卫生健康委印发了《患者安全专项行动方案（2023—2025年）》。文件中要求医疗机构进一步健全患者安全管理体系，完善制度建设，畅通工作机制，及时消除医疗过程中、医院环境中的各类风险，尽可能减少患者在医院期间受到不必要的伤害，保障患者安全。因此，在日间手术护理管理过程中，应识别日间手术围手术期护理工作流程中的高风险环节，并制定最佳护理干预方案，为日间手术患者护理安全保驾护航。

第一节　患者身份识别错误风险防范与应急处理

患者身份识别是指医务人员在医疗活动中对患者的身份进行查对、核实，以确保正确的治疗用于正确的患者的过程。患者身份的准确辨认是保证医疗护理安全的前提，正确的患者身份识别是医疗安全的保障。

为进一步贯彻落实《医疗质量管理办法》，杜绝在为患者诊疗服务过程中因身份识别错误而导致伤害事件发生，切实保障患者安全，根据《患者安全专项行动方案（2023—2025 年）》《三级医院评审标准（2022 年版）实施细则》《中国医院协会患者安全目标（2022 版）》《医疗质量管理办法》《医疗质量安全核心制度要点》等文件精神，结合实际情况，特制定本预案。

一、基本要求

（1）在提供日间医疗服务过程中，严格执行查对制度，确保对正确的患者实施正确的操作和治疗。识别的时机包括：①门诊问诊及预约手术时；②患者入院、转床、出院时；③各类检查前及对手术/操作部位进行标记前；④各类治疗、手术、操作前后；⑤转运交接前后。

（2）所有医务人员均应落实患者身份识别。

（3）鼓励应用条形码扫描、人脸识别等身份信息识别技术，但不得作为识别的唯一依据，且仍需口头核对。

（4）对术中患者、意识障碍患者、语言障碍患者等特殊患者，应采用双人核对制度识别患者身份。

（5）加强新生儿身份识别管理。

二、预防措施

（1）在日间手术服务全流程中，应至少同时使用 2 种方法确认患者身份。身份查对包括患者姓名、住院号（门/急诊号）、身份证号（或护照号或其他身份 ID）、出生年月日、电子设备身份认证（包括腕带或其他可穿戴设备上的二维码、条形码等），应至少使用 2 种身份查对方式确认患者身份，如姓名＋住院号、姓名＋门/急诊号等。

（2）在进行身份识别时，医务人员需亲自与患者沟通，请患者主动陈述本人姓名以便确认。禁止使用病房号或床位号进行身份核对。

（3）医用腕带信息可替代患者床头卡信息，但医务人员仍需通过口语化的方式来确认患者身份，如让患者陈述自己的姓名。

（4）在门诊为日间手术患者提供诊疗服务时，医务人员应反问式询问患者姓名和出生日期，核对这些信息是否与电子病历系统中的信息一致，以确保患者身份的准确性。

（5）在预约过程中，护理人员应仔细核对患者的姓名、出生日期、年龄、性别、手术时间、手术部位、手术方式、手术名称、麻醉方式等相关信息。

（6）入院时，护士为患者打印腕带，并由至少2位工作人员独立核对。如果只有1位工作人员在场，则应进行单人双次复核查对，并请患者或其家属核对后，将腕带佩戴在患者手腕上，同时告知腕带的重要性。腕带上的信息应包括科室、ID、患者姓名、性别、出生日期、年龄、诊断、药物过敏等项目。

（7）麻醉实施前，护士应参与手术安全核查工作，包括确认手术患者身份、手术部位、手术名称，以及相关的术前准备是否完成，以保障患者安全。

（8）对于无法有效沟通的患者（如儿童、语言沟通障碍、镇静期间的患者），若家属在身旁，让患者家属陈述患者姓名；对于无法有效沟通且家属不在身旁的患者，在进行诊疗操作前除了核对医嘱执行单以外，须核对腕带，以识别患者身份。

（9）当患者腕带丢失时，必须重新确认患者身份，并为其佩戴新的腕带。

（10）在进行日间手术患者床位安排时，应避免将姓氏相同或相似的患者放在同一个房间或相邻区域中。

（11）加强医务人员培训，并定期进行应急预案演练。

三、应急处置要点

（1）当患者口头提供的信息或腕带上的信息与医嘱单或电子系统上的信息不一致时，应立即停止正在进行的治疗及护理活动，并进一步核实确认。

（2）在对患者进行给药、标本采集、输血或血制品、治疗、侵入性操作时，若发生身份识别错误，应密切观察患者病情变化，根据医师医嘱积极进行处置。一旦患者病情出现变化，应立即启动紧急抢救程序。

（3）在妥善处理相关情况后，应及时与患者和（或）其家属进行沟通，以获得他们的理解与配合。

（4）发生身份识别错误事件时，应依照医疗机构《不良事件管理制度》的规定进行上报。相关科室需对事件进行讨论和分析，针对事件发生的原因制定相应的改进措施，并持续进行质量改进。

（5）根据事件情节和对患者的影响提出处理意见。

四、预防及应急处置流程

在日间手术运行管理过程中，可参照患者身份识别错误预防及处置流程（图6-1-1），强化患者安全管理。

```
          ┌─────────────────┐
          │  患者门诊就诊    │
          │  预约日间手术    │
          └────────┬────────┘
                   │
   ┌───────────────▼───────────────┐
   │ 进行身份识别，落实查对制度，核对患 │
   │ 者的姓名、出生年月日、年龄、性别、 │
   │ 手术方式、手术部位、手术时间、麻醉 │
   │ 方式等相关信息                  │
   └───────────────┬───────────────┘
                   │
   ┌───────────────▼───────────────┐
   │ 患者入院时，经2位工作人员独立核对患 │
   │ 者身份信息后佩戴腕带，鼓励患者和亲 │
   │ 属参与核对                      │
   └───────────────┬───────────────┘
                   │
   ┌───────────────▼───────────────┐
   │ 在执行各类治疗、手术、操作前后、患 │
   │ 者转运及交接时，至少同时使用2种方式│◄──┐
   │ 确认患者身份                    │   │
   └───────────────┬───────────────┘   │
                   │                   │ 否
           ◇───────▼───────◇           │
          ╱ 是否发生身份识别错误 ╲──────┘
           ◇───────┬───────◇
                   │ 是
   ┌───────────────▼───────────────┐
   │ 停止正在执行的治疗和护理        │
   └───────┬───────────────┬───────┘
           │               │
   ┌───────▼──────┐  ┌─────▼────────┐
   │ 报告值班医师  │  │ 报告护士长    │
   └───────┬──────┘  └─────┬────────┘
           └───────┬───────┘
                   │
   ┌───────────────▼───────────────┐
   │ 采取补救措施，降低伤害          │
   └───────────────┬───────────────┘
                   │
   ┌───────────────▼───────────────┐
   │ 严密观察病情变化                │
   └───────────────┬───────────────┘
                   │
   ┌───────────────▼───────────────┐
   │ 完善各项记录，交接班            │
   └───────────────┬───────────────┘
                   │
   ┌───────────────▼───────────────┐
   │ 加强与患者和近亲属沟通，        │
   │ 安抚情绪                        │
   └───────────────┬───────────────┘
                   │
   ┌───────────────▼───────────────┐
   │ 不良事件上报                    │
   └───────────────┬───────────────┘
                   │
          ┌────────▼────────┐
          │ 讨论分析并持续改进│
          └─────────────────┘
```

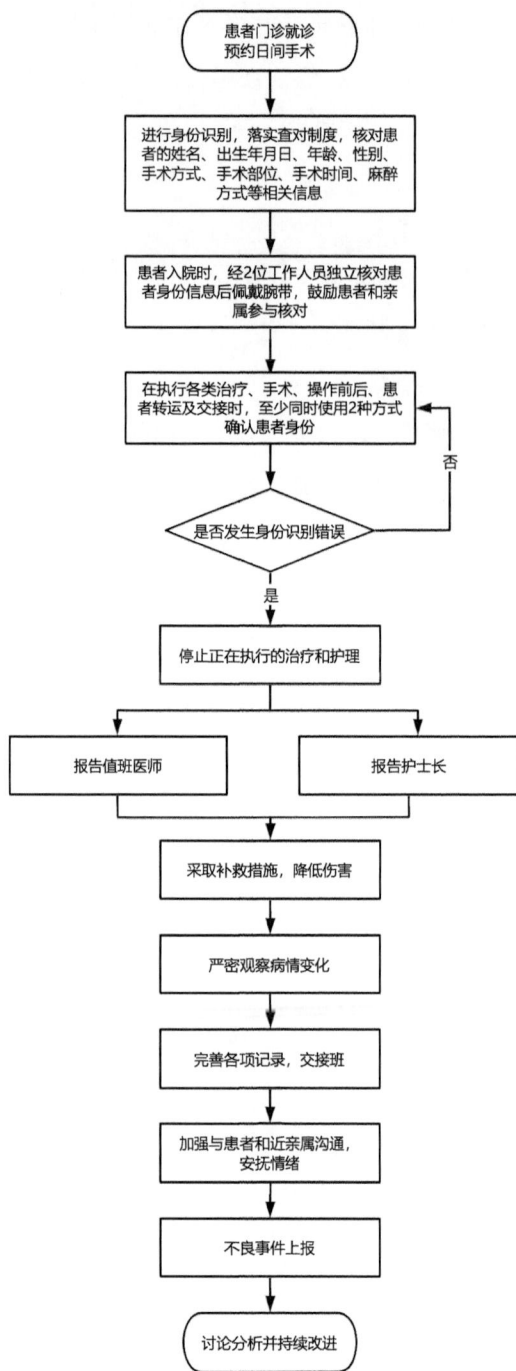

图 6-1-1　患者身份识别错误预防及处置流程

（莫洋　孙辉）

第二节　给药错误风险防范与应急处理

　　给药错误是指在遵医嘱给患者用药过程中，发生的药物名称、给药对象、给药时间、给药方法、给药剂量、给药速度等错误。

　　药物治疗是临床医疗工作中的重要组成部分，护士是药物治疗最直接的实施者和管理者，及时准确使用药物并对药物治疗进行全程的安全管理，是护士重要的职责之一，也是确保护理安全的重要环节。日间手术涉及的专科多、病种多，病房使用药物的品种多、规格多，同时由于日间手术周转快，用药安全方面存在一定的风险。为保证日间手术患者用药安全、增强医务人员风险防范意识和应急处理能力、最大限度地减少对患者的危害、保障患者安全，依据《患者安全专项行动方案（2023—2025年）》《三级医院评审标准（2022年版）实施细则》《2022年国家医疗质量安全改进目标》《中国医院协会患者安全目标（2022版）》《医疗质量管理办法》《医疗质量安全核心制度要点》等有关文件精神，结合实际情况，特制定本预案。

一、基本要求

　　（1）严格执行查对制度。

　　（2）加强手术室、病房药物申领、贮存、识别、使用的全流程管理。

　　（3）加强高警示药物管理。

　　（4）严格执行麻醉药物、精神药物、抗肿瘤药物、抢救药物的使用与管理规范。

　　（5）强化合理用药教育与培训，严格掌握静脉输液适应证，减少不必要的药物应用。

二、预防措施

　　（1）药物的放置符合药物说明书存储要求，专柜（专屉）、分类、原包装存放；高警示药物单独存放，有醒目标识；易混淆（听似、看似、一品多规格）药品分开存放。

　　（2）麻醉药物及第一类精神药物由专人负责，专柜双锁保管，专用处方，专册登记，班班交接，账物相符。

　　（3）抢救药物应做到"五固定、一及时"：定品种、定数量、定位置、定人负责、定期检查、及时补充。

　　（4）杜绝过期药物，坚持"先进先出""需多少领多少"的原则，科室安排专人每月检查药品数量、质量和有效期。

（5）杜绝不规范处方与口授处方（非紧急情况下），及时识别和纠正有问题的医嘱，从源头杜绝或减少用药错误的发生。

（6）正确执行医嘱，做到正确的时间、正确的患者、正确的剂量、正确的途径和正确的给药方式，认真观察患者用药后的反应。

（7）严格落实查对制度，执行"三查八对一注意"：操作前、操作中、操作后查；对患者床号、姓名、药名、剂量、浓度、时间、用法、有效期；注意用药后反应。

（8）给药前应询问患者用药史和药物过敏史，用药过程中注意倾听患者主诉，若有疑问，应立即停止给药，需再次查对无误后方可执行。

（9）提供覆盖日间手术全流程的用药教育服务，包括药物的基本用途、预期疗效、剂型、给药途径、剂量、用药时间、疗程、主要注意事项，以提高患者用药依从性，降低用药错误发生率，保障医疗质量和医疗安全。

（10）加强学习与培训，不断提高和更新临床药学知识，提升用药安全。

三、应急处置要点

（1）发现给药错误时，应立即停止药物的使用，报告值班医师和护士长，迅速采取相应的补救措施，尽量避免对患者身体造成损害，并将损害降至最低。

（2）反应较轻或暂时无反应者，遵医嘱给予相应处理；若发生严重过敏反应，参照过敏性休克的处理程序处理；需抢救者推抢救车至床旁就地抢救。

（3）监测患者生命体征，密切观察病情变化，并完善各种记录。

（4）做好患者和家属的安抚工作。

（5）发生错误事件时，应按照医疗机构《不良事件管理制度》相关要求进行上报，科室应对本事件进行讨论、分析，并制定改进措施，以持续改进。

四、预防及应急处置流程

在日间手术运行管理过程中，可参照给药错误预防及处置流程（图6-2-1），降低给药错误风险，提升用药安全水平。

医师下达给药医嘱

落实医嘱查对制度

落实药品管理的相关要求

执行查对制度
落实"三查八对一注意"

给药前询问患者用药史和
药物过敏史

是否发生给药错误 —否→ 正确执行医嘱

是

立即停止给药，报告医师
和护士长

监测生命体征和病情变化

配合医师采取相应的措施

如无反应或反应较轻，遵
医嘱给予相应处理或继续
观察

发生严重过敏反应参照过
敏性休克的处理程序处理

情况严重需抢救者推抢救
车至床旁就地抢救

完善各项记录，并交接班

安抚患者和家属情绪

不良事件上报

讨论分析并持续改进

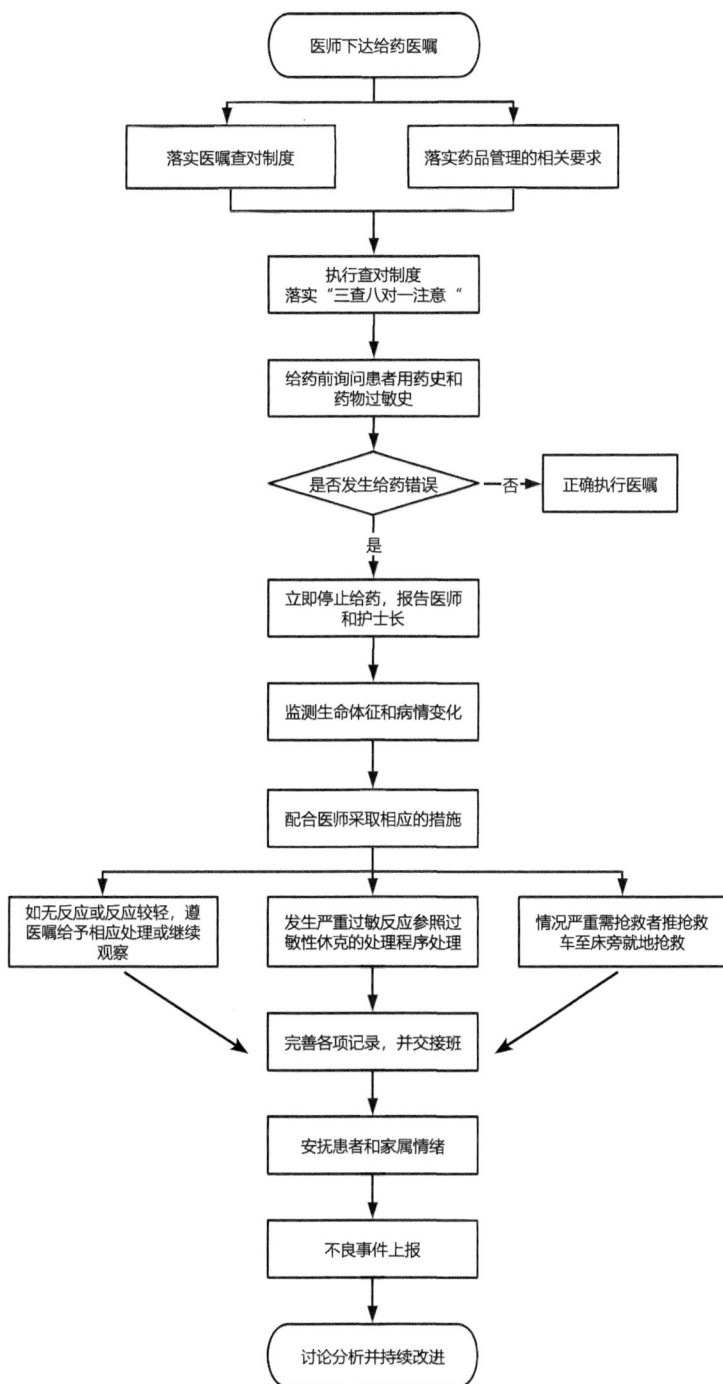

图 6-2-1 给药错误预防及处置流程

（莫洋 孙辉）

第三节　跌倒风险防范与应急处理

跌倒是指住院患者在医疗机构任何场所，未预见性地倒于地面或倒于比初始位置更低的地方，可伴或不伴有外伤。患者跌倒可能造成伤害，导致严重甚至危及生命的后果。

为规范跌倒的防范与应急处置，提高医务人员的风险防范意识及应急处理能力，最大限度减少对患者的危害，保障患者安全，依据《患者安全专项行动方案（2023—2025年）》《进一步改善护理服务行动计划（2023—2025年）》《三级医院评审标准（2022年版）实施细则》《中国医院协会患者安全目标（2022版）》《护理专业医疗质量控制指标（2020年版）》《成人住院患者跌倒风险评估及预防》等有关文件精神，结合实际情况，制定本预案。

一、基本要求

（1）医疗机构和科室应为日间手术患者提供安全的住院环境，包括功能良好的床单位及设施、活动区域无障碍物、地面干燥防滑、病室及活动区域光线充足等。

（2）护士可运用临床判定法判定患者跌倒风险等级，评估跌倒风险因素，识别跌倒高风险患者并予以重点防范。①评估时机：在日间手术患者入院时、术后第一次下床活动时、病情变化时、使用高跌倒风险药物时、跌倒高风险患者出院前，应进行跌倒风险评估。②识别日间手术跌倒风险因素：头晕、眩晕；视力障碍；肌力、平衡及步态异常；意识障碍；直立性低血压；频繁排泄；使用高跌倒风险药物（如镇痛药、降压利尿剂、泻药、镇静剂等）；携带导管等。③识别跌倒高风险人群：实施眼科、关节外科、神经外科、胸外科、心血管内科等专科日间手术的患者；年龄≥65岁。

（3）护士应对日间手术患者及其照护者进行预防跌倒的健康教育，采取多种形式的健康教育来增强患者及其照护者的防范意识，并鼓励他们主动参与预防措施的制定与实施。

二、预防措施

（1）在床边、就餐区、卫生间、盥洗间等易跌倒的高危区域，以及患者腕带上放置防跌倒警示标识。

（2）定期检查病房设施，保持设施完好，杜绝安全隐患，将日常用物、呼叫铃放在患者方便取用位置。

（3）在转运日间手术患者时，轮椅及平车需加安全带或护栏。

（4）针对风险因素的预防措施如下。①在进行日间手术前，应提前向患者及其照护者说明可能引发跌倒的风险因素，以增强他们的防范意识。对于肌力、平衡和步态存在异常的患者，在护理过程中应鼓励他们参与由康复医师制订的专门训练计划，并指导他们正确使用助行器等辅助设备。②对于接受全身麻醉的患者，在患者未完全清醒时，应卧床休息以预防跌倒。在术后首次小便时，鼓励患者在床上解决，如果确实需要下床，应有照护者在旁协助，以防止患者因直立性低血压或身体虚弱而导致跌倒。③行全身麻醉的日间手术患者在术后首次下床活动时，应遵循"三部曲"原则：平躺30秒、坐起30秒、站立30秒后再行走。首次下床活动应有照护者陪同。当患者感到头晕、乏力、步态不稳或无法移动时，应立即坐下或蹲下，靠墙，并呼叫他人寻求帮助。④日间术后的患者，如果没有出现恶心呕吐等不适症状，宜尽早恢复饮食，以避免因长时间禁食而引发低血糖，从而导致跌倒。⑤对于使用可能增加跌倒风险的药物时，如入院前服用泻药进行肠道准备、术后进行镇痛治疗等，护士应明确告知患者及其照护者需提高跌倒防范意识。⑥对于出院时仍有跌倒风险的患者（如关节外科、眼科手术患者），护士应告知他们居家预防跌倒的要点，并在出院后加强对这些患者的随访。

（5）加强医务人员培训，并定期进行应急预案演练，提高防范意识及能力。

三、应急处置要点

（1）当护士发现患者跌倒时，应立即前往患者身旁，迅速查看其全身状况和局部受伤情况，初步评估有无危及生命的症状、骨折或肌肉、韧带损伤等情况，并立即通知医师为患者进行检查。

（2）根据患者跌倒的部位和伤情，采取相应的搬运方法将患者抬至病床上，护士配合医师对患者进行检查，根据伤情采取必要的处理措施。

（3）加强巡视直至患者病情稳定。巡视过程中，严密观察患者病情变化，发现异常情况及时向医师汇报；准确记录患者病情变化，做好交接班。

（4）了解患者跌倒的原因，再次评估跌倒风险，向患者及其照护者告知跌倒预防的注意事项，提高他们对跌倒的自我防范意识，避免再次跌倒。

（5）患者跌倒后，按照医疗机构《不良事件管理制度》相关要求进行上报，科室应对跌倒事件进行讨论分析，制定改进措施并持续改进。

四、预防及应急处置流程

在日间手术运行管理过程中，可参照跌倒预防及处置流程（图6-3-1），强化患者安全管理。

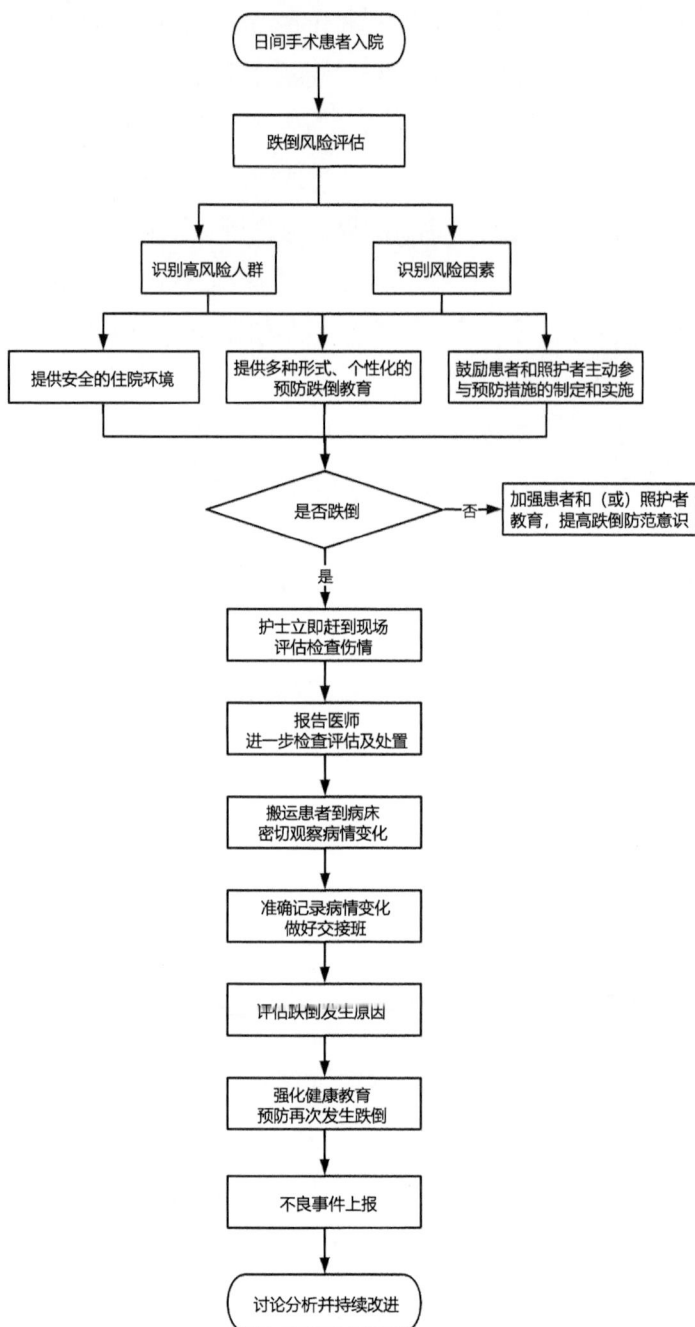

图 6-3-1　跌倒预防及处置流程

（莫洋　孙辉）

第四节 心搏骤停风险防范与应急处理

心搏骤停是指心脏泵血功能的突然停止，造成全身循环中断，呼吸停止和意识丧失。心搏骤停发生后，由于脑血流的窒然中断，10秒左右患者即可出现意识丧失，若不及时抢救即危及患者生命。

为了提高医务人员对心搏骤停的风险防范意识及应急处理能力，最大限度地减少对患者的危害，保障医疗安全，依据《患者安全专项行动方案（2023—2025年）》《医疗质量安全核心制度要点释义（第2版）》《医疗机构日间医疗质量暂行管理规定》《三级医院评审标准（2022年版）实施细则》等文件精神，特制定本预案。

一、基本要求

（1）日间手术所有医务人员均应接受急救技能的培训，掌握急救基本理论、基础知识和基本急救操作技能（包括但不限于心肺复苏等），具备独立抢救能力。

（2）医疗机构应当建立急救资源配置制度，保证日间手术护理单元、手术室、麻醉恢复室根据需要合理配备急救药品、设备，并确保各类抢救设备和药品随时可用。

（3）日间手术护理单元、手术室、麻醉恢复室应将本区域内抢救设备安置于固定的、便捷可及的位置，定期巡查和维护。

（4）医护人员应知晓抢救设备位置、使用方法。

（5）开展日间手术的护理单元应制定应急预案，完善日间手术会诊、转诊机制，明确抢救资源紧急调配的机制，加强应急演练。

二、预防措施

（1）急救设施和设备应当始终保持在完好备用状态。

（2）值班护士应严格落实医疗质量安全核心制度，提升早期识别与处置病情的能力，最大限度保障患者医疗安全。

（3）护理人员应熟练掌握心肺复苏流程、常用生命支持设备的使用方法及注意事项。

（4）由于日间手术护理单元急危重症患者较少，科室应定期组织护理人员进行急救知识和技能的培训、演练及考核，提升护士的风险应对及处置能力。

（5）抢救结束后，做好急救药品、器械清理消毒工作，及时补充抢救车药品、物品，并使急救仪器处于备用状态。

三、应急处置要点

（1）值班护士一旦发现患者意识丧失、对外界无任何反应，应立即呼救，启动急救反应系统。

（2）将患者平放在坚硬的平面或病床上，立即进行心肺复苏。

（3）建立人工循环，持续进行胸外心脏按压。

（4）开放气道，保持上呼吸道通畅，建立人工气道，实施有效通气。

（5）快速建立静脉通道，遵医嘱给药治疗。

（6）严密监测患者生命体征的变化，及时报告医师，并协助医师准备气管插管和除颤。

（7）复苏成功后，进一步提供高级生命支持。

（8）参加抢救的医护人员应分工明确、密切配合、有效沟通，严格执行各项规章制度和抢救流程。

（9）抢救过程中，应落实查对制度，正确执行医嘱，及时准确记录抢救过程。

（10）认真与患者家属沟通并提供心理护理，同时注意安慰同病房的患者及其家属，并在条件允许的情况下将同病房患者转移到其他房间。

（11）抢救结束后 6 小时内，据实、准确地书写抢救记录。

（12）抢救结束后，应组织手术医师、麻醉医师、日间病房医护人员进行病例讨论，总结经验教训，并进行持续改进。

四、应急处置流程

值班护士一旦发现患者心搏骤停，应立即启动应急处置流程（图 6-4-1）。

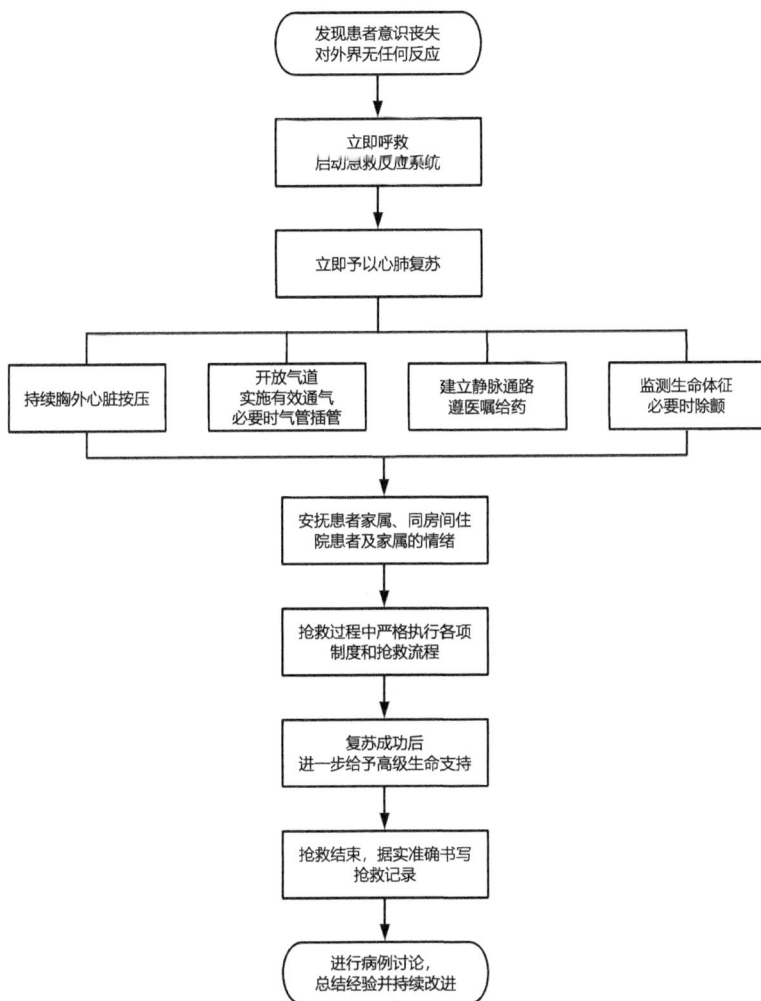

图 6-4-1　心搏骤停应急处置流程

（莫洋　孙辉）

第五节　呼吸道梗阻风险防范与应急处理

术后呼吸道梗阻指由于气管软骨病变、声带瘫痪、声门狭窄、舌后坠、喉痉挛、喉头水肿、血肿、呼吸道分泌物增多、误吸、引流管堵塞或不畅等原因导致呼吸道阻塞，使气流严重受阻，从而引起缺氧和二氧化碳蓄积，如处理不及时可导致严重后果。

159

为规范术后呼吸道梗阻的防范与应急处置，提高医务人员的风险防范意识及应急处理能力，最大限度减少对患者的危害，保障患者安全，依据《患者安全专项行动方案（2023—2025 年）》《医疗质量安全核心制度要点释义（第 2 版）》《医疗机构日间医疗质量暂行管理规定》《三级医院评审标准（2022 年版）实施细则》等有关文件精神，特制定本预案。

一、基本要求

（1）日间手术所有医务人员均应接受急救技能的培训，掌握急救基本理论、基础知识和基本急救操作技能（包括但不限于心肺复苏等），具备独立抢救能力。

（2）医疗机构应当建立急救资源配置制度，保证日间手术护理单元、手术室、麻醉恢复室根据需要合理配备急救药品、设备，并确保各类抢救设备和药品随时处于可用状态。

（3）日间手术护理单元、手术室、麻醉恢复室应将本区域内抢救设备安置于固定的、便捷可及的位置，定期维护和巡查。

（4）医护人员应知晓抢救设备位置、使用方法。

（5）开展日间手术的护理单元应当建立日间手术应急预案，完善会诊、转诊机制，明确抢救资源紧急调配机制，加强应急演练。

二、预防措施

（1）患者预约日间手术时，护士应查看患者检查检验结果和麻醉评估结果，评估患者是否存在肥胖、急性呼吸道感染、睡眠呼吸暂停综合征、吸烟等情况并及时加强与医师的沟通。

（2）为预防术后呼吸道梗阻，在患者预约全身麻醉日间手术时，应加强患者健康教育，包括但不限于禁食固体食物 8 小时以上、禁饮 2 小时以上、戒烟、取下活动的义齿等。

（3）术后患者尚未完全清醒时，应将其头部偏向一侧，及时清除上呼吸道内分泌物、血液及异物；头部、面部、咽喉头、颈部及胸外科手术患者清醒后应取半坐卧位。

（4）术后密切观察患者病情变化，及时识别术后呼吸道梗阻的迹象，如憋气、呼吸短促、呼吸困难、喘鸣、发绀、血氧饱和度下降等；应加强肥胖及打鼾患者的夜间巡视，注意观察其有无呼吸抑制或睡眠呼吸暂停，若发生应立即唤醒患者。

（5）对于高风险患者或行高风险手术的患者，应在其床头备气管切开包，以便紧急情况下施行气管切开术。

（6）颈部、胸部外科术后应注意观察患者引流液颜色、量及性状，以及切口敷料渗血情况，注意患者有无颈部增粗、呼吸困难等情况出现。若切口渗血较多，颈部肿胀，患者自诉胸闷、呼吸急促、呼吸困难、喘鸣，应考虑血肿、胸腔积液和（或）气胸的可能，需立即通知医师给予相应处理。

（7）颈部术后应注意患者的发音和吞咽情况，观察患者有无神经损伤的表现，如声音嘶哑、呼吸困难、呛咳等。

（8）术后遵医嘱给予患者雾化吸入，指导并鼓励患者做深呼吸和有效咳嗽运动。

三、应急处置要点

（1）遇有呼吸道梗阻或阻塞时，要迅速明确梗阻部位和原因，及时处理，在最短时间内恢复通气。①舌后坠：托起下颌、放置口咽或鼻咽通气道、插入气管导管等。②因痰液堵塞导致呼吸困难：应立即吸痰，必要时行气管内插管、气管切开术。③发生误吸：A.采取头低位偏向一侧，以利于分泌物或胃内容物排出；B.将口腔或咽部残余物质抽吸干净；C.面罩给氧；D.缺氧严重或面罩吸氧不合作者，立即行气管插管，持续正压通气；E.循环支持；F.遵医嘱给予患者对症支持治疗。④出现血肿压迫气道：立即报告值班医师和手术医师，协助医师立即拆开切口缝线，清除血肿，必要时进手术室再次行手术探查。

（2）密切观察患者病情变化，遵医嘱给药治疗，记录并交接班。

（3）再次评估患者呼吸道梗阻风险，并加强患者及家属教育。

（4）认真做好家属的沟通、安慰等心理护理工作。

（5）抢救结束后，应组织手术医师、麻醉医师、日间病房医护人员进行病例讨论，总结分析经验教训，并进行持续改进。

四、应急处置流程

值班护士一旦发现患者呼吸道梗阻，应立即启动应急处置流程（图6-5-1）。

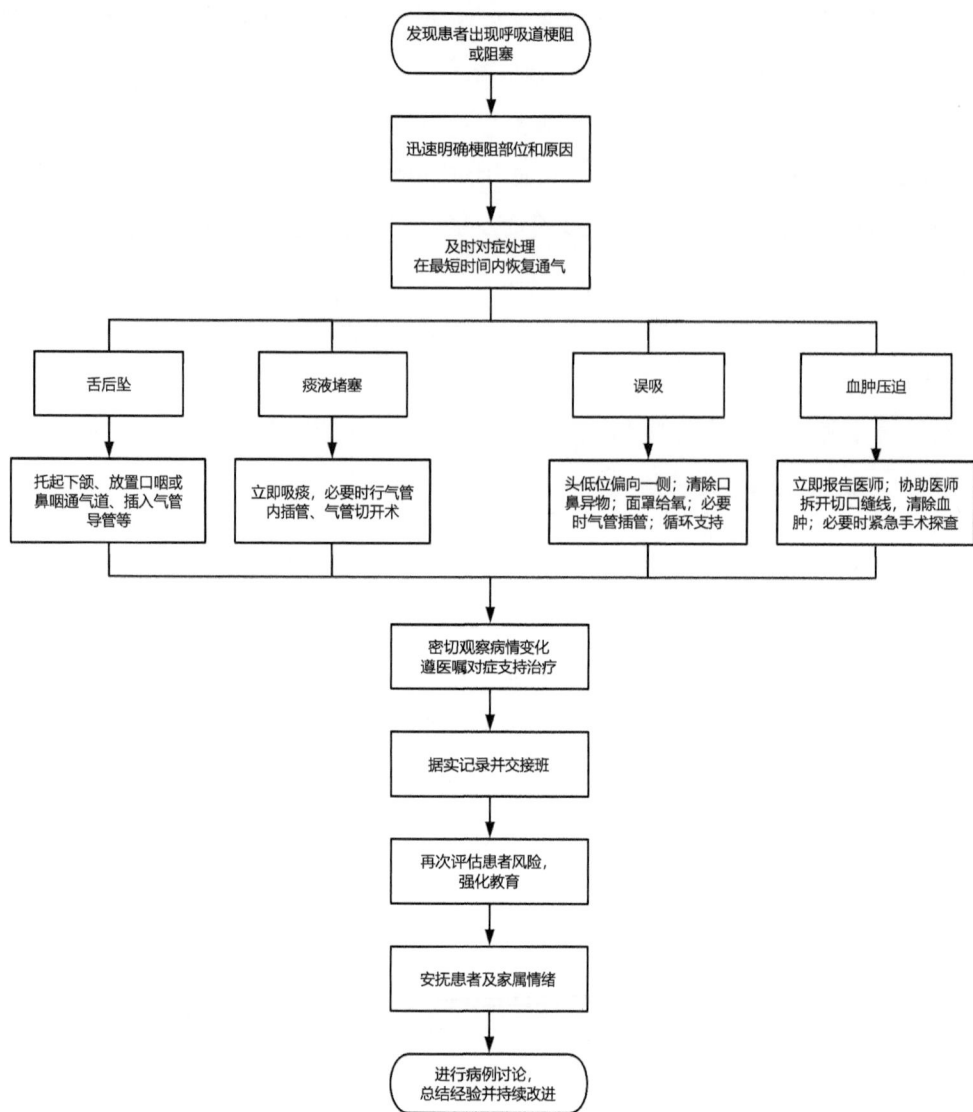

图 6-5-1 术后呼吸道梗阻应急处置流程

患者安全是医疗质量管理的基石和核心内容，它不仅影响患者在选择医疗机构时的决策，而且还是衡量医疗机构经济效益和社会效益的关键指标。医疗服务安全与否直接关系到医院的社会形象及公众对医疗机构的信任程度，对医疗机构的长期生存和发展具有决定性的影响。在日间手术这一医疗服务模式中，患者从入院、接受手术直至出院的整个过程被要求在 24 小时之内完成，这就对医疗质量和患者安全提出了更高的要求。因此，确保日间手术过程中的医疗质量和患者安全，成为这一服务模式能否持续高质量发展的关键因素。

在日间手术的整个运行过程中，护理工作发挥着至关重要的作用。护士作为医疗服务团队中的重要成员，其工作质量直接影响到患者的治疗效果和安全。因此，护士在日间手术的全流程护理工作中，必须加强对护理风险的识别与评估，以及对潜在风险的预防、监测及处置，通过运用专业知识和技能，为患者提供一个安全、有序且高质量的护理服务环境。

（莫洋　孙辉）

第七章

医院感染控制与预防

随着医疗技术的不断发展，日间手术正成为国内新的高效的医疗服务模式。由于患者在院时间短，日间手术的医院感染管理尚未引起国内医疗机构和医务工作者的重视。美国的日间手术开展较早且较为规范，2010 年 Schaefer 等对美国 67 个日间手术中心医院感染的现状进行了调查，结果显示 67.6% 的日间手术中心在手卫生、安全注射和药物使用、设备复用、环境清洁，以及血糖检测设备的处理这 5 个方面中的至少 1 个方面存在管理缺陷。这提示医疗机构在追求日间手术高效率的同时，不能缺失对日间手术中心医院感染管理工作的重视。医疗机构应高度重视日间手术的医院感染管理工作，根据《医院感染管理办法》、《医院感染预防与控制评价规范》（WS/T592-2018）、《病区医院感染管理规范》（WS/T510-2016）、《医务人员手卫生规范》（WS/T313-2009）及《消毒技术规范》等文件精神，结合医疗机构日间手术运行的实际情况，制定适合本单位日间手术的医院感染管理规范，构建覆盖日间手术全流程的医院感染预防和控制体系，具体防控要点见图 7-0-1。

日间手术病房和日间手术室的医院感染管理应认真落实国家、医疗机构相关的医院感染预防和控制的内容及要求。实行医院感染管理委员会、医院感染管理委员部门和日间手术病房医院感染管理小组三级管理，各司其职落实日间手术医院感染预防与控制系列措施，提高医疗质量，保证医疗安全。在推进日间手术工作过程中，科室医院感染管理小组应重点落实以下工作：①负责本病区医院感染管理的各项工作，结合医院感染防控工作特点，制定相应的医院感染管理制度，并组织实施；②根据本病区主要医院感染特点（如医院感染的主要部位、主要病原体、主要侵袭性操作）制定相应的医院感染预防与控制措施及流程，并组织落实；③配合医院感染管理部门进行本病区的医院感染监测，及时报告医院感染病例，并应定期对医院感染监测、防控工作的落实情况进行自查、分析，发现问题持续改进，并做好相应记录；④定期组织本病区医务人员开展医院感染管理知识和技能的培训、考核；⑤接受医疗机构对本病区医院感染管理工作的监督、检查与指导，落实医院感染管理相关改进措施，评价改进效果，做好相应记录。

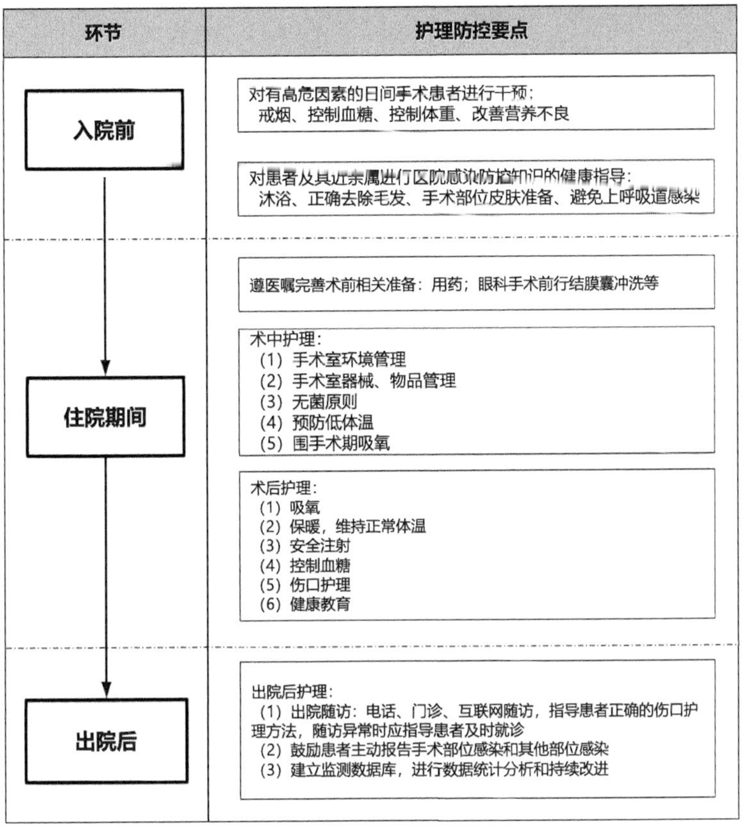

环节	护理防控要点
入院前	对有高危因素的日间手术患者进行干预： 戒烟、控制血糖、控制体重、改善营养不良
	对患者及其近亲属进行医院感染防控知识的健康指导： 沐浴、正确去除毛发、手术部位皮肤准备、避免上呼吸道感染
住院期间	遵医嘱完善术前相关准备：用药；眼科手术前行结膜囊冲洗等
	术中护理： (1) 手术室环境管理 (2) 手术室器械、物品管理 (3) 无菌原则 (4) 预防低体温 (5) 围手术期吸氧
	术后护理： (1) 吸氧 (2) 保暖，维持正常体温 (3) 安全注射 (4) 控制血糖 (5) 伤口护理 (6) 健康教育
出院后	出院后护理： (1) 出院随访：电话、门诊、互联网随访，指导患者正确的伤口护理方法，随访异常时应指导患者及时就诊 (2) 鼓励患者主动报告手术部位感染和其他部位感染 (3) 建立监测数据库，进行数据统计分析和持续改进

图 7-0-1　日间手术医院感染护理防控要点

第一节　日间手术病区医院感染管理

　　与传统住院手术患者不同，日间手术患者的术前评估是在门诊进行的，他们的在院时间仅为 1 天，他们的术后康复则在家庭和社区环境中进行。因此，针对一般住院患者手术部位感染（surgical site infection，SSI）的防控措施与流程并不完全适用于日间手术患者。我们在日间手术管理实践中发现，由于日间手术患者周转快、日间手术数量大幅度增加，以及病种和手术方式不断扩展，存在床单位消毒不彻底、SSI 数据收集不准确及可能发生医院感染等潜在风险。建立一个覆盖日间手术院前评估与干预、在院手术期间防控、术后随访监测全流程的医院感染预防和控制体系，不仅能够保障患者安全、提升患者的就医体验，还能确保医疗安全、提高医疗质量。

　　日间手术在我国的开展时间相对较短，目前，国内针对日间手术医院感染管理的研究相对较少，缺乏标准化、制度化的全流程防控体系。日间手术病区应严格执行国家和医疗机构关于医院感染预防和控制的相关内容及要求，有效预防和控制医院感染，提高医疗质量，确保医疗安全。在日间手术的运行过程中，日间手术病区的医院感染管理需要关注以下内容。

一、管理要求

（1）应建立职责明确的病区医院感染管理小组，负责病区医院感染管理工作。

（2）应遵循《病区医院感染管理规范》（WS/T510-2016）、《医疗机构环境表面清洁与消毒管理规范》（WS/T512-2016）、《医务人员手卫生规范》（WS/T313-2019）、《医院隔离技术标准》（WS/T311-2023）、《医院感染监测标准》（WS/T312-2023）及《医疗机构消毒技术规范》（WS/T367-2012）的要求。

（3）应定期组织医务人员开展医院感染管理相关知识和技能的培训及考核。

（4）应配备合格且充足的感染预防与控制工作相关的设施和物品，包括体温计（枪）、手卫生设施与用品、个人防护用品、卫生洁具、清洁/消毒灭菌产品和设施等。

（5）应遵守标准预防的原则并落实具体措施。

二、医院感染预防与控制措施

（一）环境及物体表面管理

日间手术病区环境及物体表面医院感染管理应遵循国家卫生计生委发布的《医疗机构环境表面清洁与消毒管理规范》（WS/T512-2016）的规定。科室兼职感控护士负责培训和督导保洁人员，落实病区环境表面清洁与消毒管理。日间手术患者周转快，为了保障床单位彻底消毒，可采取以下措施。

（1）为减少病房护理工作的混乱，根据患者手术排程，实施分时段入院，防止人员过度集中。

（2）及时调配人力资源，对当日完成术后出院的患者床位进行终末消毒处理，确保为次日接收新患者做好充分准备。

（3）在出入院高峰时段，增派1名保洁人员，以缩短患者的等待时间。

（4）配置适量的移动式床单位消毒设备，以提升终末消毒的效率。

（5）日间病区应配备足够的床上用品和病服，确保每位患者使用的床单位用品和病服都能做到一人一换。

（6）可设立日间手术患者术前等候区，以便患者在等候区完成手术服更换、术前再次评估、术前谈话签字，以及完善术前准备等工作。在床单位完成终末消毒处理后，患者即可被安排至正式床位。

（7）对于实验室检查结果呈阳性的特殊乙类传染病患者（如梅毒确诊者、HIV 阳性者、乙型肝炎病毒携带者等），医护人员交接班时应重点进行交接，并采取相应的消毒措施。

（二）患者管理

医疗机构在制定日间手术患者遴选标准时，应综合考虑日间手术围手术期感染的风险。对于存在医院感染高风险的患者，不适合预约日间手术。医院感染高风险患者包括空腹血糖＞ 10 mmol/L 者，多种耐药菌（耐甲氧西林金黄色葡萄球菌、耐万古霉素肠球菌、耐碳青霉烯类肠杆菌等）感染者，手术部位以外感染未治愈者。日间手术入院前围手术期感染的风险评估具体流程可参照图 7-1-1。

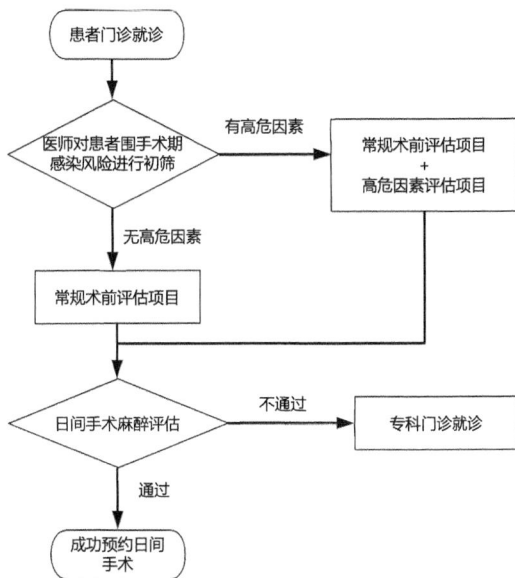

图 7-1-1 日间手术入院前围手术期感染的风险评估流程

同时，需重视患者及其家属的教育和管理，应当建立覆盖入院前、住院期间、出院后的日间手术医院感染预防和控制的健康教育体系，加强患者及其家属医院感染预防和控制的相关知识健康教育，包括但不限于手卫生的重要性、标准预防措施、预防手术部位感染，以及出院后监测 SSI、泌尿系统感染和肺部感染等。通过健康教育活动，提高患者及其家属的感染防控意识，确保他们在住院期间能够积极配合医院感染控制措施。健康教育包括但不限于以下内容。

（1）在预约日间手术时，应指导患者在入院前对手术部位进行适当的皮肤准备，确保彻底清除手术切口及其周围皮肤上的污染物。术前的备皮工作可在手术当天进行，采用不伤害皮肤的方法去除手术区域的毛发。

（2）应指导患者在术前 1 天于家中进行全身及手术区域皮肤的清洁工作，包括洗头、剪短指甲、更换干净的衣裤。同时，需告知患者避免在手术区域的皮肤上涂抹任何化学物质。

（3）指导患者在等候手术期间，应注意预防上呼吸道感染。

（4）术后应指导患者正确进行出院后的伤口护理，以预防手术部位切口感染。

（5）若患者在出院后出现围手术期感染，应提供指导，帮助患者了解如何正确处理或及时就医。

（三）医务人员行为管理

日间手术病区的医务人员必须严格遵循医院及本病区的医院感染控制制度和预防措施，这些措施包括手卫生、标准预防、无菌操作、正确使用个人防护装备（如外科口罩、手术服、防护面罩等）、安全注射，以及医疗废物的管理。为确保医院感染控制措施得到严格的遵守和准确的执行，医院感染控制人员应定期对日间手术病区的医务人员进行监督和检查，并定期组织有关医院感染控制的知识和技能的培训与考核，以确保所有感染预防措施都得到妥善执行。建立有效的沟通机制，确保医院感染专职人员、病区医护人员、专科医师之间能够及时、准确地交流信息。在日常管理中，日间手术病区应定期对医院感染防控措施的执行情况进行自查和评估，及时发现并纠正存在的问题。

（四）医院感染监测与报告

日间病区护理人员应按照医院感染管理部门的要求开展医院感染及其相关监测。随访时应追踪患者是否发生 SSI、手术部位以外的其他感染，医院和科室应定期对日间手术患者 SSI 数据进行统计分析，讨论日间手术医院感染存在的风险点及防控措施；按照医院要求及时上报医院感染病例，对监测发现的感染危险因素应及时向医院感染管理部门、手术室、手术医师沟通、反馈并进行分析，及时采取有效的控制措施。

（莫洋　孙辉）

第二节　日间手术室医院感染管理

由于日间手术患者在院时间短，手术台次周转快、流动性大，易发生管理不到位而造成手术室环境及医疗器械消毒不彻底进而造成医院感染；同时部分工作人员认为日间手术相对简单，对手术感染认识不足，术前洗手消毒不彻底，增加了医院感染的风险。

因此，手术室作为日间手术运行的关键一环，应加强医院感染管理，采取有效的手段预防医院感染的发生。在日间手术运行过程中，日间手术室医院感染管理需关注以下内容。

一、管理要求

（1）医疗机构手术部（室）建筑布局应符合国家的相关标准、规范，满足环境污染控制的要求。

（2）日间手术室的医院感染管理工作应与中心手术室采取同质化管理。

（3）应遵循《中华人民共和国传染病防治法》、《医院感染管理办法》、《病区医院感染管理规范》（WS/T510-2016）、《医疗机构环境表面清洁与消毒管理规范》（WS/T512-2016）、《医务人员手卫生规范》（WS/T313-2019）、《医院隔离技术标准》（WS/T311-2023）、《医院感染监测标准》（WST312-2023）、《医疗机构消毒技术规范》（WS/T367-2012）、《医院空气净化管理规范》（WS/T368-2012）及《医院消毒卫生标准》（GB15982-2012）的要求。

（4）应定期组织医务人员开展医院感染管理相关知识和技能的培训及考核。

（5）应配备合格、充足的感染预防与控制工作相关的设施和物品，配备足量的个人防护装备。

二、医院感染预防与控制措施

（一）环境及物体表面管理

（1）对日间手术室设备和环境的要求不仅不能低于住院手术室，甚至应该更为严格。手术室应从内到外划分为洁净区、准洁净区和非洁净区，并建立专门用于术后患者转运的清洁通道。在条件允许的情况下，专业日间手术室应更加细分，如眼科可以细分为内眼手术间、外眼手术间及感染手术间，其中感染手术间应靠近污物通道。

（2）每台手术结束后，指定人员负责清扫和拖地，并妥善处理医疗废物；接台手术应间隔15分钟以上，以便排尽上台手术可能遗留的污染颗粒，保证手术室空气的洁净度；定期由专人检查和维护层流净化设备，及时更换过滤器，防止污染；全天手术结束后，应对手术间环境和物体表面进行彻底的清洁消毒，遵循由污染轻的区域到污染重的区域依次进行清洁消毒的原则，用清水擦拭无影灯、输液架、麻醉机、器械车、手术床、地面等物体表面后，再根据污染的风险进行适宜的消毒处理；每天下班前，应于手术间备齐次日手术所需物品并调节温湿度，关闭自动门进行净化；每周应对手术间环境及所有物体表面进行全面的清洁与消毒，如回风口、门窗、柜内、天顶、墙壁、无影灯、手术床、多功能塔、麻醉机、输液架、器械车、踏脚凳、污物桶、地面等用清水擦拭后进行消毒处理；每月对日间手术室的空气、物体表面、无菌物品等进行采样细菌培养，若检测到菌落数超过正常范围，则需采取相应的干预措施。

（3）建立健全手术器械管理制度，根据每天日间手术量，配备足够手术台次周转的器械，并由专人负责管理。将手术所需器械、敷料及一次性耗材整合为相应手术包，避免手术器械交叉感染。对于精细器械，必须先手工清洗后再机械清洗和消毒，同时要保证消毒剂的浓度及消毒时间，对于不能进行高压灭菌的器械采取环氧乙烷灭菌。所有使用过的器械应在使用后立即回收并集中进行清洗。对于感染患者、阳性患者使用过的手术器械，应记录器械名称及数量，将其放入消毒透明袋中，统一送至医疗废物存放处进行处理，避免引起二次感染。加强一次性物品的使用管理，在术前检查其灭菌日期，使用时严格进行无菌操作，一旦污染不能使用。

（二）医务人员行为管理

定期开展日间手术室感染相关知识培训，增强医务人员消毒、无菌意识，同时考核护理人员对日间手术室感染知识及规范操作的掌握情况。参加手术的护理人员在术前应做好个人清洁。手术中应限制手术间内的人数，避免人员频繁走动和随意出入手术间，以减少自动门开启次数，从而减少空气污染。每个巡回护士同一时间应只负责1台手术的配合工作。根据手术感染风险，合理规划手术的区域和台次，同一天内同一手术间实施多例手术时，优先安排无感染（传染）性疾病患者的手术；手术中注意患者保暖，勿用大量冰凉冲洗液冲洗手术部位，预防低体温发生。

（莫洋　孙辉）

第三节　手术部位感染预防

手术部位感染（SSI）是指发生在手术切口、深部器官和腔隙的感染。研究表明，日间手术与传统住院手术患者的SSI发生率在统计学上并无显著差异，而SSI已成为日间手术患者再入院的主要原因之一。SSI的发生不仅严重威胁医疗质量和安全，还会导致医疗费用增加，影响患者的就医体验，并降低患者对医疗服务的满意度。随着医疗技术的进步，日间手术的发展速度和服务范围预计将持续扩大；同时，随着我国人口老龄化的加速，具有感染高危因素的日间手术患者数量也将不断增加。而传统的日间手术SSI防控体系在入院前的评估与干预、住院手术期间的防控、出院后的随访监测及数据总结分析等方面还存在一些盲区，加之日间手术患者的住院时间较短，传统的 SSI 防控措施和流程并不完全适用于他们。因此，医院感染管理部门与日间手术病区的管理人员及工作人员携手合作，遵循国家相关法规和标准，参考国内外最新的指南，基于流程梳理与优化，构建了一个涵盖院前、院中及院后的日间手术 SSI 防控体系，以切实推动日间手术的医院感染预防与控制工作，确保日间手术患者的医疗安全。

一、入院前手术部位感染护理管理

在门诊预约时，医师需评估患者进行日间手术时发生 SSI 的风险。应对实施日间手术的患者进行 SSI 高危因素的评估，并对可控因素如糖尿病、吸烟、营养不良、肝肾功能不全等进行医护协同干预。在患者入院前，护士应重点完成以下工作。

（1）对于患有基础疾病的日间手术患者，如合并糖尿病的患者，应指导患者在入院前落实血糖监测，必要时在内分泌科就诊并控制血糖，确保血糖值维持在 7.8 ～ 10.0 mmol/L，避免因血糖控制不良而增加手术部位感染的风险。

（2）在入院前，应对患者及其家属进行 SSI 防控知识的初步教育，内容包括但不限于术前皮肤准备、饮食指导、戒烟等。

（3）在入院前，还应评估患者心理状况，并对其进行心理干预，以减少手术应激可能引起的焦虑、恐惧等负面情绪（降低其抵抗力，影响术后的康复过程）。

二、住院期间手术部位感染护理管理

（1）为确保日间手术病区和手术室的医院感染预防与控制措施得到有效执行，请参阅本章第一节和第二节的内容。

（2）在术后，应密切观察伤口敷料是否出现渗血或渗液。一旦发现异常情况，应立即通知医师，及时进行换药或其他必要处理；遵照医嘱使用抗菌药物；对糖尿病患者进行血糖监测与调控。

（3）在患者出院前，应指导其掌握居家伤口护理的基本要点：术后活动应循序渐进，避免剧烈运动；继续戒烟，并保持高蛋白质、易消化的清淡饮食，确保充足的营养供给，以促进伤口愈合；同时，指导患者了解术后伤口的常规护理方法及并发症的观察要点。

三、出院后手术部位感染护理管理

日间病区护理人员应按照医院感染管理部门的要求，在出院随访时，对日间手术患者开展手术部位感染监测，具体流程可参照图 7-3-1。

（1）出院后，护理人员应对患者伤口恢复情况进行随访追踪。随访过程中，应重视患者的主诉，以便及时发现 SSI。

（2）对于发生 SSI 的患者，护理人员应第一时间通知手术医师，并指导患者再次就诊或接受治疗。患者需要再次就诊或再次入院时，为其开通绿色通道。

（3）随访时还应关注出院患者抗菌药物使用情况，指导患者合理、规范使用抗菌药物，避免药物滥用。

（4）按照医疗机构要求及时上报医院感染病例，及时沟通、反馈和分析监测发现的感染危险因素，及时采取有效的控制措施。

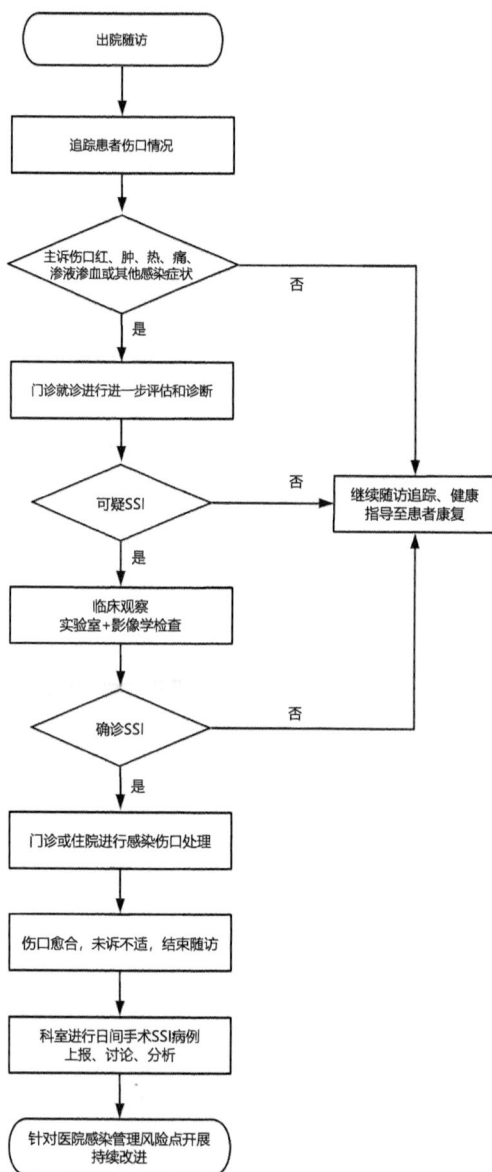

图 7-3-1　日间手术出院患者手术部位感染监测流程

在日间手术的推进过程中，医疗机构需深入探索如何在提升效率的同时，确保医疗质量和安全得到充分保障，实现质量与效率的双重提升，这是每位从事日间手术工作的医务人员必须面对和思考的重要课题。为了确保日间手术的安全性，严格遵守医院感染管理制度和流程是至关重要的，因为这直接关系到患者的健康和安全。此外，构建一个全面的日间手术 SSI 防控体系，覆盖患者从院前准备、院中手术过程到院后恢复的整个流程，有效降低 SSI 的发生率，从而提高日间手术服务的整体质量，提升患者满意度。

（莫洋　孙辉）

第八章

日间手术专项护理管理

日间手术的实施是一个复杂的系统工程，涉及医院管理、医疗质量、患者安全、护理服务、后勤服务等多个方面的协调与优化。在实施日间手术的过程中，医疗机构必须确保每个环节都能高效、准确地运作，这包括但不限于患者筛选、术前准备、手术过程、术后恢复、出院评估及出院随访等关键环节。在这些环节中，医护人员可能会遇到各种挑战，如对手术风险的准确评估、并发症的有效预防和及时处理、舒适化医疗服务的提供、健康教育的实施效果、患者在不同医疗环节间的安全转运交接及应急情况的妥善处置等。为了提升整体的护理管理水平，医疗机构必须对日间手术的关键环节或重点工作进行更为严格的管理。这不仅包括对医护人员进行更加专业的培训，还涉及加强患者健康教育、优化护理流程、制定应急预案等多个方面。通过这些管理措施，医疗机构可以有效提升整体护理管理水平，确保患者在日间手术过程中的安全和舒适，同时也能提高医疗机构的服务质量和效率，实现医疗服务的持续改进和优化。

第一节　加速术后康复理念护理

加速术后康复理念（ERAS）是由丹麦的 Kehlet 教授在 20 世纪 90 年代提出的。ERAS 基于循证医学，通过外科、麻醉、营养、护理等多学科的协作，优化围手术期的处理流程，从而减轻患者的生理和心理创伤应激反应，减少术后并发症，缩短住院时间，促进患者的快速康复。此外，它还提高了患者在围手术期的安全性和舒适度。

日间手术的发展与 ERAS 的实施和推广密不可分。ERAS 与日间手术都依赖于多学科团队的共同参与，它们在缩短住院时间、降低手术并发症、促进患者康复，以及提高医疗资源利用率方面具有高度一致性。与传统的住院手术相比，日间手术对医疗安全性、康复速度和质量提出了更高的要求。随着 ERAS 流程的进一步优化、推广和全面实施，日间手术将实现多维度的发展。在广度上，更多的手术将采用日间手术模式，日间手术在择期手术中的占比将显著增加；在深度上，更多复杂且高级的三四级手术也将实现日间化。在日间手术的护理和应用方面，ERAS 主要涵盖入院前的评估与健康指导、术中的配合与管理、术后快速康复理念的实施，以及出院后的延续性护理指导等几个阶段，确保日间手术的质量和患者安全。

一、术前预康复

预康复聚焦于术前的准备阶段，通过一系列干预措施，如运动、营养、心理支持、贫血筛查，以及内科疾病的诊疗优化，增强患者的心肺功能储备，以便更好地应对即将到来的手术及其带来的应激和创伤。作为一种辅助性的康复干预措施，预康复正逐渐受到更多的关注并得到更广泛的应用。它能够有效降低日间手术的取消率，减少术前等待时间，提高患者对疾病的认知，减少术后不良反应，提升患者的满意度。

预康复是 ERAS 管理的起始环节和关键优化措施。预康复强调早期介入，通过体能锻炼、营养支持和心理干预等预康复措施，将康复贯穿于诊疗全过程，旨在促进患者快速康复和功能恢复，在手术前可以提高患者的手术耐受力，减少术后并发症，加速术后康复进程。对于日间手术患者，可以根据不同的手术类型制定个性化的术前预康复方案。

（1）对于甲状腺手术患者、胸部手术患者及老年患者，指导其进行综合呼吸功能训练，包括腹式呼吸、缩唇呼吸、使用呼吸训练器和做呼吸操等。

（2）对于膝关节置换手术患者，指导其进行有氧运动、抗阻训练、柔韧性训练、本体感觉训练及功能任务练习等预康复训练。

（3）对于胸外科手术患者，指导其进行戒烟、有氧运动、抗阻力量训练、吸气肌训练，并采取营养优化等预康复方案。

（4）对于甲状腺外科手术患者，指导其进行颈部过伸体位训练、张口锻炼、深呼吸及有效咳嗽等训练。

（5）对于冠状动脉造影手术患者，指导其进行呼吸功能训练、肢体制动训练、卧床排尿训练及手指操训练等。

通过这些针对性的预康复措施，日间手术患者在入院前能够更好地进行手术准备，从而在术后更快地恢复健康。

二、术前健康指导

日间手术的病种、术式及患者的筛选均有严格标准，大多数日间手术患者病情稳定，且对手术麻醉耐受性好。然而，患者在术前可能经历失眠、焦虑、恐惧等心理反应，这些反应将不同程度地影响患者术后康复。术前对患者进行健康教育在一定程度上可缓解其紧张和焦虑情绪，可以使患者了解自己在整个医疗计划中发挥的作用，有利于增加患者对医疗行为的理解与配合。

预约日间手术时，应由专业的医护人员对患者及其家属进行日间术前健康指导，内容包括日间手术流程、术前及术后有利于康复的建议，如戒烟戒酒、缩短术前禁食禁饮时间、术后尽早恢复经口进食、早期下床活动、疼痛护理、恶心呕吐护理、预防静脉血栓栓塞、预康复训练等。

三、术前评估

充分的术前评估和准备为保障患者安全及整个手术过程的顺利进行奠定了坚实的基础。为了确保日间手术中患者安全，进行全面的术前评估和准备是至关重要的。对于日间手术的患者来说，在正式入院之前，医疗团队需要综合考虑患者的病史、体格状况及辅助检查结果，进行全面的多学科评估。这一过程不仅要对患者的身体状况进行细致的检查，还涉及对患者心理状态、营养状况、手术及麻醉风险、疼痛管理，以及社会学因素等多个方面的深入分析。通过全面的评估，医师能够更好地了解患者的个体差异和潜在风险，从而制定出更加个性化的治疗方案。在此基础上，医疗团队会采取 ERAS 策略，优化患者的生理和心理状态，确保其在接受手术时处于最佳状态。这些策略包括术前健康教育、营养支持、疼痛控制、缩短术前禁食禁饮时间、优化麻醉方案及术后早期活动等。通过这些措施，可以有效降低日间手术患者在围手术期的并发症发生率，缩短住院时间，加快患者的康复进程，最终达到提高患者满意度和医疗资源利用率的目的。

四、术前准备

为了确保日间手术患者能够顺利接受手术并加速康复，医护人员需要在患者入院前提供详尽的指导，确保他们完成所有必要的术前检查，并做好充分的术前准备。

此外，需调整患者的生理和心理状态，使其达到最适合手术的最佳状态；识别并纠正可能影响手术正常进行或术后恢复的潜在危险因素，以增强患者的免疫力和对手术的耐受能力，从而有效减少术后并发症的发生率。具体来说，护理人员应指导患者在术前戒烟禁酒，保证充足休息和健康饮食。对于需要服用药物的患者，应根据医嘱调整日常用药，以避免药物对手术产生不良影响。对于合并感染或患有基础疾病的患者，应建议他们前往相关专科进行咨询和治疗，以便有效控制感染和预防并发症的发生。对于营养不良或血红蛋白水平偏低的患者，应加强营养支持，纠正营养不良和贫血等问题，以提高手术成功率和加快术后康复速度。

同时，护理人员需要指导患者实施术前预康复计划，帮助患者了解手术过程、术后护理及如何快速恢复日常生活，提高手术的安全性和成功率，同时减少患者术后并发症的发生，确保患者能够得到最佳的医疗服务和护理。

五、术中体温保护

在手术过程中，患者出现低体温的情况不仅会延长术后苏醒的时间和住院周期，还会增加心血管意外和伤口感染等并发症的发生风险，严重时会导致患者死亡。体温保护是 ERAS 策略中极力推崇的一个关键环节，也是国家卫生健康委在《手术安全质量提升行动方案（2023—2025 年）》中明确要求的。对于接受日间手术的患者，应当常规监测其体温，以便及时发现并处理体温异常。在术前，医师和护士需要评估患者是否存在低体温的风险，并对患者的体温进行持续监测和记录，直至其被安全地转运到手术室；对于需要全身麻醉且手术时间 ≥ 30 分钟的患者，手术过程中应当采取主动的保温措施，以确保患者的体温 ≥ 36 ℃，可以使用压力暖风毯、循环水加温系统，对要输注的液体和血制品进行加温处理等。手术结束后，体温的监测和维持同样不容忽视。护士需要继续监测患者的体温并记录，维持患者体温 ≥ 36 ℃。此外，还应指导患者及其家属如何在术后进行有效的体温保护，包括穿着适当的衣物、保持病房适宜的温度和湿度等。

六、术后管理

（一）营养护理

围手术期营养管理是一个全面而细致的过程，包括术前准备、术中操作及术后恢复的各个阶段。在加速术后康复理念路径下，围手术期营养管理是患者术后恢复的关键和基础。手术本身、伴随的疼痛，以及术前长时间的禁食和禁水，都会加剧患者的应激反应并提高炎症水平。这些生理变化不仅会促进营养物质的分解代谢，还可能对患者的康复进程产生不利影响，特别是老年患者及四级手术患者。因此，应建立由手术医师、临床营养师、护士等组成的多学科合作团队，以便为日间手术患者制定合理的营养支持和干预措施，帮助其术后快速康复。

在手术预约阶段，患者应通过调整饮食习惯来改善自身的营养状况，同时积极治疗贫血和感染等可能影响手术和恢复的健康问题。术前的饮食管理同样关键，一般术前 8 小时内禁食固体食物，术前 2 小时内禁饮，以减少术中呕吐和误吸的风险。此外，缩短手术时间不仅能够减轻患者的应激反应，还能减少术中营养的消耗。

有效的镇痛及止吐措施是促进日间手术患者早期恢复的关键，可以减少患者的不适感，有助于患者术后尽早地恢复经口进食。对于接受非胃肠道全身麻醉手术的患者，若其清醒后没有出现恶心呕吐等不适症状，可以尝试少量饮水，术后 2 小时开始少量多次饮水，术后 4 小时尝试进食流质饮食，术后 6 小时逐渐过渡到进食半流质饮食和普食；接受局部麻醉的患者，在返回病房后即可根据自身情况适量进食，以确保营养的及时补充。

（二）疼痛及恶心呕吐护理

为使日间手术患者尽快恢复到术前的生理状态，术后疼痛管理及恶心呕吐管理至关重要。医疗机构可组建由麻醉医师、外科医师及护理人员组成的多学科疼痛管理和恶心呕吐管理团队，采用贯穿术前、术中及术后全程的预防性、多模式、个性化的镇痛和止吐方案。具体的护理措施可参考本章第二节术后疼痛护理和第三节术后恶心呕吐护理。

（三）早期下床活动

早期活动是 ERAS 的关键措施之一，对患者的康复具有重要影响。早期下床活动能够促进呼吸、胃肠道、肌肉等多个系统器官功能的恢复，有效预防术后并发症，如肺部感染和下肢深静脉血栓形成。在进行早期活动之前，护理人员应评估患者的相关情况，采用适当的方法对患者的活动能力进行准确评估，并根据患者的具体情况制订相应的活动计划。以 ERAS 为指导，遵循个体化、循序渐进和全面性的原则，鼓励日间手术患者早期活动。日间手术患者在手术清醒后可采取半卧位，适量在床上活动，根据病情鼓励患者早期下床活动，活动强度应以患者能够承受为宜。在下床活动时间和活动强度方面，强调个性化，同时兼顾安全和舒适，以促进快速康复为目标。由于病种相对简单且患者住院时间短，医护人员对日间手术患者深静脉血栓的预防关注相对较少。随着日间手术范围和手术级别的扩大，应加强对日间手术患者深静脉血栓预防的关注。应遵循相关专科深静脉血栓栓塞的预防指南，积极采取相应的预防和治疗措施。同时，在患者出院后的随访过程中，应关注深静脉血栓栓塞的发生情况。具体的护理措施可参考本章第四节术后静脉血栓栓塞。

（四）功能锻炼

日间手术应将早期康复融入整个诊疗流程中，以促进患者的快速康复和功能恢复。日间手术护士应在手术医师和康复师的指导下，根据患者的手术方式，制定个性化的功能锻炼方案，并遵循循序渐进的原则指导患者进行相应的功能锻炼。

（1）对于颈部手术和胸部术后的患者，以及老年患者，应在麻醉完全清醒后指导其进行综合呼吸功能训练，包括腹式呼吸、缩唇呼吸、使用呼吸训练器和做呼吸操等运动训练。

（2）对于甲状腺术后的患者，应指导其逐步开始进行颈部和肩关节的功能锻炼，以缓解颈部僵硬和瘢痕挛缩。

（3）对于机器人辅助的胸部外科术后患者，应指导其进行手臂和肩关节的运动，以预防术侧胸壁肌肉粘连、肩关节僵直和失用性萎缩。

（4）肩袖术后的患者应佩戴支具，保持肩关节外展30°～45°，并进行分阶段的功能锻炼。在麻醉作用未消失前，即可开始腕关节和指关节的被动活动；麻醉作用消退后，可主动练习手、腕和肘部的屈伸活动，如握拳训练、屈肘练习、被动外旋及前屈训练等。

（5）交叉韧带重建术后的患者应佩戴支具，并分阶段进行股四头肌收缩训练、踝泵运动、直腿抬高训练和侧卧抬腿训练等。

（6）对于关节置换术后的患者，应指导其进行踝泵运动、踝关节旋转训练、卧床膝关节屈曲训练、臀肌收缩练习和关节外展训练等，以促进下肢和足部血液循环、预防血栓，增强肌力和改善关节的灵活性。

（7）对于乳腺癌术后的患者，应指导其进行患侧上肢的功能训练，但应避免早期进行肩关节外展运动。

（五）健康指导

术后，医护人员应当采取多样化的教育方式和指导策略，以满足患者在康复过程中的各种需求。这些方式包括但不限于口头讲解、发放宣传手册、视频演示及互动式问答等，旨在确保患者能够充分理解术后护理的重要性及如何正确执行。此外，医护人员还应针对患者的具体情况，提供个性化的健康指导，如防止跌倒、坠床、静脉血栓栓塞、手术部位感染等。在术后恢复期间，评估健康教育实施的效果，并针对薄弱点进行强化，促进患者快速康复。具体可参考本章第五节的相关内容。

七、出院后延续性护理

外科术后的恢复通常需要一个过程，日间手术患者出院时并未达到完全康复，他们往往需要在家进行后续的护理和康复训练，这就需要医疗机构为其制订相应的延续性护理服务计划，以使患者在出院回家后能够顺利地对自己的后续康复进行护理，并且能够识别和解决后续康复过程中出现的问题。因此，日间手术患者出院后的延续性护理至关重要，出院时护理人员应告知患者术后易发生的并发症及防范和处理措施，出院后 24 小时内应常规进行随访，并根据患者随访情况制订个性化的随访计划，在随访过程中，应重点指导患者如何管理术后的疼痛、进行伤口护理、早期识别和处理并发症，并解答患者在随访过程中提出的疑问或需要咨询的问题。具体可参考本章第七节相关内容。

八、心理护理

日间手术实施过程中应加强人文关怀，关注患者心理状态，重视其心理需求，提供必要的心理疏导和心理支持。医疗机构应当对各相关临床科室医务人员开展心理健康知识和技能培训，使其能及时识别、干预患者心理问题。具体可参考本章第十节。

ERAS 的推广和实施，极大地促进了日间手术模式的快速发展和进步。ERAS 不仅仅代表了技术层面的创新，更重要的是它涵盖了围手术期管理及相关理念的革新。在临床实践中为了落实这种全面的创新，要求对传统的围手术期诊疗行为进行必要的调整和改变，从而为患者提供更加高效、安全的医疗服务。

随着 ERAS 的深入，日间手术护理面临着新的挑战。在整个日间手术的运行和管理过程中，从术前的评估、预约和健康教育，到手术室内护理，再到术后的恢复和出院后的随访，护士都需要全程深度参与。他们在实施 ERAS 系列措施的过程中扮演着至关重要的角色，确保每一环节都能顺利进行，从而保障患者的快速康复和整体治疗效果。这种全方位的参与不仅要求护士具备专业的医疗知识和技能，还需要他们具备良好的沟通能力和人文关怀精神。通过与患者及其家属的有效沟通，更好地了解患者的需求和担忧，从而提供更加个性化的护理服务。同时，护士还需要与手术团队的其他成员紧密合作，确保手术过程中的每一个细节都能得到妥善处理，从而为患者的快速康复创造有利条件。

总之，ERAS 的实施不仅推动了日间手术模式的发展，也为护理工作带来了新的挑战和机遇。护士的专业能力和人文关怀精神对于实现患者的快速康复和提高整体医疗服务水平具有重要意义。

（莫洋　孙辉）

第二节　术后疼痛护理

疼痛是组织损伤或潜在组织损伤所引起的不愉快感觉和情感体验，或是具有感觉、情绪、认知和社会层面的痛苦体验。根据损伤组织的愈合时间及疼痛的持续时间，疼痛可划分为急性疼痛和慢性疼痛。术后疼痛（postoperative pain），即术后即刻出现的急性疼痛，包括躯体痛和内脏痛，主要是手术本身造成的急性创伤（切口）和（或）内脏器官损伤及刺激和引流物的刺激引起的，一般高峰期是术后 24 ～ 48 小时，通常持续时间不超过 7 天。

一项前瞻性调查显示术后疼痛是患者最关心的问题之一，在接受日间手术的 250 名美国成人中，有 70% 的患者经历了中至重度的术后疼痛；McGrath 等发现在 5703 名接受日间手术的患者中，有 30% 在术后 24 小时内遭受中至重度疼痛。术后疼痛是导致日间手术患者延迟出院甚至非计划再入院的主要因素之一，因此，有效的术后疼痛管理成为日间手术亟待解决的关键问题。本节将重点探讨日间术后疼痛的影响因素、疼痛对机体的影响、疼痛评估、预防措施及护理方法。

一、术后疼痛的影响因素

1. 人口社会学因素

人口社会学因素是临床中首先被关注的与术后疼痛发生相关的因素，包括性别、年龄、生活习惯、受教育程度、既往疼痛体验、对药物成瘾及药物副作用的担忧、对疼痛的认知程度等。

（1）性别：女性患者术后疼痛发生率明显高于男性。Aubrun 等研究表明术后 1 天女性患者重度疼痛发生率为 36%，而男性患者重度疼痛发生率仅为 23%。

（2）年龄：年轻患者术后疼痛发生率高于老年患者，老年患者对疼痛的耐受度高。

（3）生活习惯：术前长期吸烟、饮酒、睡眠障碍的患者术后疼痛发生率更高。

2. 心理因素

对术后疼痛产生影响的精神心理因素主要包括术前焦虑、抑郁、疼痛灾难化等，与术后疼痛程度呈明显正相关。

3. 麻醉因素

与麻醉方式的选择、麻醉用药有关。

4. 手术因素

与手术类型、手术方式、切口大小、手术时间相关。骨科、胸外科、腹部外科术后疼痛程度高于其他类型的手术；与传统手术比较，腔镜手术有切口小、损伤小、并发症少、恢复快等优点，开腹手术比腹腔镜手术患者更易发生严重术后疼痛，但胸腔镜术后疼痛患者的病理生理改变与传统的开胸术后患者没有明显差异，术后疼痛程度仍较为剧烈。

5. 其他因素

术后疼痛与体位的改变、咳嗽、周围环境、引流管牵拉等因素相关。

二、术后疼痛对机体的影响

日间手术后患者出现中至重度疼痛的概率达 15% ~ 70%。若日间手术患者术后疼痛管理不佳，可能导致延迟出院，甚至呼吸、循环、消化等系统出现相应并发症等，严重影响患者术后生活质量；术后疼痛如果不能在初始状态下被充分控制，则可能发展为慢性疼痛。有效的术后镇痛不但能减轻患者痛苦、有利于康复，还能带来显著的社会和经济效益。

1. 短期影响

（1）耗氧量：疼痛导致交感神经系统兴奋，增加全身耗氧量，对缺血脏器有不良影响。

（2）心血管功能：心率增快，血管收缩，心脏负荷增加，心肌耗氧量增加，冠心病患者出现心肌缺血及心肌梗死的风险增加。

（3）呼吸功能：术后（特别是上腹部和胸部日间手术后），伤害性感受器的激活能触发多条有害脊髓反射弧，脊髓反射性抑制膈神经兴奋性，引起术后肺功能降低；疼痛导致呼吸浅快、辅助呼吸肌僵硬导致通气量下降，患者无法有力咳嗽、无法清除呼吸道分泌物，导致肺不张和术后肺部并发症。

（4）胃肠运动功能：导致胃肠蠕动减少和胃肠功能恢复延迟。

（5）泌尿系统功能：尿道及膀胱肌运动力减弱，引起尿潴留。

（6）骨骼、肌肉和周围血管：肌张力增加，肌肉痉挛，影响患者术后早期活动；导致深静脉血栓形成，甚至发生肺栓塞。

（7）神经内分泌及免疫：神经内分泌应激反应增强，引发术后高凝状态及免疫炎性反应；交感神经兴奋导致儿茶酚胺和分解代谢性激素分泌增加，合成代谢性激素分泌减少。

（8）心理情绪：可导致焦虑、恐惧、无助、忧郁、不满、过度敏感、挫折、沮丧等情绪；也可造成家属出现恐慌、手足无措的感觉。

（9）睡眠：睡眠障碍会对患者的心理和行为产生不良影响。

2. 长期影响

（1）术后疼痛控制不佳是发展为慢性疼痛的危险因素。

（2）术后长期疼痛（持续 1 年以上）是患者心理、精神改变的危险因素。

三、疼痛评估

术后疼痛评估包括对疼痛强度的评估、对疼痛原因及可能并发的生命体征改变的评估，以及对治疗效果和副作用的评估等。疼痛评估是有效管理术后疼痛的重要环节，护士是疼痛评估的主体，应熟练掌握疼痛评估的工具、时机及内容。

（一）疼痛程度评分工具

术后可以采用疼痛评估工具来量化患者的疼痛程度。临床常用的评估术后疼痛程度的工具主要包括数字等级评定量表（numeric rating scale，NRS）、语言等级评定量表（verbal rating scale，VRS）、视觉模拟评分法（visual analogue scale，VAS）、改良版面部表情疼痛量表（faces pain scale-revised，FPS-R）、CRIES 评估量表（crying，requires oxygen，increased vital signs，expression，sleeplessness）、FLACC 评估量表（face，legs，activity，cry，consolability）、长海痛尺、Prince-Henry 评分法、功能活动评分法（functional activity score，FAS）等。护士可以根据不同人群和不同手术类型，选择合适的疼痛评估工具。

需要注意的是，小儿尤其是婴幼儿不能主动表达疼痛，因此小儿的疼痛评估较成人困难，目前还没有适用于所有种类疼痛或所有年龄段儿童的理想评估量表，联合使用多种评估工具有助于提高患儿疼痛评估的准确性。条件允许时，患儿的自我评估应作为首选的疼痛评估方法。但对于 3～5 岁的儿童，因为其自我评估的信度和效度不高，需要结合一种观察性的评估方法来进行疼痛程度评估。对于不能交流的患儿，应考虑充分使用一些非客观的指标（如动作和表情）、生理参数（如血压、心率、呼吸频率、流泪、出汗等）及这些参数在镇痛治疗前后的变化，以及特殊的疼痛评估方法（如行为学评分）来进行疼痛程度评估。为了有效评估疼痛，必须与患儿、家长或监护人，以及疼痛管理的相关人员进行充分的交流。

1. NRS

该量表使用 0～10 的分值来标示疼痛强度，其中 0 分代表无痛，10 分代表最剧烈的疼痛。1～3 分表示轻度疼痛，4～6 分表示中度疼痛，而 7 分以上则表示重度疼痛（图 8-2-1）。该方法适用于 10 岁及以上的儿童和成人，是临床中最常用且最简便的疼痛评估工具之一。

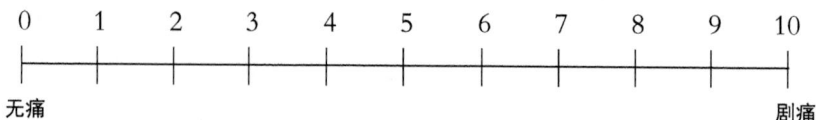

图 8-2-1　数字等级评定量表

2. VAS

VAS 由一条长度为 100 mm 的直线构成，一端表示完全无痛，另一端表示剧烈疼痛。患者根据自身的疼痛强度，在直线上相应位置进行标记（图 8-2-2）。该方法通常适用于成年人。

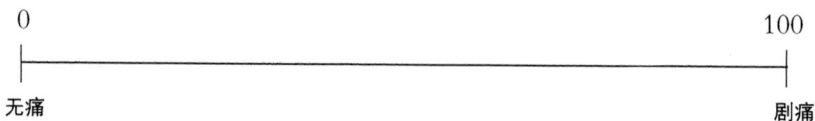

图 8-2-2　视觉模拟评分法

3. VRS

该量表通过口头描述来表达疼痛强度。该方法采用 5 级评分制，患者从中挑选最能反映其疼痛程度的词汇。疼痛程度可描述为无疼痛、轻微疼痛、中度疼痛、重度疼痛、剧烈疼痛（图 8-2-3）。该方法适用于 10 岁及以上的儿童和成人。

0 级：无疼痛	1 级：轻微疼痛 疼痛可忍受，能正常 生活、睡眠	2 级：中度疼痛 疼痛轻度干扰睡眠， 需要用止痛药	3 级：重度疼痛 疼痛干扰睡眠，需要 用麻醉止痛剂	4 级：剧烈疼痛 疼痛干扰睡眠较重， 伴有其他症状

图 8-2-3　语言等级评定量表

4. FPS-R

该量表要求患者对整体疼痛程度进行从 0（无痛）到 10（最严重）的评分，并提供 6 张表情图片（从微笑到哭泣），患儿只需指向相应的刻度或表情即可。无痛（0 分）、轻度疼痛（2 分）、中度疼痛（4 分、6 分）和重度疼痛（8 分、10 分）（图 8-2-4）。适用于 4 ～ 12 岁的儿童。

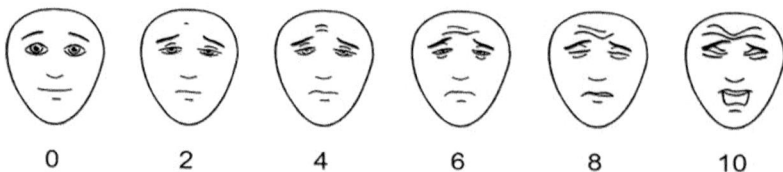

图 8-2-4　改良版面部表情疼痛量表

5. CRIES 评估量表

该量表通过评估哭泣、呼吸、循环、面部表情和睡眠等方面，对疼痛程度进行评分，分值为 0 ～ 10 分（表 8-2-1）。评分越高，表明疼痛程度越严重。此量表适用于评估 0 ～ 3 岁婴幼儿的疼痛情况。

表 8-2-1 CRIES 评估量表

评估维度	0 分	1 分	2 分
哭泣 （crying）	无	哭泣声音响亮， 音调高	不易被安慰
维持 $SpO_2 > 95\%$ 是否需要吸氧 （requires O_2 saturation）	否	氧浓度 < 30%	氧浓度 > 30%
循环体征 （increasedvitalsigns）	心率和血压≤术前水平	心率和血压较术前水平升高 < 20%	心率和血压较术前水平升高 > 20%
表情 （expression）	无特殊	表情痛苦	表情非常痛苦 / 呻吟
睡眠困难 （sleeplessness）	无	经常清醒	始终清醒

6. FLACC 评估量表

该量表包含 5 个评估项目（面部表情、腿部活动、活动度、哭闹和可安慰度），每个项目评分范围为 0 ～ 10 分（表 8-2-2）。分值越高，表明疼痛程度越严重。该量表通常用于评估 1 ～ 18 岁儿童术后疼痛，是推荐给手术患儿的首选评估工具。

表 8-2-2 FLACC 评估量表

评估维度	0 分	1 分	2 分
面部表情 （face）	无特定表情或微笑	偶尔面部扭曲或皱眉，不愿交流	持续颤抖下巴，紧咬下颌，紧皱眉头
腿部活动 （legs）	放松状态或保持平常姿势	不安、紧张，维持不舒服的姿势	踢腿或腿部拖动
活动度（activity）	安静平躺，正常体位，或轻松活动	扭动，翻来覆去，紧张	卷曲或痉挛，来回摆动，僵硬
哭闹 （cry）	不哭不闹（清醒或睡眠中）	呻吟或啜泣，偶尔诉疼痛	一直哭泣，尖叫或抽泣，经常诉疼痛
可安慰度 （consolability）	平静的，满足的，放松，不要求安慰	偶尔抚摸拥抱，可以言语安慰	难被安慰

7. 长海痛尺

长海痛尺由 0 ～ 10 的数字量表和 0 ～ 5 级的语言等级量表构成，通过语言等级来阐释数字等级（图 8-2-5）。该量表适用于成年人。

0	1	2	3	4	5	6	7	8	9	10

0级：无疼痛	1级：轻微疼痛可忍受，能正常生活、睡眠	2级：中度疼痛轻度干扰睡眠，需要用止痛药	3级：重度疼痛干扰睡眠，需要用麻醉止痛剂	4级：剧烈疼痛干扰睡眠较重，伴有其他症状	5级：疼痛无法忍受，严重影响睡眠，伴有其他症状或被动体位

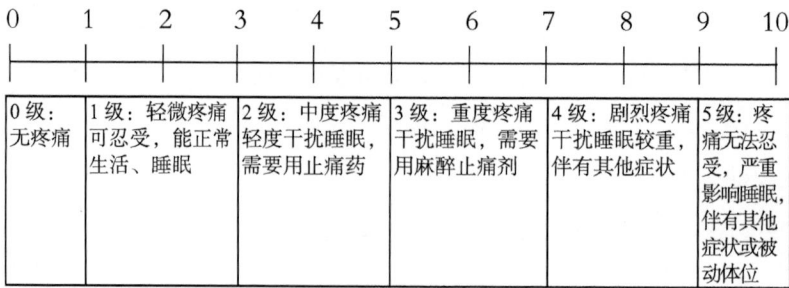

图 8-2-5　长海痛尺

8. Prince-Henry 评分法

Prince-Henry 评分法以 0 ～ 4 分表示 5 个疼痛等级，分值越高疼痛强度越大（表 8-2-3）。

表 8-2-3　Prince-Henry 评分法

分值	描述
0分	咳嗽时无疼痛
1分	咳嗽时疼痛
2分	安静时无疼痛，深度呼吸时疼痛
3分	安静状态下疼痛，但较轻，可以忍受
4分	安静状态下剧烈疼痛，难以忍受

（二）评估时机

（1）患者术后返回病房、出院前、使用镇痛治疗前后均应进行疼痛评估。

（2）对突发的剧烈疼痛应立即评估，并监测疼痛干预效果。原则上静脉给药后 5 ～ 15 分钟、口服用药后 1 ～ 2 小时，或药效达到最大时进行复评，患者睡眠状态下，无须进行复评。

（3）出院随访时也应追踪患者出院后的疼痛症状。

（三）评估内容

患者主诉疼痛时，应评估疼痛的强度、部位、性质、持续时间、伴随症状、引起疼痛的原因及疼痛对功能活动的影响；镇痛治疗时，应评估用药史、药物成瘾史、镇痛效果和不良反应。疼痛对术后功能活动的影响可使用功能活动评分法（functional activity score，FAS）。FAS 是以医务人员为应用主体的客观评估工具，通过观察患者完成某项功能活动时受疼痛限制的程度并据此进行评级，分为 A、B、C 3 个等级。

四、预防及护理

疼痛的程度因手术方式而异，疼痛较为剧烈的手术包括显微椎间盘切除术、腹腔镜胆囊切除术、肩部手术、肘/手外科手术、踝关节手术、腹股沟疝修补术及膝关节手术。Beauregaard 等研究发现在术后最初的几个小时内，如果疼痛控制不充分，可能会导致患者出院后出现严重的疼痛，这提示我们需要更加积极地管理和控制患者术后早期的疼痛。Luo 等发现即便对日间术后患者的镇痛处理得当，仍有超过 30% 的患者在家中遭受中重度的疼痛，并干扰睡眠，延缓术后康复。对于普通住院手术患者而言，术后疼痛管理的时间节点通常是患者从麻醉恢复室返回病房后至出院前。然而，日间手术患者的住院时间较短，而术后的疼痛持续时间往往大于 24 小时。因此，除需要加强日间手术患者住院期间的疼痛管理，还应重视患者出院后疼痛的预防和控制，以促进患者早期康复和活动。

日间手术患者术后疼痛的有效管理不仅依赖于镇痛药物和镇痛技术的使用，更需要麻醉、外科和日间手术护理团队等多学科的合作，共同对包括围手术期疼痛及围手术期持续疼痛的潜在风险、出院后的疼痛进行处理，以期实现术后短时间内达到出院标准。术后疼痛管理的目的是通过多模式预防性镇痛，达到以下标准：①静息状态下基本无痛，镇痛目标为静息痛 VAS 评分 0～1 分，不影响睡眠；②有效的运动痛控制（VAS 评分＜3 分），不影响术后功能康复；③较低的镇痛相关不良反应发生率；④有助于患者术后早期下床活动，防止术后跌倒；⑤避免急性疼痛转为慢性疼痛。日间手术患者术后疼痛管理流程可参考图 8-2-6。

1. 组建多学科团队

为了确保日间手术的质量和患者安全，建议组建一个由外科医师、麻醉医师及日间手术护理人员组成的多学科疼痛管理团队。在日间手术的整个流程中，应强化团队成员之间的有效沟通和专业培训。日间手术病房的护理人员作为与患者直接接触的一线人员，同时也是非药物干预措施的主要执行者，应定期对其进行术后疼痛临床管理指南、疼痛评估工具使用及减少术后疼痛风险的非药物干预策略等方面的培训，以降低术后疼痛的发生率。

2. 动态风险评估

在日间手术的各个阶段，包括患者入院时、术前、术后、出院前，都应使用疼痛评估工具对患者进行动态的疼痛评估。在评估过程中，责任护士应认真倾听患者的主诉，并全面评估和记录疼痛的部位、强度、性质、持续时间、间隔时间及加剧和缓解疼痛的因素，特别要注意活动对疼痛的影响。护士应及时将疼痛评估的结果与多学科团队成员共享，并采取相应的措施，以最大限度地减少术后疼痛的发生，减少患者的痛苦，提高患者的满意度。

日间手术患者术后转运
返回病房时

评估有无疼痛

无 → 根据手术方式采取个性化的镇痛预防措施：合适的体位、活动指导、预防用药等，进行疼痛健康教育

每班进行疼痛评估

有 →

进一步评估疼痛的部位、程度、性质、持续及间隔时间、伴随症状、使疼痛加剧和缓解的因素、疼痛发作时的周围环境等

根据疼痛程度分级进行处理

轻度疼痛 | 中度疼痛 | 重度疼痛

基于疼痛预防措施，落实非药物预防，遵医嘱使用药物，评估FTS

基于轻度疼痛预防措施，遵医嘱使用药物、睡眠指导

基于中度疼痛预防措施，遵医嘱使用药物，观察并发症

观察镇痛效果和不良反应

复评，观察镇痛效果和不良反应

出院时疼痛评估，并根据疼痛评估结果进行相应处理

轻度疼痛 | 中重度疼痛

病情平稳，PDASS评分≥9分

遵医嘱予以药物治疗，复评

病情不稳定或PADSS评分<9分

转科或延迟出院

出院，并予以健康指导

出院随访：进行疼痛评估，并根据评估结果给予个性化指导和处理

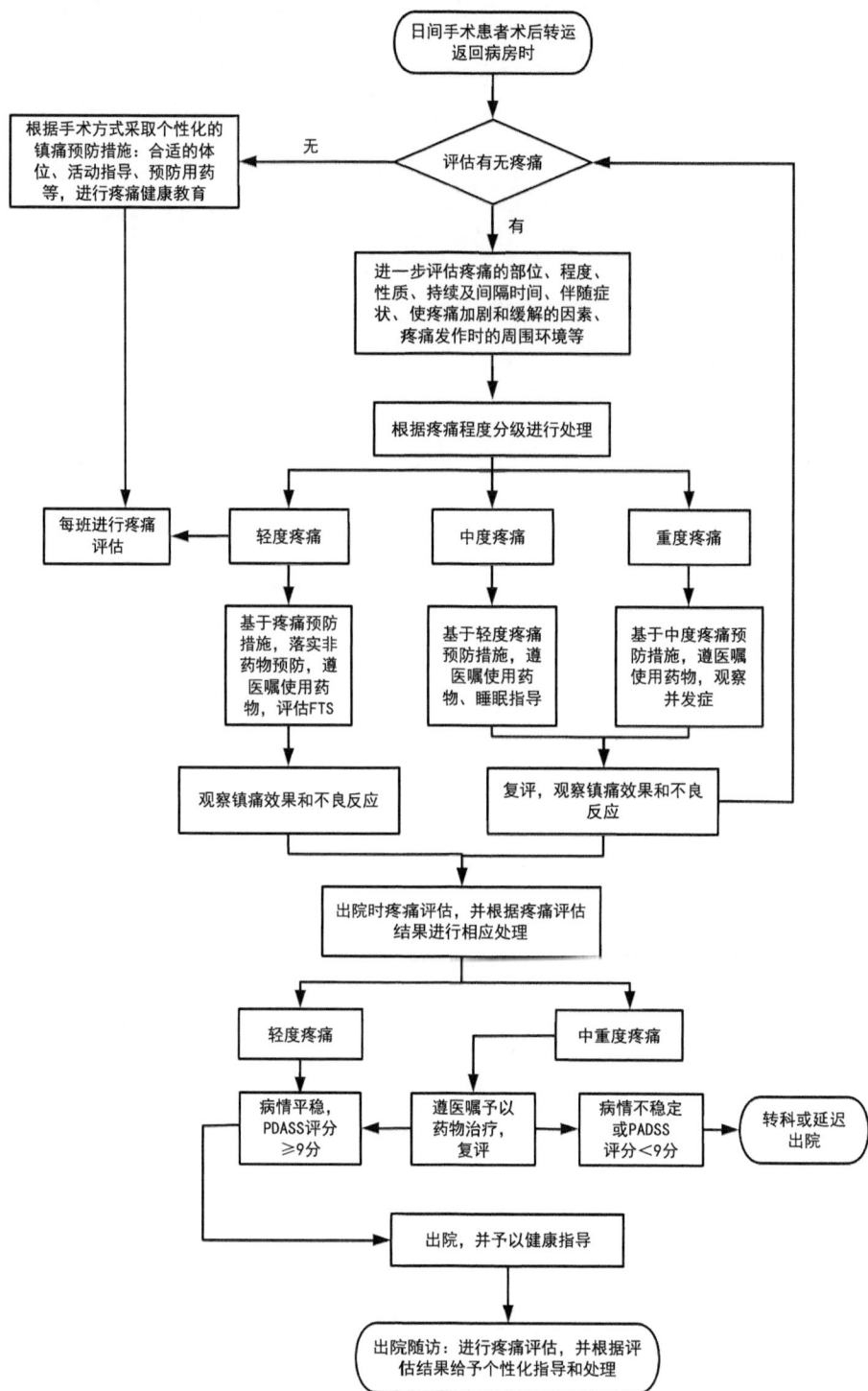

图 8-2-6　日间手术患者术后疼痛管理流程

3. 发生风险

护上应依据日间手术患者的年龄、性别及手术类型，结合疼痛评估结果，遵循医嘱合理使用镇痛药物。应贯彻预防性镇痛、多模式镇痛及个体化用药的原则，以达到提高镇痛效果的目的，同时尽可能减少不良反应的发生。在预约日间手术时，应告知患者戒烟戒酒，并指导患者进行呼吸功能训练，如腹式呼吸、缩唇呼吸等，以减少因术后咳嗽牵拉引起的伤口疼痛。

4. 多模式个性化预防

护士需掌握各种镇痛治疗方法的优缺点，并结合其临床经验和专业知识，采取非药物干预措施，以满足日间手术患者术后疼痛管理的个性化需求。

（1）冷疗：对于口腔、颜面部、鼻部、颈部、关节等部位的手术，建议在术后 24 ～ 48 小时进行局部冰敷，以降低神经末梢的敏感度，减轻疼痛。

（2）体位护理：术后为患者采取适当的体位并及时调整。头部手术后，建议抬高床头 15° ～ 30° ；颈、胸、腹部手术后，宜抬高床头或采取半坐卧位；四肢手术后，平卧时应将患肢抬高（高于心脏水平）；骨科手术后，多采取被动体位，应定期变换患者体位。

（3）咽喉疼痛的护理：全身麻醉时在进行气管插管操作的过程中，易导致咽喉部及气管黏膜损伤，从而引起术后咽喉疼痛。咽喉疼痛会降低日间手术患者的舒适度，延长住院时间。全身麻醉的日间手术患者清醒后，可通过早期饮水、雾化吸入、冷敷等方法减轻术后声带充血、声门水肿、咽喉疼痛感，提高舒适度。

（4）咳嗽排痰的护理：胸部手术后，患者往往因害怕疼痛而不敢呼吸、翻身。责任护士应指导患者采取低坐位，双肩放松，头及上身稍前倾前屈，双臂可支撑在膝上，以放松腹部肌肉，利于其收缩。然后指导患者以腹式呼吸方式深吸气，屏气一段时间后，在身心放松的情况下突然开放声门，运用腹肌的有力收缩将痰液咳出。对于一些胸腹部大手术后的患者及有神经肌肉疾病的患者，在咳嗽时，指导患者或主要照护者在此基础上用手置于其两侧胸壁或上腹部，或者教会其使用枕头按压切口以缓解疼痛。

（5）睡眠护理：日间手术后，应观察疼痛所致的患者身心变化，若影响患者的睡眠和情绪，可进行心理支持、睡眠指导，并遵医嘱使用辅助睡眠或抗焦虑药物进行干预。

（6）心理护理：任何疼痛都有心理因素的参与。通过心理疗法，可以提高日间手术患者对疼痛和治疗方案的认识和理解，减轻恐惧和焦虑情绪，提高药物镇痛效果和患者满意度。心理疗法主要包括自我催眠法、音乐疗法、行为应对疗法、暗示法、示范脱敏法，以及放松训练等。

5. 效果监测与评价

日间手术后，护士应及时准确地评估患者的疼痛状况，并对镇痛效果进行评价，协助医师有效调整疼痛治疗方案，力求以最小药物剂量实现有效镇痛。同时，护士需监测患者的生命体征，仔细观察病情变化，及时识别并处理与术后镇痛相关的并发症，如镇痛不全、呼吸抑制、镇静过度、恶心呕吐等，以提升镇痛效果和安全性。对于接受神经阻滞镇痛的患者，应观察阻滞区域内感觉和运动功能的恢复情况。鉴于日间手术的复杂程度各异，患者对术后镇痛水平的期望也有所不同，因此，需要实施个体化的护理和管理。在出院随访时，应追踪评估患者的疼痛状况，及时识别术后并发症，如手术部位感染等，并根据评估结果提供个性化的指导建议。

6. 健康教育

在日间手术患者入院前、住院期间及出院后，护士可通过口头讲解、文字资料、宣传栏、视频等多种方式，分阶段为患者及其主要照护者提供全程、个性化的疼痛管理服务。鼓励日间手术患者及其主要照护者积极参与疼痛管理，帮助他们正确认识疼痛，并主动报告疼痛情况。指导患者正确使用疼痛评估工具，并在出院时为患者提供全面的健康指导，包括疼痛的后续治疗、自我监控、所带镇痛药物的正确使用方法，以及在出现持续或加重的异常疼痛、服用镇痛药物后疼痛未缓解或出现明显不良反应时，应让患者了解详细的出院随访方案和再入院途径。

（莫洋　孙辉）

第三节　术后恶心呕吐护理

术后恶心呕吐（PONV）是全身麻醉术后常见的并发症之一，通常发生在术后的24 ～ 48 小时。然而，仍有不少患者在出院后的 24 小时内，在家中出现恶心呕吐的情况，这种情况被称为出院后恶心呕吐（post discharge nausea and vomiting，PDNV），少数患者可能会持续 3 ～ 5 天。据文献报道，术后恶心的发生率约为 50%，术后呕吐的发生率约为 30%，大手术的 PDNV 发生率高达 35% ～ 50%，在高风险患者中，比例可达 70% ～ 80%，日间手术患者的发生率为 20% ～ 80%。

一项针对日间手术患者的满意度调查问卷揭示，PDNV 是造成患者不适和不满的第二大原因，仅次于术后疼痛。PONV 也是导致日间手术患者康复缓慢和出院延迟的关键因素之一。加强 PONV 的管理，有助于提高患者的舒适度、减少术后并发症和住院时长、降低相关住院费用，进而提升日间手术患者的就医体验。本节将重点阐述 PONV 的发生原因、对机体的影响、风险评估、预防措施及护理方法。

一、术后恶心呕吐的原因

1. 患者自身因素

在成人中，女性患者发生 PONV 的风险是男性的 2 ～ 3 倍，尤其是在月经期间，发生率最高。相比之下，老年人的 PONV 发生率低于中青年人群。不吸烟的患者及有 PONV 病史或晕动病病史的患者，其 PONV 发生率较高。此外，饱食、焦虑、肥胖及胃排空延迟的患者，相较于无这些情况的患者，PONV 发生率显著更高。由于婴幼儿难以表达恶心感，因此对小儿的研究和治疗主要集中在术后呕吐（postoperative nausea，POV）上。儿童发生 PONV 的危险因素包括年龄在 3 岁及以上、有 POV/PONV 或晕动病病史、家族史及青春期后的女性。

2. 麻醉因素

全身麻醉患者的 PONV 发生率高于椎管内麻醉患者，静脉麻醉的发生率则低于吸入麻醉。使用阿片类镇痛药、氯胺酮、依托咪酯、硫喷妥钠、新斯的明、笑气、异氟醚、安氟醚等药物可能会诱发 PONV。此外，麻醉和手术时间越长，使用的麻醉药物总量越多，PONV 的发生率也越高。

3. 手术因素

手术时间每延长 30 分钟，PONV 的发生率便上升 60%。中耳前庭手术、腺样体 / 扁桃体切除术、斜视矫正术、腹腔镜手术及妇产科手术等，PONV 的发生率相对较高。

4. 术后相关因素

术后疼痛、头晕、过早行走、使用阿片类药物及早期进食 / 饮水等行为，均可能引发 PONV。

二、术后恶心呕吐对机体的影响

虽然 PDNV 普遍具有自限性，但它给患者带来的不同程度的不适感会影响患者的舒适度和满意度，还会影响患者的进食、饮水及口服药物。持续性的 PONV 在生理层面对患者的影响不容忽视，轻者仅表现为胃肠道的轻微反应，而重者则可能导致脱水、伤口血肿、伤口裂开、吸入性肺炎及水电解质紊乱等严重并发症，甚至危及生命。从心理层面看，患者常因此感到疲惫不堪，心理深受折磨。在经济维度上，PONV 更是无形中增加了患者的住院费用，并导致了医疗资源的浪费。无论是在住院治疗期间，还是回归家庭后的康复阶段，PONV 都会成为患者术后康复进程的绊脚石，会延长其康复时间，严重干扰患者的日常生活秩序。此外，它还是导致日间手术患者延迟出院或非预期重返医院接受进一步治疗的常见原因之一。

三、术后恶心呕吐风险评估

（一）成人术后恶心呕吐风险评估

1. Apfel 简易评分量表

包括 4 个危险因素：女性、无吸烟史、晕动病病史或有 PONV 病史、术后使用阿片类药物。每个危险因素为 1 分，总评分为 0～4 分，对应着 PONV 发生风险的递增：10%（0 分）、21%（1 分）、39%（2 分）、61%（3 分）、79%（4 分）。根据评分，患者被划分为低、中、高 3 个风险等级：低危组（包含 0～1 个危险因素）、中危组（包含 2 个危险因素）、高危组（包含 3 个及以上危险因素），具体见图 8-3-1。

危险因素	分数（分）
女性	1
无吸烟史	1
晕动疾病病史或有 PONV 病史	1
术后使用阿片类药物	1
总分	0～4

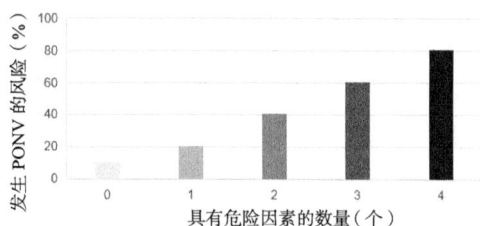

当具有 0、1、2、3、4 个危险因素时，发生 PONV 的风险分别为 10%、20%、40%、60%、80%。

图 8-3-1　Apfel 简易评分量表

2. Koivuranta 简易评分量表

包括 5 个危险因素：女性、手术时间 > 60 分钟、无吸烟史、晕动病病史、有 PONV 病史。每个危险因素为 1 分，总评分为 0～5 分。根据评分数值的不同，PONV 的发生率依次为 17%（0 分）、18%（1 分）、42%（2 分）、54%（3 分）、74%（4 分）及 87%（5 分），具体见图 8-3-2。

危险因素	分数（分）
女性	1
手术时间 > 60 分钟	1
无吸烟史	1
晕动疾病史	1
有 PONV 病史	1
总分	0～5

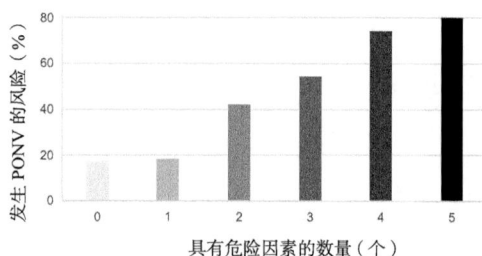

当具有 0、1、2、3、4、5 个危险因素时，发生 PONV 的风险分别为 17%、18%、42%、54%、74%、87%。

图 8-3-2　Koivuranta 简易评分量表

3. 出院后恶心呕吐（PDNV）简易评分量表

包括 5 个危险因素：女性、有 PONV 病史、年龄＜ 50 岁、在麻醉恢复室使用阿片类药物、在麻醉恢复室出现恶心。每个危险因素对应 1 分，总评分为 0 ～ 5 分，对应 PONV 的发生率为 10%（0 分）、20%（1 分）、30%（2 分）、50%（3 分）、60%（4 分）、80%（5 分），具体见图 8-3-3。

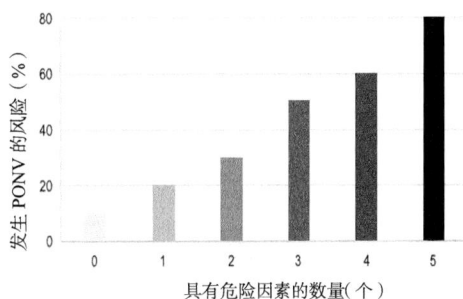

危险因素	分数（分）
女性	1
有 PONV 病史	1
年龄＜ 50 岁	1
在麻醉恢复室使用阿片类药物	1
在麻醉恢复室出现恶心	1
总分	0 ～ 5

当具有 0、1、2、3、4、5 个危险因素时，发生 PONV 的风险分别为 10%、20%、30%、50%、60%、80%。

图 8-3-3　PDNV 简易评分量表

（二）儿童术后恶心呕吐风险评估

儿童术后呕吐（post operative vomiting in children，POVOC）简易评分量表包括 4 个危险因素：手术时间≥ 30 分钟、年龄≥ 3 岁、斜视、亲属中有 POV 或 PONV 病史。每个危险因素对应 1 分，总评分为 0 ～ 4 分，对应 PONV 的发生率为 10%（0 分）、10%（1 分）、30%（2 分）、50%（3 分）、70%（4 分），具体见图 8-3-4。

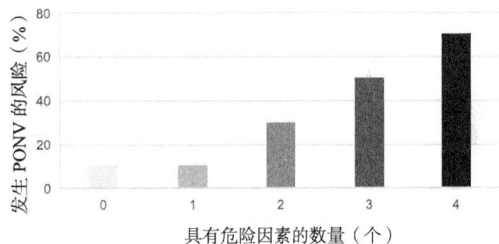

危险因素	分数（分）
手术时间≥ 30 分钟	1
年龄≥ 3 岁	1
斜视	1
亲属中有 POV 或 PONV 病史	1
总分	0 ～ 5

当具有 0、1、2、3、4 个危险因素时，发生 PONV 的风险分别为 10%、10%、30%、50%、70%。

图 8-3-4　POVOC 简易评分量表

（三）术后恶心呕吐严重程度评估工具

PONV 严重程度评估主要分为基于患者主观感受的评分 [如视觉模拟评分（VAS）、语言描述评分（verbal descriptive scale，VDS）] 和基于 PONV 发作频率的评分。

1.VAS 评分系统

采用 10 cm 直尺作为评估标尺，0 cm 端点代表无恶心呕吐症状，10 cm 端点则表示恶心呕吐症状极其严重。根据评分，1～4分为轻度恶心呕吐，5～6分为中度恶心呕吐，7～10分为重度恶心呕吐。

2.VDS 评分标准

0分表示无恶心感，1分代表轻度恶心，2分则为中等程度恶心，3分则表示重度恶心。

3. PONV 发作频率评分

无恶心症状为0分，偶尔感到恶心为1分，经常或大部分时间感到恶心为2分，持续性恶心为3分；在呕吐方面，无呕吐症状为0分，发生1次呕吐为0分，2次呕吐为2分，呕吐次数≥3次则计为3分；当恶心与呕吐的评分总和≥5分时，需要引起临床重视。

四、预防及护理

PONV 的预防目标是降低恶心呕吐发生率，减少患者痛苦，降低相关医疗费用，而具体方法是通过详细的术前评估，在术前和术中进行多模式（药物与非药物）联合干预，以达到最大的防治效果。无论成人还是儿童术后均应制定相应的管理策略，以确保患者得到妥善护理（图 8-3-5，图 8-3-6）。

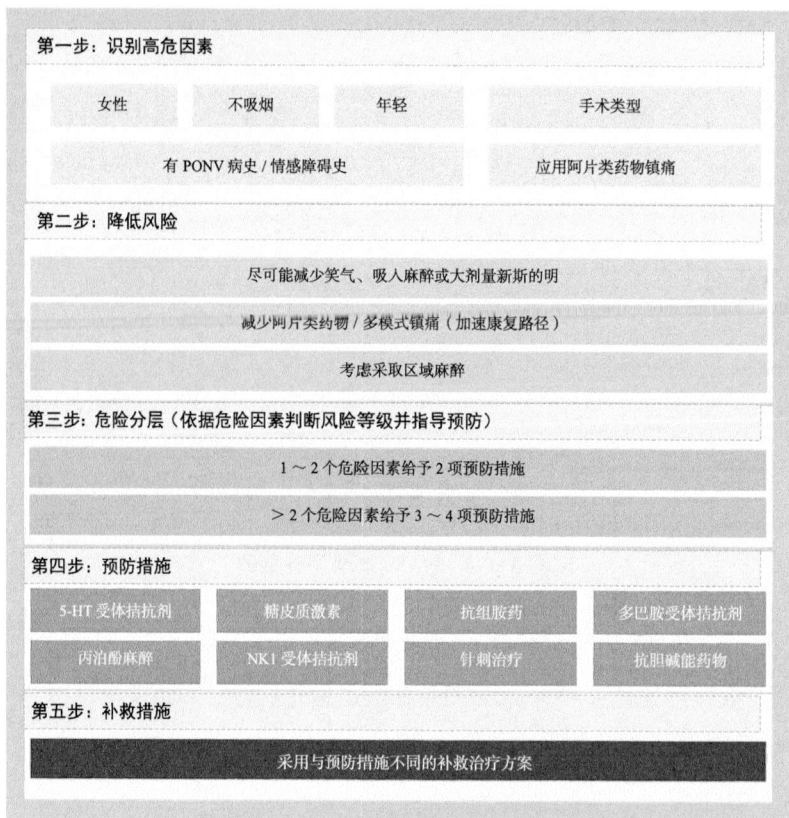

第一步：识别高危因素

| 女性 | 不吸烟 | 年轻 | 手术类型 |

| 有 PONV 病史 / 情感障碍史 | 应用阿片类药物镇痛 |

第二步：降低风险

尽可能减少笑气、吸入麻醉或大剂量新斯的明

减少阿片类药物 / 多模式镇痛（加速康复路径）

考虑采取区域麻醉

第三步：危险分层（依据危险因素判断风险等级并指导预防）

1～2 个危险因素给予 2 项预防措施

＞2 个危险因素给予 3～4 项预防措施

第四步：预防措施

| 5-HT 受体拮抗剂 | 糖皮质激素 | 抗组胺药 | 多巴胺受体拮抗剂 |
| 丙泊酚麻醉 | NK1 受体拮抗剂 | 针刺治疗 | 抗胆碱能药物 |

第五步：补救措施

采用与预防措施不同的补救治疗方案

图 8-3-5　成人术后恶心呕吐管理策略

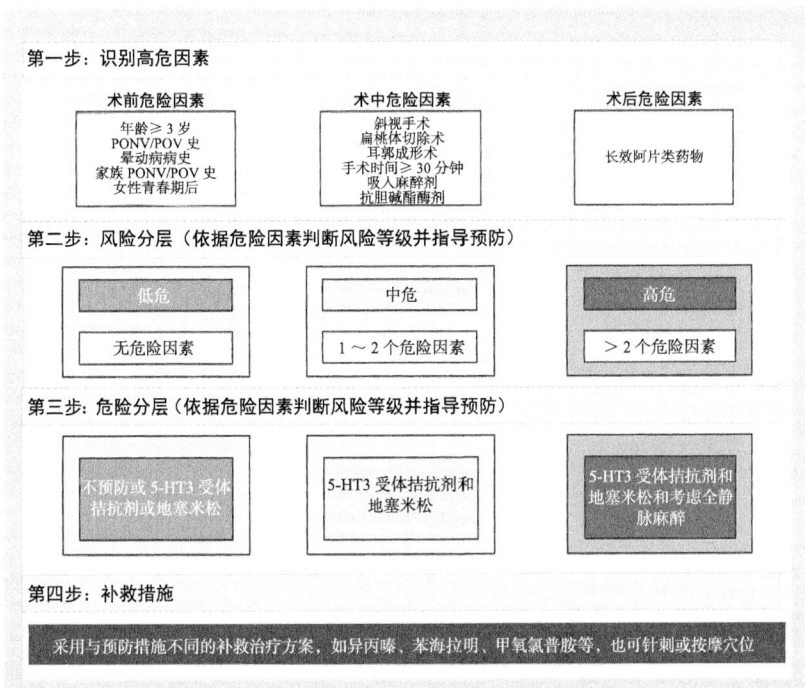

图 8-3-6　儿童术后恶心呕吐管理策略

1. 组建多学科协作团队

为确保日间手术的顺利进行，组建由外科专家、麻醉医师、临床护士等组成的多学科协作团队。在日间手术运行过程中，需加强团队内各成员之间的有效沟通，并定期开展专业培训，以提升团队整体效能。日间手术病房的护士是接触患者的一线人员，也是非药物干预策略的主要执行者。因此，应定期对护士队伍进行系统性培训，内容涵盖 PONV 的发病机制、危险因素识别、评估工具运用、预防策略实施、不良后果认知等，以降低 PONV 的发生风险。

2. 动态风险评估

在日间手术流程的各个关键节点（预约手术阶段、入院时、手术前后、出院时）需对患者 PONV 的风险进行动态评估。运用标准化的评估工具，如言语描述评估量表或视觉模拟量表，对恶心呕吐症状的严重程度进行量化。记录评估结果，并即时传递给 PONV 多学科团队的成员，以确保信息的全面共享与团队协作。此外，可通过采用先进的风险评估工具，将临床决策支持提醒无缝集成至电子病历信息系统，系统能够自动根据患者的风险等级发出提示，提升日间手术团队的响应速度，从而最大限度地降低 PONV 的发生率，减轻患者的不适感，提升患者的整体满意度。

3.降低发生风险

尽量缩短日间手术术前的禁食禁饮时间；护士应加强病情观察、术前减轻患者的紧张焦虑情绪，尽早恢复术后经口进食和早期下床活动；实施多模式镇痛策略以最大限度减少围手术期阿片类药物的依赖；同时，调整麻醉技术，采用区域麻醉方式替代吸入麻醉，术后给予吸氧治疗，以进一步保障患者安全。

4.多模式预防

对于PONV低风险的患者预防应基于临床医师的方案和患者的偏好选择1种预防措施、中风险的患者选择1～2种预防措施、高风险的患者选择3～4种预防措施；遵医嘱使用止吐药物或糖皮质激素药物进行预防性止吐；遵医嘱采用预防性、多模式、个性化镇痛管理以减少阿片镇痛类药物的使用，术后在进行镇痛治疗时，应密切观察药物不良反应，并及时予以干预；采取非药物预防：穴位刺激、芳香疗法、咀嚼姜和口香糖等；给予心理疏导，鼓励患者表达恶心等不适感受及鼓励家属参与到患者的心理护理中。

5.效果评估与监测

护士需即时上报日间手术患者术前评估结果及术后24小时内恶心呕吐状况，针对预防无效的PONV患者，严格遵医嘱实施止吐治疗。一旦患者术后出现PONV症状，应采取头低脚高位或侧卧体位，及时清除呕吐物，以防误吸，并详细记录呕吐次数、呕吐物的量及性质。同时，依据医嘱使用止吐药物，并密切观察用药后的反应。出院前，务必评估患者恶心呕吐症状的改善情况，对病情尚不稳定的患者，应适当推迟出院时间。在随访过程中，持续监测并追踪日间手术患者出院后的恶心呕吐发生情况，并提供个性化的康复指导。

6.健康教育

采取口头交流、书面文字、视频等方式进行个体化术前健康教育，缓解患者焦虑情绪，减少PONV的语言暗示。术前明确告知患者禁食禁饮的时间：全身麻醉患者手术前8小时内禁食固体食物，6小时内禁食除母乳外的奶制品，术前2小时内禁饮，但在麻醉前2小时以上可以饮用清澈液体，量应控制在≤5 mL/kg（或总量≤300 mL），包括无奶咖啡、茶水及高碳水化合物饮料（如苹果汁、无果肉橙汁），但不包含酒精类饮料。术后指导患者尽早恢复经口进食，遵循少量多餐、循序渐进的原则，推荐清淡易消化食物，避免摄入产气食品。患者完全苏醒且生命体征稳定后，鼓励采取斜坡卧位，尽早进行适度活动，注意预防直立性低血压的发生。此外，根据患者个人偏好，可提供非药物干预疗法（如穴位按摩、芳香疗法、假饲等），并在预约手术时，提醒存在PONV风险的患者预先准备口香糖、橙子等辅助物品。

（莫洋　孙辉）

第四节　术后静脉血栓栓塞护理

静脉血栓栓塞（VTE）是一种由于静脉内血栓形成而引起静脉阻塞性回流障碍及其一系列相关病理生理改变的潜在致死性疾病，包括深静脉血栓形成（DVT）与肺血栓栓塞症（PTE）两大临床表现，DVT 和 PTE 是同一疾病发展的不同阶段和其在不同部位的两种临床表现，两者统称为 VTE。

研究表明，VTE 不仅严重威胁患者的健康，还会显著增加医疗负担，延长患者住院时间。更为严峻的是，它已成为医疗纠纷的常见导火索，以及院内非预期死亡的主要原因之一。在全球人口老龄化趋势加剧、生活方式与习惯不断变迁的当下，血栓栓塞性疾病已悄然演变为一个全球性的重大健康挑战，其预防、治疗及管理策略正日益受到医学界各学科的密切关注与高度重视。

研究显示中国人群在接受中大型手术后，DVT 和肺栓塞（pulmonary embolism，PE）的发生率分别为 0.2% 和 0.08%。而在丹麦的一项涉及 16 048 名接受不同类型日间手术患者的调查中，VTE 的发生率仅为 0.04%，随访 60 天内血肿或出血的发生率为 0.4%。

近年来，随着国家政策的持续推动和日间手术模式的日益成熟，我国医疗机构中越来越多的科室开始探索日间手术模式，特别是骨科、普通外科、泌尿外科、胸外科等领域的三四级手术，如胸腔镜辅助下肺癌根治术、全髋关节置换术等也实现了日间化。在传统住院模式下，这些患者术后面临着较高的 VTE 风险；但在日间手术模式下的具体发生率仍待明确。

同时，值得注意的是，接受日间手术的患者群体已不再局限于年轻健康的患者，还包括越来越多的老年且伴有共病的患者，这可能也会对日间手术的血栓预防实践产生重要影响。因此，在日间手术的护理实践中，我们应高度重视 VTE 的预防工作，确保患者的安全与健康。

一、术后静脉血栓栓塞的危险因素

根据 Virchow 提出的理论，静脉血栓形成的三大要素包括：静脉血管内皮受损、静脉血流淤滞、血液高凝状态。任何能够导致静脉血管内皮受损、静脉血流淤滞及血液高凝状态的临床状况，均可视为日间手术患者 VTE 形成的危险因素。这些因素主要可归结为两大类：患者自身特异性因素与手术操作过程中的相关因素。

（一）患者特异性因素

（1）年龄：当年龄＞50 岁时，DVT 的形成风险显著上升，且随着年龄的增长，术后 VTE 的风险也相应增高。

（2）肥胖状况：PE 的发生率与 BMI 之间存在线性关系。当 BMI ≥ 35 kg/m² 时，PE 的发生率将激增近 6 倍。

（3）恶性肿瘤影响：恶性肿瘤患者的 VTE 发生率远高于人群的平均水平，且与肿瘤的具体类型密切相关。

（4）感染：脓毒症及炎症会增加 VTE 的风险。

（5）其他危险因素：患者有 VTE 病史、VTE 家族史、糖尿病、高血脂、红细胞增多症，以及长期卧床制动、静脉置管等，其发生 VTE 的风险也将显著增加。

（二）手术操作相关因素

（1）手术时长：外科大手术（手术时长 > 60 分钟）是诱发 VTE 的危险因素之一，手术时间越长，患者 VTE 的发生风险越高。

（2）手术类型与部位：在手术类型或部位方面，阑尾或胆囊切除手术的患者发生 VTE 的风险相对较低。下腹部及盆腔手术术后的患者相较于上腹部手术术后的患者更易发生 VTE。

（3）手术方式：采用开腹手术方式的患者相较于采用腹腔镜手术方式的患者，前者出现 VTE 的风险显著增加。

（4）术中低体温：术中的低体温状态极易导致血管壁通透性增强，进而引发血液黏稠度上升和血流速度减缓。

（5）麻醉方式：全身麻醉患者的 VTE 发生风险高。

与上述因素相关的临床情况均可增加静脉血栓形成的风险。具体而言，致使静脉血管内皮损伤的因素包括创伤、手术操作、化学性损害及感染性损伤等。静脉血流淤滞的成因则包括既往有 VTE 病史、手术过程中应用止血带、采用截石位及制动等。高凝状态可能与高龄、肥胖、全身麻醉状态、红细胞增多症、进行中心静脉导管置管，以及使用人工血管或血管腔内移植物等有关。

二、术后静脉血栓栓塞对机体的影响

围手术期患者因手术对血管的损伤、术后长时间卧床、肢体活动显著减少，以及肿瘤自身的高凝状态等诸多危险因素，极易罹患 DVT。而 DVT 的进一步发展，可能继发 PTE，成为围手术期患者死亡的主要原因之一，同时也是医院内非预期死亡的重要疾病诱因。

三、静脉血栓栓塞风险评估

正确的血栓风险评估有利于 VTE 的早期预防。目前，较为成熟的血栓风险评估工具主要包括 Caprini 评估表、Autar 评估表、Padua 评估表等，不同评估表应用范围各有侧重，国内较为常用的血栓风险评估表均由上述国外评估表翻译或改良而来。Caprini 风险评估模型由美国西北大学学者 Caprini 研究开发，于 1991 年最初应用于所有住院患者，经过不断研究于 2005 年形成了较为成熟的风险评估模型，是目前国际上应用最广泛的 VTE 风险评估模型。手术患者建议采用 2005 年版的 Caprini 评分量表，按照不同 Caprini 评估分值，将 VTE 风险分为低危（0～2分）、中危（3～4分）、高危（≥5分），具体见表 8-4-1。

表 8-4-1　静脉血栓栓塞危险因素评估（Caprini 评分表）

每项 1 分	每项 2 分	每项 3 分	每项 5 分
年龄 40～59 岁	年龄 60～74 岁	年龄 ≥ 75 岁	脑卒中（＜1个月）
肥胖（BMI＞30 kg/m²）	肥胖（BMI＞40 kg/m²）	肥胖（BMI＞50 kg/m²）	择期关节置换术
计划小手术	大手术（＞60 分钟）	大手术持续 2～3 小时	大手术（＞3 小时）
近期大手术	关节镜手术（＞60 分钟）	有浅静脉、深静脉血栓或肺栓塞病史（＜1个月）	髋、骨盆或下肢骨折
下肢水肿	腹腔镜手术（＞60 分钟）	有静脉血栓栓塞家族史	急性脊髓损伤（＜1个月）
静脉曲张	有恶性肿瘤病史	现患恶性肿瘤或进行化疗	多发性创伤（＜1个月）
败血症（＜1个月）		肝素引起的血小板减少	
严重的肺部疾病（＜1个月）		未列出的先天或后天血栓形成	
肺功能异常		抗心磷脂抗体阳性	
急性心肌梗死（＜1个月）		凝血酶原 20210A 阳性	
充血性心力衰竭（＜1个月）		凝血因子 VLeiden 阳性	
有炎症性肠病病史		狼疮抗凝物阳性	
卧床的内科患者		血清同型半胱氨酸酶升高	
输血（＜1个月）			
下肢用石膏或支具固定			
有中心静脉导管置管(＜1个月)			
口服避孕药或激素替代治疗			
妊娠或产后（＜1个月）			
有原因不明的死胎史，复发性自然流产（≥3次），由于毒血症或发育受限原因早产			

对 VTE 风险评估结果为中、高风险的日间手术患者，手术医师应同步进行出血风险评估，并依据患者的出血风险评估结果进行综合考量，以制定个性化的 VTE 预防策

略。手术患者的出血危险因素包括多个方面：患者的一般状况、年龄、体重、肝肾功能及凝血功能；原发疾病情况；合并存在的疾病（如未得到控制的高血压、活动性出血等）；合并用药情况（如抗血小板药物、抗凝药物、止血药物、激素类药物等）。

四、预防及护理

国家卫生健康委为了进一步加强医疗质量安全管理，不断提升医疗质量安全管理科学化和精细化水平，构建优质高效的医疗质量管理与控制体系，特制定并颁布了《2024 年国家医疗质量安全改进目标》。值得注意的是，"提高静脉血栓栓塞规范预防率"已连续 4 年被纳入国家医疗质量安全改进目标。文件中明确指出，VTE 的规范预防涉及患者在住院期间及出院后的 VTE 风险与出血风险评估，并依据评估结果，遵循相关临床指南的规范，实施包括基础预防、药物预防、机械预防等多种预防措施。

由于日间手术具有创伤小、手术时间短的特点，术后下肢静脉血栓的发生风险相对较低，这导致医务人员在日间手术的 VTE 预防上可能未给予足够的重视，甚至在某些情况下还存在争议。然而，随着日间手术患者准入年龄的放宽及手术级别的逐步提升，若日间手术患者手术及出院后的预防措施不到位，患者面临 VTE 发生的风险也将相应增加。因此，在日间手术的整个实施过程中，加强 VTE 的预防工作显得尤为重要。

（一）组建多学科团队

应组建由外科医师、麻醉医师、临床药师、手术室护士、病房护士等组成的多学科合作团队，制定预防日间手术静脉血栓栓塞的流程、制度和预案。日间手术病房护理人员是接触患者的一线人员，也是基础预防、机械性预防的主要执行者。应定期对护士进行包括静脉血栓的概念及疾病发展、疾病的识别、预防静脉血栓栓塞发生的方法等的培训，以降低 VTE 发生风险。

（二）动态风险评估

在日间手术运行的各个环节，需对患者进行 VTE 风险动态评估，可根据评估对象特点，结合患者个体因素与手术相关因素，选用适合的风险评估工具，确保对 VTE 风险的准确评估。根据患者的 VTE 风险等级制定个性化的预防措施。此外，护士在日间手术实践中需特别关注 VTE 高风险群体，包括但不限于骨科手术（如髋 / 膝关节置换、创伤及脊柱手术）患者、肿瘤手术（涉及普通外科、胸外科、泌尿外科等）患者、妇科与产科患者，以及年龄 ≥ 70 岁的老年患者。对于此类高风险人群，应加大评估与预防工作的力度。

（三）手术期间静脉血栓栓塞预防措施

（1）保护日间手术患者血管：尽量避免同一血管反复穿刺，不宜选择下肢静脉进行穿刺。

（2）避免血液浓缩：术中遵医嘱进行补液。

（3）合理安置手术体位：仰卧位时，在不影响手术的条件下，建议抬高下肢，以利于下肢静脉血回流，截石位时避免双下肢过度外展、下垂及腘窝受压等。

（4）正确使用止血带：术中使用止血带时应严格控制止血带的压力及作用时间。

（5）控制气腹压力：在进行腹腔镜手术时应根据手术情况随时调整气腹压力，维持最佳气腹状态，以减少静脉血流淤滞。

（6）预防低体温：术中应全程定时测量并记录患者体温，维持环境温度≥23 ℃，根据手术情况应用充气式加温仪、液体加温器、加温气腹管等加温设备避免患者体温过低。

（7）尽量缩短手术／麻醉时间：手术室护士应与手术医师、麻醉医师保持良好的沟通与协作，知晓患者手术方案与手术步骤，了解手术医师的操作习惯，确保手术器械、各类物品齐全并处在备用状态。

（8）观察病情和双下肢情况：巡回护士术中应严密观察患者各项生命体征及下肢皮肤颜色、肿胀等变化，妥善调节器械托盘高度，避免压迫患者肢体。

（四）术后预防策略与措施

在无禁忌证的前提下，所有日间手术患者术后均可实施 VTE 基础预防措施。同时可依据 VTE 风险评分及日间手术患者的具体情况，实施个性化的风险预防方案。评估为低危（1～2 分），则采取基础预防措施，无须特殊药物或机械预防手段；评估为中危（3～4 分），则推荐采用药物预防或机械预防（如弹力袜、间歇充气加压装置、足底静脉泵等）；评估为高危（≥5 分），则强烈推荐药物预防与机械预防联合使用；对于中高危且出血风险较高的患者，建议优先考虑机械预防措施。

基础预防措施包括但不限于以下几项。

（1）患者教育：加强对日间手术患者及其家属的静脉血栓预防知识教育，引导患者根据自身状况制订合理、适度的早期康复计划。

（2）早期活动与功能锻炼：待全身麻醉的患者清醒后，若其生命体征稳定、无禁忌证时，鼓励患者尽早进行主动与被动活动（如踝泵运动、股四头肌功能锻炼、膝关节伸屈运动、深呼吸及咳嗽动作等），并尽早下床活动。

（3）体位护理：四肢手术术后应将患肢抬高，并密切观察患肢的皮肤温度、颜色及动脉搏动情况，以防深静脉回流受阻。

（4）避免血液浓缩：遵循医嘱进行输液治疗，并在病情允许的情况下，鼓励患者多喝水，确保每日饮水量在 2000 mL 左右。

（5）避免选择下肢输液治疗。

（6）随访管理：对出院后评估为 VTE 中高危的日间手术患者，应进行针对性的随访与健康指导，并为复诊患者提供便利。

（莫洋　孙辉）

第五节　健康教育

健康教育是有计划地应用循证的教学原理与技术，为学习者提供获取科学健康知识、树立健康观念、掌握健康技能的机会，帮助他们做出有益健康的决定和有效且能成功执行的生活行为方式的过程。日间手术医患沟通交流时间相较于传统住院手术患者少，多数患者在术前存在不同程度的恐慌与焦虑情绪，其焦虑情绪主要来源于住院模式的改变、对疾病知识的匮乏、对手术成功与安全的深切忧虑、对术中术后疼痛及并发症的恐惧，以及对出院后护理质量的担忧等。过度的紧张、恐惧与悲观情绪，易诱发不良的应激反应，从而影响手术的顺利进行及术后的康复进程。日间手术患者术前的准备工作及术后的恢复过程都必须在医院之外自行完成。这种模式虽然为患者提供了更多的便利和灵活性，但也对患者的自我管理能力提出了更高的要求。如果在健康教育方面的工作做得不够充分，患者可能会因为缺乏必要的知识和指导，而在术前准备上出现疏漏，如未能有效控制基础疾病，或者未能按照医嘱进行适当的术前准备，这些都可能对患者的手术效果和术后恢复产生不利影响。此外，术前的紧张和焦虑情绪如果没有得到妥善缓解，可能会导致患者在手术当天出现心理上的恐惧等，从而导致生命体征异常，甚至可能因此导致手术取消。这种情况下，不仅患者的健康状况可能受到影响，还会造成医疗资源的浪费。同时，患者满意度也会因为手术的取消而降低，这不仅影响患者对医院的信任度，也可能对医疗机构的声誉造成负面影响。

一、健康教育的实施流程

健康教育在日间手术护理环节中的作用尤为重要。一方面，通过实施个体化、详尽的健康教育策略，能够有效缓解患者的紧张与焦虑情绪，减轻应激反应，同时增进患者对康复过程中自身角色的认知，激发其自信心，进而加速康复的步伐；另一方面，如果医护人员在术前向患者提供了过多的信息（虽然出发点是好的，希望患者能够充分了解手术过程和可能遇到的风险），可能会让患者感到更加焦虑和恐惧，使患者在决策时感到巨大的压力，甚至可能选择放弃手术。因此，如何平衡信息告知的充分性与适度性，既确保患者对手术有充分的了解，又不至于引起不必要的恐慌，是日间手术模式下医疗团队需要认真考虑和处理的问题。

在实施健康教育时，护士应当巧妙地把握教育的深度和广度，确保信息既不过于复杂导致患者难以理解，也不过于简单而遗漏重要细节。为此，可以制定一套结构化的健康教育路径，确保每位患者都能接收到标准化、系统化的健康指导。同时，结合多样化的教育形式与方法，如图文并茂的健康教育手册或宣传栏、健康教育视频、个性化的咨询会话等，增强健康教育的吸引力和实用性。提供全面且详尽的健康教育信息，能够让患者清晰地知晓自己在术前、术中及术后各个阶段的具体注意事项和行为指南。例如，在术前阶段，患者需要了解如何进行术前准备，包括检查、饮食、服药、禁食等要求；在术中阶段，患者需要知道手术过程中的配合要点，以及可能出现的不适感和应对策略；在术后阶段，患者则需要掌握术后护理、康复锻炼和复诊时间等重要信息。实施全面的健康教育，不仅能够有效提升患者对健康教育内容的知晓率，还能够显著提高他们的掌握程度，从而为手术的成功和术后的快速康复打下坚实的基础。

健康教育实施的流程要符合护理程序，贯穿护理程序的4个步骤，即评估、计划、实施与评价。

（1）评估：全面评估教育对象的个体差异，包括文化、经济、家庭背景、身体状况、心理状态、求知欲及学习能力等，以明确患者所需的具体健康指导内容、最迫切的健康教育需求及康复期望。患者健康教育的需求会随病情变化而变化，因此，健康教育的评估是个动态的过程。护士要持续动态评估，以了解患者对疾病的认识及对治疗、护理、检查、手术、用药的态度与反应，为患者提供精准的健康教育内容。

（2）计划：结合评估结果制订相应的健康教育计划，包括对患者采取何种方式进行教育，什么时候适宜，哪些是急需解决的问题，哪些是远期目标等，根据以上内容制订出适宜该患者的健康教育计划，以保证顺利地实施。

（3）实施：护士需遵循计划框架，灵活运用适宜的健康教育方法，同时注重个性化调整，以满足患者多样化的学习需求。

（4）评价：作为反馈机制的关键环节，护士需评价患者对健康教育内容掌握的程度是否达到制定的目标。对于掌握部分和未掌握的患者要分析原因，如目标是否定得过高，教育方式是否合适，计划是否恰当等。通过分析结果，重新制定健康教育目标和计划，从而进入新一轮的实施阶段。

二、健康教育的实施技巧

（一）健康教育方式

健康教育实施对象为各个年龄段人群，他们的文化水平参差不齐，接受能力也不一样，因此要根据日间手术患者的不同年龄、性别、职业、宗教信仰、文化程度，以及其对疾病和保健知识的求知欲等来采取不同的健康教育方法。常见的健康教育方式有口头讲解教育、图文书面材料、视频播放、手机 APP、互联网等形式，采取患者和（或）家属能接受的方式进行教育，可采取单一方式也可采取多种方式相结合，以使受教育者易于接受，同时也能保证健康教育的效果。

（1）口头讲解教育：是临床工作中最直接、简单的健康教育模式，其优点是简单易行，可操作性较强。口头教育效果常受到医务人员及患者受教育水平、沟通能力、患者个体因素及其他干扰因素的影响，如环境嘈杂、患者听力受限、手术时间等候过久、教育内容过多等都会对健康教育效果产生较大的影响。

（2）图文书面材料教育：人们通过口头教育能掌握的内容比例一般不超过 20%，因此仅通过口头教育让日间手术患者在短时间内充分了解并掌握日间手术的围手术期信息是不切实际的。书面教育能避免护士对需要教育的内容产生遗漏，且教育资料可以方便患者随时查阅，成为口头教育很好的补充。但日间手术患者书面教育的资料应该简洁、明了，最好用图片形式呈现，内容忌过于冗长，以免导致患者反感，从而降低学习阅读的兴趣。同时需考虑到受众的年龄、文化层次及手术要求，编写不同种类的教育资料。针对低龄患者，可以加入更多的色彩、图片、动画；而针对老年患者，健康教育资料中的文字字号则需要放大，内容简明扼要，文字描述应避免过于专业的词汇，便于理解。良好的沟通技巧是老年人健康教育效果的重要保障。与老年人的沟通不应局限于语言，还可以通过手势、动作等来表达。设身处地从老年人的角度去看和感受事物，并且正确地向对方传达自己的理解，使其觉得被了解和接受。

（3）视频播放：是通过多媒体将实况录像、动画、声音等信息进行输出的一种交流方式。可将日间手术流程、术前准备配合要点、术后康复要点、出院流程、出院后病情观察及护理等信息制作成视频，通过可视化的方式将需要患者掌握和配合的护理内容生动地演示出来，在预约接待中心、日间手术病区、日间手术室循环播放，也可通过 APP或者微信公众号等推送到患者的手机移动终端，方便患者反复观看学习。

（4）"互联网+"健康教育：随着信息技术的飞跃发展与智能手机的广泛使用，健康教育逐步向持续性好、交互性好、个性化的"互联网+"健康教育新模式发展，如微信、短信、APP、小程序、健康教育信息平台等。"互联网+"健康教育模式为患者带来了新的学习体验。借助智能手机这一传播媒介，健康教育不再受时间和空间的束缚，患者可充分利用日常碎片时间进行学习。这一变革不仅为患者提供了高效、便捷的学习途径，还显著增强了他们的自我管理能力，提升了患者的依从性和健康教育的整体效果。

（二）健康教育时机

（1）在日间手术预约时、入院前、入院时、术前、术后、出院前及随访等多个环节，进行阶段性、针对性的健康教育。

（2）在健康教育过程中，需确保患者充分理解"日间手术"的每个细节，包括详细阐述日间手术的治疗计划、促进康复的具体措施等。更为关键的是，要让患者认识到自己在日间手术康复过程中的积极作用，增强其自我管理和康复的信心。

（3）健康教育应贯穿于日间手术的整个护理流程中，其时机需与患者病情、治疗、护理及康复等阶段保持同步，实现教育与治疗护理的有机融合，为患者提供更加全面、系统的支持。

（三）健康教育细节管理

（1）应确保言语表达清晰明了，口齿流利，重点突出。与患者或家属交流时，应尽量选择普通话，避免因方言等客观因素可能导致的信息传递错误与不及时；针对各专科、各阶段的日间手术患者，健康教育内容务必突出重点，确保患者及家属能够全面且准确地掌握需配合的要点。

（2）因人、因地制宜开展健康教育。日间手术患者住院时间短，与医护人员的交流时间相对有限。因此，在沟通过程中，需充分评估患者的信息接收与理解能力，并综合考虑其职业背景、年龄层次、文化水平及当前的身心状态等因素，进行个性化健康教育。对于老年患者，因其听力、认知与记忆力减退，护士应提高音量、突出重点、放缓语速、保持耐心，并采用回授法评估患者对于健康教育内容的掌握情况。若有家属陪同时，护士应鼓励家属参与，并加强对家属的健康教育，以增强教育效果。

（3）健康教育应兼具多样性与实用性，可采取群体教育与个别指导相结合的方式。①群体教育是将多个日间手术患者（同病种、同手术等）组织到一起由护士进行集中教育的一种健康教育形式。其特点是开放性的教育，能够使患者与患者之间互相提醒、交流、讨论、提问，因此也可达到较好的指导效果。②个别指导是针对一个患者进行的健康教育，是最有效的一种健康教育形式。其特点是谈话自由，易于双方的沟通；能根据需要进行，简便而灵活。

（4）健康教育资料应定期更新。

（5）及时评估日间手术患者健康教育效果。①传统健康教育模式往往采用"填鸭式"教学，一次性将全部教育内容灌输给患者，却忽视了患者是否真正理解和掌握这些信息，导致健康教育效果不佳。在日间手术管理中，责任护士应采取反馈式健康教育方法，基于患者的理解能力进行施教，并收集实施后的反馈，以便及时调整教育策略，确保患者能够充分掌握健康教育内容。②为了保证健康教育效果，护士可采取标准化的健康路径来规避内容偏差或遗漏，确保患者接收到准确且全面的信息，提升患者及其家属对健康教育内容的理解和掌握程度，进而增强患者的依从性。③在日间手术诊疗护理过程中，应将常规教育、及时教育和重点教育有机融合，以满足患者的不同教育需求。

三、日间手术健康教育内容

详细的教育内容和个性化辅导，是加速康复过程中的重要因素。制订详细的健康教育计划，并根据患者个体差异实施针对性的教育策略。责任护士应秉持促进患者康复的核心理念，紧密围绕 ERAS 理念的目标展开健康教育，同时深刻把握每项工作与加速康复之间的内在联系，进而提升患者对指导内容执行的依从性。

（一）入院前教育

让患者充分了解日间手术流程及与自己手术相关的信息，包括术前准备、手术配合要点、术后康复计划及紧急情况的处理等内容。

1. 日间手术流程及相关要求

介绍日间手术的特点、诊疗流程、术前准备及入院前准备、医院及科室联系方式、陪同人员的要求等。

2. 医保支付政策的告知

护士在进行宣教时应当主动将医保政策告知患者，以保障患者的权益。

3. 突发大型公共卫生事件的应对

在遇到大型公共卫生突发事件时，日间手术预约中心的工作人员需要实时关注疫情动态，主动告知患者疫情防控有关要求，严格按照国家的要求指导患者做好疫情防控。

4. 手术相关指导

（1）饮食指导：预约护士需要基于加速术后康复理念，根据患者的手术方式、麻醉方式、病情来决定其术前禁食禁饮的时间。尽量缩短术前禁食禁饮时间，避免患者长时间处于空腹状态。全身麻醉的患者，在术前 1 天进食清淡饮食，术前 8 小时停止进食固体食物。按照加速术后康复理念，理论上术前 2 小时以上可进食少量清流质饮料（含碳水化合物），不超过 400 mL。

（2）感染预防：预约手术时应评估患者有无吸烟、上呼吸道感染或特殊感染史，指导吸烟患者戒烟，指导老年或颈、胸部手术患者进行呼吸训练、咳嗽、排痰及运动训练，如吹气球、使用吸气训练器、爬楼梯、步行等。对于老年和小儿患者应特别提醒其预防上呼吸道感染；为降低手术部位感染，预约时须告知患者在术前 1 晚使用抗菌或非抗菌肥皂及其他抗菌剂进行淋浴或全身沐浴，清洁手术部位。预约护士需要根据手术名称明确或者查看手术部位有无毛发及毛发对手术操作的可能干扰，如果手术部位毛发可能干扰手术野和缝合操作，应嘱咐患者在手术当天早晨剪除手术部位的毛发或者脱毛膏化学脱毛，避免使用刀片刮除毛发。

（3）药物指导：对于合并慢性疾病、需要长期服药的日间手术患者，需要明确地告知患者手术当天的服药或停药方法。高血压患者，手术日早晨仍按照常规服用降压药；拟行全身麻醉的糖尿病患者，手术日早晨应停止口服降糖药物或注射胰岛素；正在使用抗凝药物华法林或抗血小板聚集药物阿司匹林、氯吡格雷等药物的患者，应询问使用这些药物的原因、持续时间，必要时需咨询原处方开具专科的医师建议，明确告知患者术前必要的停药时间、日间术后恢复用药的时间、在停药期间是否需要低分子量肝素替代治疗。

（4）体位指导：指导患者进行术中特殊体位的练习，持续时间以患者能耐受为限，以减轻患者术中及术后的不适感。

（5）应急预案：日间手术患者在等候手术期间可能发生病情变化（如疼痛加剧、突发其他疾病、女性患者出现生理期、手术部位有炎症 / 皮疹、发热、上呼吸道感染等）或者出现工作和生活中的突发事件，因此，预约时护士应告知患者出现这些特殊情况的应急处理方法。

（二）住院期间教育

1. 环境及人员介绍

为患者介绍住院环境及主治医师、责任护士，有助于消除患者因住院环境改变带来的不适和焦虑，促进医患之间有效沟通。

2. 健康传教育

健康教育手术治疗的护理措施，使患者理解并配合围手术期治疗，达到加速康复的目的。

3.加速康复护理的措施

（1）疼痛护理：教会患者如何在床上无痛翻身，有利于患者术后尽早运动，提高依从性、减轻疼痛。详见本章第二节"术后疼痛护理"。

（2）术后早期下床活动：向患者详细讲解术后早期下床活动的益处，鼓励其术后早期下床活动。

（3）饮食指导：鼓励患者尽早恢复饮食，告知患者术后尽早经口进食并恢复正常饮食是加速术后康复理念中的重要环节。

（4）恶心呕吐护理：详见本章第三节"术后恶心呕吐护理"。

（5）引流管护理：按照标准进行引流管护理，为患者提供高效、安全的护理措施，包括做好引流管标识、妥善固定引流管、保持引流通畅、严密观察引流液的颜色、量及性状等，有效预防引流管的意外滑脱。

4.心理护理

了解患者的心理状态、性格特征及对疾病的认知，并针对焦虑、抑郁心理进行耐心细致的疏导。

5.出院前指导

根据患者的具体情况提供个性化的出院指导，包括饮食、休息、运动、功能锻炼、用药及后续治疗、自护措施、陪同人员的照护教育、复查时间、心理与康复的关系等，提供紧急联系电话号码以备患者有疑问或不适时随时咨询，减少患者的焦虑，预防并发症发生及再次入院的可能。

随着现代信息技术与多媒体的飞速发展，我们可以利用网络媒体平台（如微信公众号），通过动画、视频等方式，来发布健康教育信息。但务必确保健康教育内容的正确性、科学性和易理解性。无论选择何种健康教育形式与方法，其核心目标均是促使患者更轻松地接受并深入理解相关信息。

医务人员在开展健康教育活动时，需紧密结合患者的实际情况，并遵循以下关键原则：首先，在教育内容的选择上，应确保内容具有针对性，充分考虑个体差异；同时，需突出重点，分清主次，使内容具体、易懂、好记，便于患者实际操作。其次，应充分调动患者及其家属的积极性，采用反馈式教育模式，特别是对于文化水平较低、年龄较大、学习能力较弱的患者，更应增加解释与指导，以确保健康教育的效果，提升患者的依从性，从而切实保障日间手术医疗护理的质量与安全。

（莫洋　孙辉）

第六节　手术患者转运交接

手术患者转运（patient transport）指患者术前从病房、急诊室、重症监护病房（intensive care unit，ICU）等区域到手术室及术后从手术室到麻醉恢复室（post anesthesia care unit，PACU）、病房、监护室的整个过程。转运的组成要素包括患者、转运人员、转运设备。手术患者交接（patient handover）指因手术患者发生转运，医务人员对手术患者情况的交接过程。

一般来讲，日间手术的手术时长相对较短，在单位时间内，日间手术室比中心手术室患者转运交接的频次更高。传统手术交接以口头交接为主，核查内容相对简单，往往难以有效指引护士进行准确交接，容易造成护理风险增加、护理质量下降，甚至影响患者的安全及医患关系。因此，在日间手术的管理过程中，必须高度重视患者的转运与交接工作。

《全面提升医疗质量行动计划（2023—2025年）》《国卫医政发〔2023〕12号）明确指出，医疗机构需加强术后风险管理，进一步规范手术患者的转运与交接流程，并确立交接清单制度。同时，该文件对手术人员的转运资质也设定了清晰的标准。因此，医疗机构进一步规范日间手术患者转运和交接工作，制定交接清单，做好术后转运衔接。

一、手术患者转运交接原则

（1）转运人员应为经过医院培训考核后取得转运资质的人员。

（2）转运交接过程中应确保患者身份正确。

（3）转运前应确认患者的病情适合且能耐受转运。

（4）转运应根据患者病情选择合适、安全的转运方式和适合的转运工具。

（5）转运前应确认转运需要携带的医疗设备及物品，并确认其功能完好。

（6）转运中应确保患者安全、固定稳妥，转运人员应在患者头侧，如有坡道应保持患者头部处于高位。注意患者的身体不可伸出轮椅或推车外，避免推车速度过快、转弯过急，以防意外伤害。注意隐私保护和保暖。

（7）交接过程中应明确交接内容及职责，并按《手术患者交接单》记录。有条件的医疗机构应借助信息化手段，加强手术患者围手术期无缝隙信息化转运交接管理，实现手术交接闭环质量管理。

（8）严禁将三四级手术和全身麻醉手术术后患者交由第三方人员独自转运。四级手术患者在术后首次转运过程中应当由参与手术的医师全程陪同；转运交接时，应当与接收医师及相关医务人员面对面交接，确保转运安全和相关信息传递无误。

二、日间手术患者的转运交接流程

（一）日间手术患者入手术室的转运交接

1. 转运前

（1）手术室巡回护士确认手术患者信息，通过电话或信息化手段通知日间手术病房医护人员和手术医师。

（2）接到通知后，病房责任护士应第一时间通知患者做好入手术室前的准备工作，包括更换病服、排空小便等。

（3）病房责任护士应当确认日间手术患者的术前准备工作均已完备，包括皮肤准备、手术部位标识、术前用药等，并准备好患者入手术室的用物、药物、病历资料等。

（4）转运人员应与病房责任护士按照《手术患者交接单》内容共同逐项确认患者信息，交接需带入手术室的物品及药品，也可借助信息化手段进行交接。

2. 转运中

情况稳定的患者由转运人员带入手术室。情况不稳定的患者应进行必要的支持。

3. 转运后

患者进入术前准备室或手术间，手术室护士应确认患者身份，对病房护士填写的转运信息进行接收确认，记录入室时间。

（二）日间手术患者出手术室的转运交接

离开手术室前，护士应确认管路通畅、妥善固定，并确认所需携带的物品，准确填写《手术患者交接单》。根据患者去向准备转运用物，通知接收科室。

1. 转入麻醉恢复室

（1）转运前：手术室工作人员需通知 PACU 护士，使 PACU 护士了解患者情况，准备好必要的设备，制订监护计划，并分配有相应护理能力的护士。根据患者情况准备便携监测设备和通气设备，如便携式呼吸机和呼吸囊、氧气瓶。

（2）转运中：在麻醉医师、手术医师、巡回护士的直接监护下将患者从手术室送到 PACU，转运途中应密切观察病情变化，防止患者躁动及呼吸道梗阻、各种导管脱出，注意患者保暖等。

（3）转运后：患者入 PACU 并妥善安置后，巡回护士再向 PACU 护士进行交接，交接基本内容包括：患者手术信息、麻醉信息、术中特殊情况、入 PACU 时情况、病历资料等。

2.转出麻醉恢复室

（1）转运前：应当评估患者恢复程度，达到转出 PACU 的标准后，PACU 护士应与患者沟通并告知其恢复情况，通知病房护士及手术医师，准备离开 PACU。

（2）转运中：应由麻醉医师、手术医师和护士共同护送。若患者病情变化，需要转运至 ICU 加强监护。

（3）转运后：待患者转入病房或 ICU 并安置妥当后，手术医师、麻醉医师、PACU 护士向病房或 ICU 护士详细交代患者病情及术中、术后情况，交接病历资料等。

三、转运交接注意事项

（1）手术患者转运交接前一定要提醒下个科室提前做好准备，避免由于准备工作不足影响工作开展。

（2）应至少同时使用 2 种方法确认患者身份，确保患者正确。

（3）根据手术患者病情，确定转运人员、适宜时间、目的地、医疗设备、药物及物品等。

（4）严禁将三四级手术和全身麻醉手术后的患者交由第三方人员独自转运。四级手术患者在术后首次转运过程中应当由参与手术的医师全程陪同。

（5）转运过程中应防止意外伤害的发生，如坠床、非计划性拔管等。

（6）交接双方应面对面共同确认患者信息、病情和携带用物无误后签字，确保转运安全和相关信息传递无误。

（7）转运设备应保持清洁，定期维护保养。转运被单应一人一换。

（8）特殊感染手术患者的转运，应严格遵循《医疗机构消毒技术规范》（WS/T367-2012），并做好各项防护。

（9）制定并有效实施针对突发事件的应急预案措施，以应对如设备突发故障、电梯意外停运及患者呼吸道梗阻等紧急情况，确保提前准备充足的急救物资，并确立清晰的紧急呼叫流程。

（10）为保证日间手术室的首台手术准点开台，避免因术前准备不到位影响患者按时接入手术室，可采取专人专岗接患者，优先落实患者术前准备工作；为避免患者不能按照约定时间准点到医院而耽误手术安排，每天可同时通知手术间第 1、第 2 台手术患者提前到院，保证有充分的术前准备时间。

（11）术后，手术医师应详细向日间病房的医护人员交代患者的观察重点。

手术安全与质量是医疗安全与服务质量的重中之重，手术环节是医疗业务中风险最高的环节，同时也是确保医疗效率的关键。日间手术周转迅速、节奏紧凑，且涉及的科室与参与人员众多且复杂，因此，医务人员如何安全、规范地完成手术患者的转运与交接工作显得尤为重要。为确保日间手术病房的转运交接工作顺利进行，应严格执行相关制度，明确界定手术患者转运交接的职责与分工。在此基础上，进一步优化转运交接流程，采用信息化闭环管理模式，以提升护理质量，降低不良事件的发生率，从而全方位保障患者的安全。

（莫洋　孙辉）

第七节　随访

出院随访是指医疗机构根据出院患者的个性化需求，通过电话随访或预约复诊等形式，保持持续联系，旨在掌握患者出院后的病情变化、治疗效果，并为其康复提供专业指导的一种观察方法和工作手段。日间手术患者的住院时间短，其术后严重并发症少，但轻微并发症，如疼痛、恶心呕吐、头痛、嗜睡、乏力及咽喉痛等却较为普遍。此外，日间手术患者在诊疗期间与医护之间的沟通交流机会有限，可能存在对出院后病情监控及并发症应对策略的知晓度不足，担心出院后不能得到及时指导。因此，出院后随访机制成为确保日间手术质量安全不可或缺的一环。医疗机构应根据不同病种的特点及诊疗规律，明确随访的时间点、频率、内容及方式，并指派专业医务人员负责执行并记录，为日间手术患者构筑起一条连续、安心的医疗服务延伸路径。

一、日间手术出院随访的目的

（一）监测患者康复进程

出院随访有助于医护人员对患者出院后的康复进程进行监测，以便及时发现并处理潜在的并发症，并给予个性化指导，确保医疗安全。

（二）改善患者就医体验

患者术后一般更希望能在医疗机构内完全康复后再出院，对于 24 小时就办理出院手续会有一定的心理抵触和担忧。医疗机构落实日间手术患者出院后随访管理制度，提供延续性服务，除了能让患者参与到术后康复过程中，还能让患者感受到医护人员的关爱和负责任的态度，提升就医感受。

二、随访形式

患者出院后，可为其提供多样化的随访方式，包括门诊随访、电话随访、社区随访，以及借助移动应用平台、人工智能机器人、APP 等的智能化随访，以确保患者得到持续的关怀与追踪。医疗机构可根据服务对象的特点，采取以智能随访为主，人工电话随访与网络随访为辅的多模式随访方式，构建患者及临床接受程度高且容易推广的日间手术随访体系，切实有效保障医疗安全。为解决老年患者面临的"数字鸿沟"等就诊难题，采取门诊随访与电话咨询相结合的方式，为老年日间手术出院患者提供延续性服务，以确保他们获得顺畅、便捷的医疗服务体验。

（一）门诊随访

门诊随访作为当前我国医疗体系中最为基础的随访方式之一，承载着重要的健康管理与病情追踪职责，其优势在于能够收集到最为可靠且全面的临床资料。然而，这一方式的实施高度依赖于患者的积极参与，并受到时间、地点、就医便利程度及患者自身健康状况等多重因素的制约，进而影响了门诊随访的普及率和有效性。

（二）电话随访

电话随访作为一种高效便捷的院外随访方式，旨在通过定期的电话沟通，强化患者对自我监测与管理重要性的认知，进而提升患者依从性，改善患者预后，并显著提升患者生活质量。相较于其他随访形式，电话随访的最大优点在于其更便捷与高效。它打破了地域与时间的限制，使得随访工作得以跨越地理障碍，随时随地进行。与门诊随访相比，电话随访不仅为患者节省了往返医疗机构的交通费用，还避免了长时间在医疗机构候诊所带来的不便与额外成本。

虽然电话随访简便易行，但其失访率较高。这往往与随访时机的选择不当、专业知识掌握不足、护士沟通语言不规范等因素有关，这些问题都可能对随访的质量和患者的安全产生不良影响。此外，电话随访的一对一沟通模式虽然确保了随访的个性化与针对性，但也存在时间与资源的潜在浪费问题。护士需要逐一与患者联系，这在一定程度上降低了工作效率，并限制了患者之间交流与分享的机会。

综上所述，在关注电话随访提供的便捷高效随访服务的同时，也需关注并解决其潜在的失访率高、效率低等问题，以确保随访工作的顺利进行与患者健康的持续改善。

（三）智能化随访

1. 随访信息化平台

随访信息化平台是一个基于网络的系统，可与电子病历系统进行数据交互，可以收集、提醒、管理和分析患者报告结果。可以根据手术方式、麻醉方式、患者康复情况等规则要求，灵活制订随访计划，并借助自动短信、小程序等，精准推送随访信息，追踪患者康复进程及并发症情况，并温馨提醒复诊时间，同时收集患者就医体验反馈，促进医患间深度互动。

2. "互联网+"随访

借助微信、QQ等多种APP渠道加强与患者互动，融合语音、图文等多元信息，更清晰地了解患者术后的恢复情况。这一随访方式突破了时间、空间限制，极大提升了沟通便捷性，成为受欢迎的随访方式之一。

3. 人工智能随访

随着移动互联网与大数据挖掘技术的蓬勃发展，以及医疗领域的电子化、智能化的提升，人工智能语音随访、智能云随访、可穿戴设备随访等创新应用正深刻改变着患者出院后的管理模式。人工智能与语音技术的深度融合，特别是在日间手术术后随访中，已构建起智能化语音管理随访体系。通过规范的随访内容与时间安排，有效缩短了随访耗时，确保了手术的顺利进行。同时，显著提升了医护人员的随访效率与患者康复的质量。云随访系统更是实现了随访计划的自动创建与内容的精准推送，不仅提升了日间手术出院随访率与信息采集的完整性，还进一步优化了患者的就医体验、提高了护士的工作效率。然而，需要注意的是，尽管人工智能技术在许多方面都显示出了巨大的潜力，但在处理复杂或模糊的随访内容时，它仍然显示出一定的局限性。目前，部分语音功能还不支持回拨，电话接通率也受到受访者个人因素的影响。因此，我们需要结合系统或人工补打策略，以确保随访的效果和质量。这些挑战提醒我们，尽管人工智能技术正在迅速发展，但它仍然需要与人类的专业知识和经验相结合，才能发挥最大的效用。在未来，随着技术的不断进步和优化，我们有理由相信，人工智能将在医疗随访领域发挥更加重要的作用，为患者提供更加个性化、高效和便捷的服务。

三、随访计划与频率

日间手术患者出院前，医务人员应对患者现存健康问题或者潜在的健康风险进行全面评估，根据麻醉方式、手术级别和术后风险及疾病康复规律，制订一套个性化的随访计划。在制订计划的同时，医务人员应向患者详细说明随访的重要性，确保患者理解并同意配合后续的随访工作。医务人员应鼓励患者主动参与到出院后的健康管理中，主动向医务人员报告不良反应和并发症。

医疗机构应确保在患者出院后的 24 小时内完成首次随访，及时了解患者的恢复情况并提供必要的指导。一般应在患者出院后的 2 周内安排至少 1 次随访，根据患者的恢复情况，随访的频率可以适当延长，但通常不应超过 1 个月。随访的频率和时间点应根据患者的具体情况灵活调整，既要避免过于频繁的随访给患者带来不必要的困扰，也要确保随访的频率足以保障患者的健康安全。

对于一些较为简单、采用局部麻醉的手术，建议出院后提供 1～2 次的随访；对于三四级等较为复杂的手术，出院后的随访次数应适当增加，以确保患者能够得到充分的关注和指导。在随访过程中，如果发现患者出现与手术相关的并发症或较为明显的不适症状，应立即增加随访的频次，并将患者的情况及时反馈给手术医师。手术医师在了解情况后，应指导患者进行进一步的就医或处置，确保患者能够得到及时有效的治疗，直至完全康复。整个随访过程应以患者的健康和安全为首要考虑，确保每位患者都能得到个性化的关怀和专业的医疗支持。

四、随访内容

出院后随访工作是日间手术医疗护理服务中不可或缺的一环，其主要目的是保障医疗质量和安全。随访过程不仅要关注患者当前的康复状况，还要着眼于预防和识别潜在的医疗风险，确保患者能够得到全面细致的服务。由于各个专科与不同病种的随访重点各有侧重，医疗机构可以建立一套普适性的日间手术出院随访框架，融入专科病种和手术的具体要求，以确保随访内容既精准又全面。

普适性随访的核心聚焦于患者术后的综合康复情况，主要包括但不限于患者术后的进食情况、日常活动及睡眠质量等多方面的身体康复指标，还包括是否出现发热、疼痛、恶心呕吐等术后常见症状，以及伤口愈合情况，如是否存在出血、感染等潜在风险。此外，药物治疗的依从情况及患者对医疗服务的整体满意度也是随访过程中不可或缺的内容。

专科或专病随访则需深入聚焦特定术后可能出现的并发症。例如，在白内障术后，随访会特别关注眼压的波动、角膜水肿、炎性反应等关键指标；而在腹股沟疝术后，随访则侧重于监测腹痛、尿潴留、阴囊肿胀及血肿等并发症；甲状腺肿瘤术后，随访的重点则包括伤口出血、呼吸困难、神经损伤及甲状旁腺功能异常等潜在问题；输尿管结石术后，血尿和泌尿系统感染等问题需要特别关注；下肢静脉曲张术后，则需警惕下肢深静脉血栓等潜在并发症。各专科病种出院随访的内容，可参考第五章"日间手术专科护理管理实践"的相关内容。需注意，在患者恢复的不同阶段，出院随访内容应适当调整，切忌千篇一律。

在随访环节中，随访护士不仅要密切关注患者的康复进展，还需细致了解患者的出院转归状况，包括是否出现再就诊、再入院或再手术的情况。同时，积极了解患者对于本次日间手术的就医体验，广泛收集他们对医疗服务的反馈与建议，以便不断优化服务品质，为患者提供更加卓越的医疗服务。

五、随访记录

在随访流程中，护士需细致记录患者的术后康复进展、出现的不适症状、潜在并发症的监测情况、不良转归的情况，以及患者反馈的意见与建议。随访记录应当纳入患者病案或单独建册保存。病房应当定期开展日间手术随访数据的深入分析、及时反馈，并在此基础上实施持续的改进措施。

在日间手术发展的初期阶段，可使用专门的纸质或电子随访记录本来详细记录随访的相关信息。有条件的医疗机构，应逐步提升日间医疗的智能化应用水平，通过信息技术手段优化患者的就诊体验。具体而言，可以依托智慧医院建设和电子病历信息化建设的成果，加强护理信息化的发展，充分应用人工智能、5G、物联网等新一代信息技术，开发日间手术随访系统或相关功能，以此改进和优化日间手术的护理服务流程，进而提高护理工作的效率。

六、随访质量管理

1. 人员遴选

（1）应挑选具备优秀服务态度、工作认真负责、拥有良好交流沟通能力、丰富临床实践经验、扎实专业知识基础，并擅长发现问题、深入剖析问题及高效解决问题的人员来承担随访工作，以确保随访工作的顺利进行。

（2）为确保随访工作的质量，随访人员需接受相关培训并通过考核后方可参与。培训内容包括但不限于电话随访流程、礼貌用语规范、高效交流沟通技巧、常见专科疾病知识、术后并发症的观察与处理，以及日间手术出院后的应急预案等多个方面。

2. 细节管理

（1）在预约日间手术时，务必准确收集患者及其同住家属两人的联系方式。入院评估阶段，需再次确认患者提供的随访联系电话，确保其准确无误。

（2）为确保出院后随访工作的有效执行，护士需清晰地向日间手术患者说明出院随访的目的、形式及频率。同时，提醒患者或其家属在出院后保持电话畅通，及时接听或回复医院来电，避免出现更换号码或屏蔽医院来电的情况。

（3）随访前，医护人员应做好相应的准备，了解患者的诊疗信息，并根据随访计划和出院随访评估情况，有序开展随访工作。

（4）在进行电话随访时，医务人员应首先进行自我介绍，并明确告知随访目的。询问患者是否方便接听，以取得其配合。随访过程中，应保持诚恳的态度，注意语气语调，耐心倾听并解答患者的问题。若患者话题偏离主题，应及时引导其回归到随访主题上。

（5）回答患者问题时，需保持严谨、准确的态度，避免简单判断或随意指导。对于无法立即解答或电话解释不清的问题，应通过咨询手术医师、跨专业延续性护理团队讨论、查阅资料等方式，另行给予答复。

（6）采取电话随访时，应注意电话随访礼仪和风俗习惯，尽可能避免在休息时间和用餐时间进行随访。特别是在我国传统节日春节期间，考虑到部分患者的传统观念和忌讳，应适当调整随访计划。

（7）当采用语音、人工智能等途径进行随访时，医护人员需每日关注系统内的失访和反馈出现并发症患者的信息，应采取电话随访进行确认并持续追踪。

（8）每日下班前，应整理随访相关记录和数据，及时反馈并上报。对于失访情况，应进行交班并在后续工作中继续追踪。每月应对随访数据进行整理、统计分析，并持续改进。

医疗机构为日间手术患者提供的定期随访服务，能减轻患者出院后焦虑情绪，提高患者治疗依从性，使患者完成高水平的自我护理；能有效预防或及时发现术后并发症，保障患者安全，提升就医体验；能让医护人员及时掌握患者的病情变化、治疗效果及预后，积累临床经验，提高医疗业务水平。

医疗机构在提供随访服务时，应考虑患者的年龄、文化程度及个体差异，采取灵活多样的方式，以确保达到预期效果。有条件的医疗机构还可以逐步提高日间医疗的智能化应用水平。通过智慧医院和电子病历的信息化建设，加强护理信息化的发展，充分利用人工智能、5G、物联网等新一代信息技术，实现日间手术智能化随访。总之，随着日间手术服务的不断推广和智能化技术的不断发展，医疗机构应当不断创新随访服务模式，以满足患者多层次、多元化的需求，进而实现整体医疗服务质量和效率的双重提升。

（莫洋　孙辉）

第八节　护理文书

护理文书是指护士在临床护理活动过程中形成的全部文字、符号、图表等资料的总和，不仅是护士在观察、评估、判断患者护理问题或为解决患者问题而执行医嘱及实施护理行为过程的记录，更是对患者病情、护理操作及整个医疗护理流程的真实且精准的反映。因此，护理文书的书写不仅体现了护士及其团队的专业素养，也成为考核评价护理工作质量的关键依据。

一、日间手术护理文书现状

随着公立医院高质量发展的需要，日间手术在择期手术中的占比持续攀升，尤其是三四级手术的数量显著增加。我国日间手术正处于蓬勃发展的黄金时期，然而，各医疗机构在日间手术病历的书写上却呈现出多样化的态势。部分机构选择保留完整的病历书写格式，而另一部分则倾向于采用更为简化的病历记录方式。在护理病历的书写上，大多数医疗机构的日间手术护理文书往往与普通住院患者的无异，需要对患者进行全面的风险评估并记录，包括但不限于日常生活能力评定、压力性损伤风险评估、跌倒/坠床风险评估、非计划性拔管风险评估、静脉血栓栓塞风险评估、营养评估、疼痛评估及焦虑评估等。

由于日间手术具有高效与便捷的特点，每日的入院、出院护理工作量巨大。若仍沿用普通住院患者的护理文书管理方式，无疑将给日间手术护士带来沉重的文书记录负担，难以满足手术高效运转的需求，同时也难以保证文书书写的质量。这对医疗机构的管理者提出了更高的要求，需要建立起与日间手术相配套的护理文书记录与管理规范，通过不断探索与实践，逐步完善日间手术病历书写规范，以确保日间手术高效、有序进行。

二、日间手术护理文书书写主要内容与基本要求

日间医疗病历内容需确保客观、真实、准确、及时、完整且规范。《医疗机构日间医疗质量管理暂行规定》中明确提出，日间病历应详尽涵盖住院病案首页、24小时内入院出院记录、术前讨论结论、手术/治疗记录、手术安全核查记录、手术清点记录、各类知情同意书、医嘱单、辅助检查检验报告单、体温单、护理记录单，以及入院前已完成的与本次诊疗紧密相关的全部医疗文书资料。与日间手术护理相关的医疗文书包括但不限于手术安全核查记录、手术清点记录、各类知情同意书、医嘱单、体温单和护理记录单等。

本章所述护理文书的范畴，可细分为两大方面：其一，是全面反映住院患者病情变化、治疗及护理过程的各类记录，包括体温单、入院评估单、护理风险评估单、护理记录单、医嘱单等关键记录；其二，则是为确保日常工作规范管理和高效衔接的各类记录，如出院随访记录、病房护理交接班记录、各类知情同意书、手术患者交接单等。

（一）体温单

日间手术患者住院时间不超过 24 小时，日间手术病历可不用单独填写体温单，但应根据外科手术护理常规测量患者生命体征并记录在护理记录单上。如果患者因病情不能按计划准时出院，需要退出日间医疗路径，则按照常规填写体温单。

（二）护理风险评估单

日间手术通常选取创伤小、恢复快、安全性高且手术时间短的术式。日间手术患者普遍有较强的自我护理能力，病情相对简单，且无严重的基础疾病。因此，相较于其他常规手术，日间手术后出现压力性损伤、静脉血栓栓塞、跌倒/坠床、营养不良等风险相对较低。因此，日间手术患者术后无须常规采用日常生活能力评定、压力性损伤、跌倒/坠床、非计划拔管、静脉血栓栓塞、营养及焦虑风险评估单等工具进行评估与记录。值得注意的是，疼痛和恶心呕吐是导致日间手术患者延迟出院的关键因素。因此，对于日间手术患者，加强术后疼痛和恶心呕吐的评估与管理显得尤为重要。为了提高工作效率，可以运用临床判断法来预测患者跌倒/坠床、非计划拔管、压力性损伤、营养不良等潜在风险，但需确保相关护理措施落实到位。随着三四级手术逐步推广为日间手术，患者术后护理风险亦相应增加。为此，建议根据本医疗机构日间手术的实际开展情况，针对患者的具体状况和手术类型，实施个性化的评估策略，以确保患者安全与手术效果。

（三）护理记录单

为提高日间手术的护理工作效率，可将入院评估单和护理记录单进行合并，采用表单形式分阶段、客观地记录日间手术患者在住院期间的整个护理流程。包括入院时的评估、术前相关知识健康教育、术前的记录、术后的病情观察记录，以及出院记录。日间手术护理记录单的内容可参照图 8-8-1 所示。

姓名： 出生日期： 患者 ID：
科室： 床号： 住院号：

入院护理评估及术前相关知识健康教育

入科时间：＿＿＿＿＿ 入院方式：□步行 □扶助 □平车 □轮椅 □其他＿＿＿＿＿

T： ℃ P： 次/分 R： 次/分 BP： / mmHg 体重： kg 其他＿＿＿＿＿

意 识：□清醒 □模糊 □嗜睡 □昏睡 □昏迷

皮肤情况：□正常 □破损/压力性损伤/其他＿＿＿＿＿ 疼痛评分： 分

过 敏 史：□无 □有 带管情况：□无 □有＿＿＿＿＿

健康教育：□人员、设施、环境介绍 □探陪制度 □安全制度（防跌倒/坠床、防烫伤、防火、防盗等）
□手术及麻醉方式 □术前准备 □心理护理

特殊病情记录：

责任护士：＿＿＿＿＿＿＿＿＿ 时间：＿＿＿＿＿＿＿＿＿

术前护理记录

拟于今日＿＿＿＿＿麻下行＿＿＿＿＿＿术，患者术前准备已完善，于＿＿时＿＿分接入手术室。

责任护士：＿＿＿＿＿＿＿＿＿ 时间：＿＿＿＿＿＿＿＿＿

术后首次护理记录

返回病房时间：＿＿＿＿＿＿

T： ℃ P： 次/分 R： 次/分 BP： mmHg

心率： 次/分 其他：＿＿＿＿＿＿＿

意识：□清醒 □模糊 □嗜睡 □昏睡 □昏迷

皮肤情况：□正常 □破损/压力性损伤/其他＿＿＿＿＿

静脉输液：□无 □有：□留置针 □PICC □PORT □其他＿＿＿＿＿

伤口敷料：□无 □有：□有渗出 □无渗出 带管情况：□无 □有＿＿＿＿＿

疼痛评分： 分 恶心呕吐：□无 □有

术后处置：□输液 □心电监护 □吸氧 □雾化吸入 □其他＿＿＿＿＿

健康教育：□伤口护理 □管道护理 □饮食护理 □用药指导 □疼痛护理 □预防血栓
□预防跌倒/坠床 □功能锻炼 □专科指导 □心理护理

特殊病情记录：

责任护士：＿＿＿＿＿＿＿＿＿ 时间·＿＿＿＿＿＿＿＿＿

术后病情观察

时间	体温	脉搏	呼吸	血压	SpO$_2$	疼痛评分	病情	签名

出院护理记录

T： ℃ P： 次/分 R： 次/分 BP： mmHg 意识：□清醒 □模糊 □嗜睡 □昏睡 □昏迷

伤口敷料：□无 □有：□有渗出 □无渗出 带管情况：□无 □有＿＿＿＿＿ 疼痛评分： 分

日常生活能力评分： 分 □自理 □轻度依赖 □中度依赖 □重度依赖 恶心呕吐：□无 □有

健康教育：□伤口护理 □管道护理 □饮食护理 □用药指导 □康复训练 □出院复查 □异常情况处理
□随访及科室联系电话

特殊病情记录：

离院时间：

责任护士：＿＿＿＿＿＿＿＿＿ 时间：

图 8-8-1 医院日间手术护理记录单模板

入院评估应记录患者步态、生命体征、意识状态、皮肤状况、过敏史、带管情况等，若有特殊病情应据实记录。术后应详细记录患者返回病房时间、生命体征、意识状态、皮肤状况、伤口敷料情况、导管情况、疼痛评分、术后相关处置措施及健康知识健康教育等情况。出院记录部分应包含患者出院时的生命体征、意识状态、伤口敷料情况、导管状态、疼痛评分、恶心呕吐情况及出院后的相关知识健康教育，并注明详细的出院时间。对于特殊病情，同样需据实记录。

护理记录的撰写应严格根据医嘱、护理常规、专科特点及护理计划，客观记录患者的病情变化、所实施的护理措施及其效果。记录内容的详略程度应根据患者的病情、治疗需要等决定。在术后留院观察期间，若患者出现病情变化、术后并发症等特殊情况，应详细记录，确保护理记录的完整性和准确性。

（四）各类知情同意书

在执行对患者具有侵入性的护理操作之前，必须要求患者或其委托授权的家属签署侵入性操作治疗同意书，充分告知患者及家属操作可能带来的风险与危害，确保在充分知情的基础上，获得其同意与签字确认。

（五）医嘱单

医嘱是医师在医疗活动中下达的医学指令，医嘱单是护士执行医嘱时客观、真实的原始记录。日间手术医嘱单与普通住院病历管理要求一致。

（六）手术患者交接单

手术患者交接单主要反映医务人员对手术患者的交接过程，是确保护理工作整体性和延续性的关键环节。手术患者交接单模板可参照图8-8-2所示。

（七）出院随访护理记录

出院随访是确保日间手术围手术期医疗质量与安全的关键环节，也是日间手术护理管理的重点工作之一。无论通过何种方式实施出院随访，均须详细记录相关信息，包括患者的康复进展、并发症情况、不良转归及患者或其家属的意见与建议等。随访记录应当纳入患者病案或单独建册保存，日间手术病房还需定期对随访数据进行分析、反馈及持续改进。

身份	姓名：　　　性别：　　年龄：　　岁　病区：　　　床号：　　　出生日期：　　　　　住院号：		
现状	日间手术日期：　　主要诊断：　　拟行手术名称：		
背景	术前禁食：□已禁食　□无须禁食 过敏史：□无　□有_____ 特殊感染：□无　□有_____ 皮肤准备：□无　□有 手术部位标识：□有　□不需要 手术同意书：□有　□无 麻醉评估单：□有　□无 授权委托书：□有　□不需要 临时医嘱单：□有　□无 输血同意书：□有　□无 原始血型单：□有　□无 交叉配血单：□不需要　□有　□无		
评估	身份识别 （腕带）	□无　□有	□无　□有	□无　□有
	意识状态	□清醒　□嗜睡 □昏睡　□昏迷 □全身麻醉状态	□清醒　□嗜睡 □昏睡　□昏迷 □全身麻醉状态	□清醒　□嗜睡 □昏睡　□昏迷 □全身麻醉状态
	皮肤完整性	□完整　□不完整_____	□完整　□不完整_____	□完整　□不完整_____
	输液工具	□留置针　□PICC □CVC　□PORT □其他_____	□留置针　□PICC □CVC　□PORT □其他_____	□留置针　□PICC □CVC　□PORT □其他_____
	输液通畅情况	□通畅　□堵塞　□回血 □外渗　□其他_____	□通畅　□堵塞　□回血 □外渗　□其他_____	□通畅　□堵塞　□回血 □外渗　□其他_____
	引流管	□无　□有_____	□无　□有_____	□无　□有_____
	药物	□无　□有_____	□无　□有_____	□无　□有
	影像资料	□无　□有_____张	□无　□有_____张	□无　□有_____张
	镇痛泵	□无　□有	□无　□有	□无　□有
建议		□无　□有	□无　□有	□无　□有
交班者		科室： 签名： 时间：　年　月　日　时　分	科室： 签名： 时间：　年　月　日　时　分	科室： 签名： 时间：　年　月　日　时　分
接班者		科室： 签名： 时间：　年　月　日　时　分	科室： 签名： 时间：　年　月　日　时　分	科室： 签名： 时间：　年　月　日　时　分

图 8-8-2　日间手术患者交接单

（八）交接班记录

交接班工作是医疗活动不可或缺的核心环节，也是确保医疗质量和安全的关键环节。交接班时，值班护士需要对病室的动态、在院患者的病情及当班期间的诊疗情况进行全面而细致的总结。日间手术病房每天入院、手术、出院患者数量多，如果仍然采用传统的书写方式来完成交接班记录，无疑会增加护士的工作负担，影响工作效率。因此，建议医疗机构充分利用信息化手段，使用电子交接班管理系统书写交接班记录，这样能减轻护士的工作压力，提高工作效率，还能确保交接班信息的准确性和完整性，从而保障患者的医疗安全。

三、护理文书质量监控

护理病历是住院病历的重要组成部分，其质量体现了医疗机构的护理质量及管理水平。日间手术涉及的专科多、病种多，专科观察要点及护理措施不尽相同，且护士每天的工作节奏快，护理文书可能会出现记录缺乏完整性、漏项缺项、医护记录不一致、缺乏连续性观察等质量问题。因此，日间手术护理文书需更加严格地进行质量监控。首先，在患者出院时，应由责任护士对护理文书进行全面自查，确保无误。其次，护理文书质量控制小组应按月对护理病历进行抽查，严格把控质量。同时，每月针对护理文书中出现的问题进行分析、讨论，提出并落实改进措施，以保障日间手术护理文书的整体质量。此外，护士长亦需针对每月护理病历中的突出问题，进行不定期督查，以进一步强化管理。

国家卫生健康委发布的《进一步改善护理服务行动计划（2023—2025年）》中提出，医疗机构需减少临床护士不必要的书写负担，让护士有更多的时间贴近临床，为患者提供直接护理服务。因此，为契合日间手术的特点和国家相关文件精神，建议医疗机构在保证护理质量和安全的前提下，对日间手术护理文书的书写进行规范化管理，精简不必要的护理文书书写内容，缩短护理文书书写时间。同时应建立健全日间手术护理病历管理制度，充分借助信息化手段，构建集信息系统、临床实践于一体的日间手术护理电子病历系统模块化质量控制系统，通过整合护理结构化电子病历、质量控制系统与环节质量控制模块，实现护理电子病历质量控制的真实性、科学性与高效性，进而提升日间手术护理病历的书写质量，缩短护士书写护理病历的时间，提高工作效率。

（莫洋 孙辉）

第九节 应急管理

应急管理是针对重特大事故灾害的危险问题而提出的。在日间手术领域，应急管理特指针对日间手术过程中可能发生的突发事件进行事前预防、事发应对、事中处理和善后恢复的一系列管理活动。通过建立必要的应对机制，采取科学、技术和规范的管理手段，确保手术患者的安全。

《三级医院评审标准（2022年版）》明确指出，医疗机构需持续完善医院应急管理体系，制定并优化各类应急预案，以提升快速反应能力。通过开展应急培训和演练，提高各级、各类人员的应急素养和医疗机构的整体应急能力。《医疗机构日间医疗质量管理暂行规定》也强调，医疗机构应建立健全日间医疗应急预案，完善日间医疗会诊、转诊机制，并明确日间医疗抢救资源的配置与紧急调配流程，确保各日间医疗单元的抢救设备和药品随时处于可用状态。同时，加强应急演练，以保障日间医疗应急预案的顺利执行。

随着外科技术的不断进步和管理水平的提升，日间手术室所收治的病种和开展的术式日益增多，疾病治疗难度也逐渐加大，这对日间手术的质量和安全提出了更高的要求。然而，由于日间手术多为择期手术，危重患者相对较少，医护人员可能在思想上出现麻痹和松懈。加之日间手术工作节奏快，工作压力大，容易导致医务人员产生倦怠情绪。因此，加强医疗风险识别、急救知识和技能培训显得尤为重要。

为确保医疗质量和安全，医疗机构应进一步完善应急管理体系建设，强化日间医疗质量和安全的应急管理。通过提升医务人员的快速应急反应能力，为日间手术的安全开展提供有力保障。

一、日间手术应急管理组织体系

1. 应急管理体系组织框架

医疗机构应加强院科两级日间手术应急管理，成立院科两级的日间手术应急反应团队。院级快速反应团队应包括集中运行日间手术病区主任及护士长、麻醉手术部主任及护士长、手术医师、麻醉医师、急诊医师、ICU 医师、病区护士等，以确保应急处理的全面性和高效性。

2. 职责与分工

各医疗机构及临床科室需依据实际情况，进一步优化和完善应急管理体系。在应对突发事件时，应灵活根据现场状况，对人员进行科学合理的分工安排。各组成员务必严格遵守救助原则，即始终将患者安全置于首位。

二、应急物资管理

1. 抢救设备管理

日间手术病区及手术室应当配置一定数量的急救设施与设备，包括但不限于抢救车、除颤仪、心电监护仪及呼吸球囊等，指定专人进行定期巡检，确保所有急救设施与设备均维持良好备用状态。此外，应构建完善的抢救资源配置体系及紧急调配机制，以应对突发状况。

2. 抢救物品及药品管理

日间手术病区及手术室必须确保急救物品与药品准备充足，所有急救物资需定位放置，并指派专人负责定期检查其使用状态及有效期，以确保随时可用。

三、日间手术应急预案

为依法、迅速、科学、有序地应对日间手术运行中可能突发的各类事件，最大限度减轻其给医疗机构及临床科室带来的损害，各相关单位应预先制定出相应的工作预案，基本要求如下：①负责日间手术的临床科室需加强日间手术的安全管理机制，定期组织医护人员参加急救技能培训、模拟演练及考核评估，以不断提升医护团队的风险识别敏感度与应急处理能力，并据此制定出行之有效的风险控制策略。②医院层面应组建起专业的日间手术快速反应团队，确保为日间手术患者就医提供绿色通道，以保障其能够得到及时有效的治疗。③医疗机构与临床科室需对日间手术实施过程中出现的突发负性事件进行全面收集、深入讨论、细致分析及及时反馈。在此基础上，应明确导致问题的关键原因，有针对性地制定改进策略，并切实执行到位，以不断优化日间手术的管理与服务水平。

1. 入院前应急处置

日间手术患者完成预约手术后，在等候手术期间，若出现与即将进行的手术密切相关的症状或体征明显加重的情况，应适时建议其前往就近的医疗机构寻求紧急医疗援助，或直接到医院接受进一步的诊断、治疗及必要处置。

2. 住院期间应急处置

（1）手术或住院期间若遇重大病情变化或其他突发问题，应立即向上级医师或专科主任报告，并迅速采取相应处理措施。同时，需根据病情评估结果，适时决定是否需要转科或转入 ICU 进行进一步治疗。

（2）对于采用集中运行模式的日间手术患者，若术后病情不稳定，需延迟出院，应及时与手术医师取得联系，以评估是否适合转入专科进行继续治疗。

3. 出院后应急处置

（1）急诊科与临床科室应为日间手术出院的患者提供急诊绿色通道。当急诊分诊台护士或接诊医师遇到既往在本院行日间手术的患者时，若评估此次急诊就诊与前一次手术操作的直接或间接并发症相关，应立即与专科诊疗组医师及日间手术病房取得联系。

（2）若患者在出院后遭遇重大病情变化或其他问题，应立即与专科诊疗组医师取得联系。医师在评估患者病情后，应指导患者采取相应措施或及时前往就近医疗机构，或回院进行进一步的诊断、治疗及处置。

（3）对于需要住院治疗的患者，临床科室必须迅速安排其入院，确保不延误患者的病情。

4. 其他意外事件的应急预案

参照医院突发事件应急处置预案执行。

四、日间手术应急处置流程

日间手术患者应急处置流程见图 8-9-1。

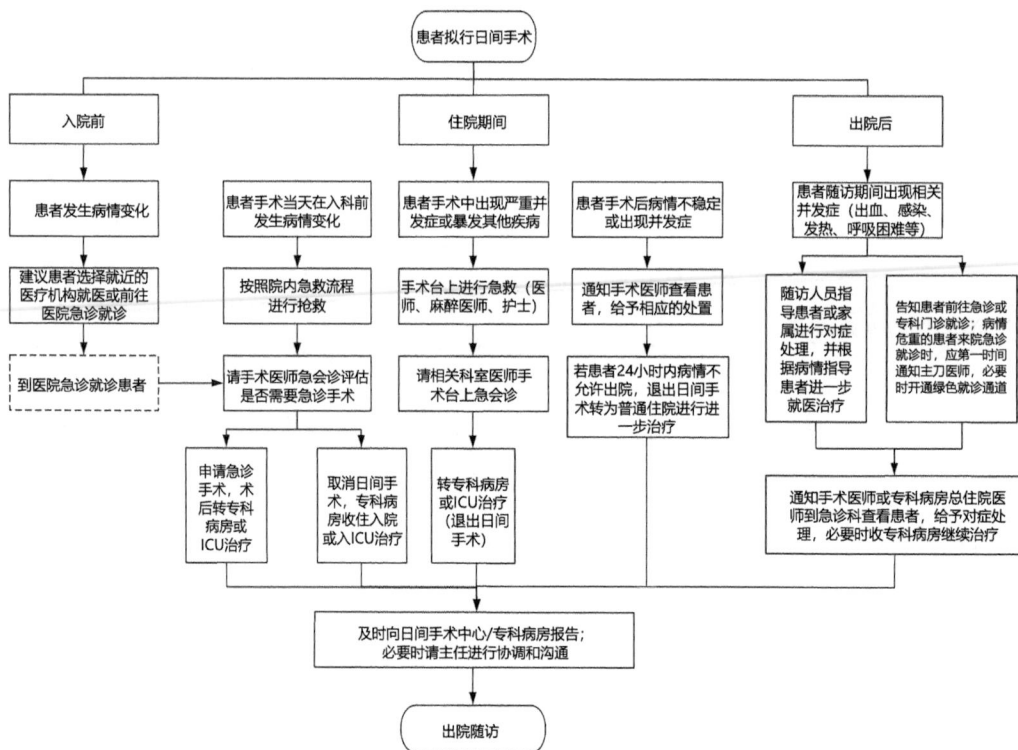

图 8-9-1　日间手术患者应急处置流程

尽管日间手术有着严格的评估、筛选流程，手术及麻醉的风险相对较低，但仍无法完全避免各类突发事件的发生，这些事件可能对日间手术的医疗质量产生不利影响，甚至危及患者的安全。因此，医疗机构必须建立健全日间手术应急管理体系，强化日间手术医疗与护理的质量监控。在此过程中，应当以患者安全为出发点和落脚点，识别可能影响患者安全的风险因素，有针对性地制定风险控制策略。同时，指导医护人员执行全面、全程、全员的护理管理方案，以确保患者安全管理的有效落实。

（莫洋　孙辉　吕砚青　把赛君）

第十节　心理护理

心理护理是指在对患者的护理过程中，运用心理学原理和方法，针对患者现存的和潜在的心理问题，改善患者的心理状态和行为，使之有利于疾病康复的过程。心理护理的目标是满足患者需求、促进角色适应、调节情绪、处理身心反应，并增强患者的适应与应对能力。

在我国，患者及其家属对于日间手术的认知、理解普遍还存在不足。由于日间手术住院时间短暂且术后恢复迅速，患者与医护人员之间的直接交流时间受到明显限制，容易导致患者及家属对手术的安全性、潜在的并发症等问题产生担忧，进而引发不安、紧张、焦虑乃至恐慌等负面情绪。这些情绪状态可能诱发心理、生理及病理生理层面的一系列不良反应，如血压升高、心率加快等，严重时还可能对手术的顺利进行构成威胁。因此，在推进日间手术的实施过程中，医护人员亟须加强对患者的心理护理工作与干预措施，以确保手术的安全。

心理干预作为心理学理论与实践的结合体，专注于解决患者的心理问题、调控其不良情绪状态。研究表明，积极的心理干预能有效提升患者的积极情绪、认知与行为表现，减轻心理压力，增强遵医行为，同时提升患者抗压能力与心理健康水平。因此，对日间手术患者实施心理干预，引导其以积极心态配合手术，对于确保手术的顺利实施及加速患者康复具有重要意义。

一、手术患者的心理特点

手术是一种有创性医疗手段，其效果、并发症及康复过程均存在诸多不确定性，这无疑会给手术患者带来一系列的心理刺激，恐惧和焦虑是患者最普遍的心理状态。

焦虑是指一种非特定的、不知所以然的紧张不安的情绪状态，当其程度严重时，则变成惊恐。它常与焦急、忧虑、恐惧等感受交织，成为一种复合性的负性情绪。特别是对于日间手术患者而言，由于住院时间短暂，医患沟通时间更为有限且紧张，因此他们更易产生一系列复杂的心理反应。

不同年龄段的患者对待手术，其恐惧心理各具特色：小儿多因术后疼痛而心生畏惧；青壮年则忧虑手术安全、并发症、治疗效果及康复前景；老年人则因身体功能衰退，对手术风险及身体承受能力更为担忧。一般而言，女性患者更关注术后形象、美观及并发症对未来生活质量的潜在影响。

（一）术前

（1）情绪反应中最为常见的是焦虑与恐惧，患者的焦虑情绪与性别、年龄、手术经历、教育背景及家庭支持等因素密切相关。产生情绪反应的原因主要包括以下几点：①对日间手术模式缺乏了解；②担忧手术与麻醉可能带来的身体伤害；③害怕手术引起剧烈疼痛、术后痛苦和不适；④担忧手术并发症的潜在风险，进而担心影响个人的工作、学习及生活能力，甚至成为家庭与社会的负担；⑤围手术期知识的缺乏，导致对出院后医疗安全的担忧。在临床实践过程中，存在部分患者过分依赖医师，表现出过度的乐观态度，对潜在问题缺乏心理准备，甚至盲目信任医师而忽略自身焦虑情绪的情况。研究表明术前焦虑的程度对手术效果及术后恢复速度具有显著影响。轻度焦虑者往往预后良好；严重焦虑者则预后不佳；而无焦虑者，由于过度依赖医师且对手术缺乏必要的心理准备，其预后往往更不理想。

（2）术前患者普遍充满了各种期望，如期望得到医术精湛、责任心强且关怀备至的医师的帮助；期望了解手术的具体效果；期望手术过程中及术后能最大限度地减少痛苦与不适；同时，也期望医师能在手术中尽量减少创伤与出血，保持脏器的完整与美观。

（3）部分患者在面对手术决策时，内心充满了矛盾与冲突。一方面，他们希望通过手术解除病痛的折磨；另一方面，又因日间手术仅住院一天而担忧其安全性，害怕手术带来的疼痛与不适，以及术后对工作、生活和学习可能产生的负面影响。这种既想接受手术又心存顾虑的心理状态，使他们陷入了趋避冲突的困境之中。

（二）术后

多数患者在术后展现出情绪稳定、主动配合治疗及护理的积极态度。但有少数患者因手术创伤及术后不适（如疼痛、恶心呕吐等），会面临不同程度的焦虑、恐惧及依赖心理。

（1）由于术后伤口疼痛、身体虚弱及疲惫感，患者容易出现烦躁情绪。

（2）由于术后疼痛、恶心呕吐及生活上的诸多不便，部分患者可能表现出角色强化和心理退化的特征，如脆弱、撒娇、依赖心理增强，配合度不高。

（3）出院前，日间手术患者常表现出焦虑、担忧情绪，担心出院后得不到好的医疗照护从而影响治疗效果。

二、心理评估

心理评估是基于心理学的理论与技术，是对个体心理特质及其层次展开的全面评价过程。在临床实践中，为确保护理工作的科学与高效，护士需精准洞察患者的心理状态，实施恰当评估，进而量身定制临床护理策略。

心理评估的核心内容涵盖：①个性心理特征，如能力、性格、气质等，作为护患沟通策略制定的依据。②压力源、压力反应及应对方式，目的在于帮助患者消除和缓解压力。③综合考量心理社会因素是如何影响疾病进程、发展及康复预后等方面的。

心理评估应遵循的关键原则：①综合评估原则。包括观察法、访谈法及心理测量法等方法，每种方法各有局限性，应避免单独使用一种评估方法。②动态、实时原则。患者的心理活动，随着疾病进程的波动而变化，在任何阶段都可能受到诊疗手段、医院环境及患者自身人格特征等多重因素的影响，进而引发心理失衡。因此，在临床心理评估的过程中，我们必须始终贯彻动态、实时的原则。③循序渐进原则。减少评估的盲目性，避免给患者与护士带来额外负担，评估过程既要捕捉患者的典型情绪状态，又要善于分析并找出其心理问题的本质特征。

三、心理护理实施形式

临床上心理护理的实施方式丰富多样，可借鉴成熟的临床护理分级模式，依据患者的身心状况，灵活调整心理干预的优先级，这样不仅能够有效降低心理干预的盲目性，还能使宝贵的医护人力资源得到更合理的使用，从而显著提升心理干预的针对性和实效性。

（一）个性化与共性化心理干预

1. 个性化心理干预

个性化心理干预是一种目标明确、针对性强的心理干预手段，旨在解决特异性、个性化的心理问题。例如，针对术后出现并发症的患者实施的心理干预措施。

2. 共性化心理干预

此方法目标相对宽泛，针对性稍弱，它从满足患者普遍需求的一般规律出发，旨在解决患者具有同类性质或共同特征的心理问题，针对普遍存在的患者共性问题进行心理干预，如日间手术管理模式、手术费用、日间手术患者出院后安全管理等方面的共性问题。

（二）有意识与无意识心理干预

1. 有意识心理干预

指医务人员主动运用心理学的理论与方法，针对患者的特殊需求，预先设计好语言和行为，进行深度访谈，从而缓解患者的焦虑与恐慌情绪。此过程对实施者的专业素养提出了高标准要求，要求实施者具备专业的心理学培训背景。

2. 无意识心理干预

在实施日间医疗护理的每个环节中，医护人员的一切言谈举止都可能影响患者心理状态。医护人员若能注意到这些客观存在的细微之处，展现出良好风貌，将给患者带来心灵的慰藉，使患者产生轻松愉快的情感体验，进而助力患者保持适宜的身心平衡状态。

四、日间手术患者心理护理

（一）焦虑的应对与缓解

1. 巩固与强化护患关系

在心理护理的实践中，构建并维护良好的护患关系是至关重要的。这要求护理人员在每次心理护理的实施中，都将良好的护患关系放在头等重要位置，并贯穿始终。为了建立稳固的护患关系，需注意以下两大方面：首先，严格遵循伦理学的三大原则，即确保患者的身心健康不受损害、尊重患者的主观意愿、保护患者的个人隐私。只有这样才能赢得患者信任与合作，为构建和谐护患关系奠定坚实基础。其次，掌握并灵活运用有效的沟通技巧。护理人员正确运用语言与非语言沟通艺术（如倾听、同理心表达、适当的肢体语言等），与患者建立起一种温馨、融洽的护患关系。这样的关系不仅有助于缓解患者的焦虑情绪，还能提升心理护理的整体效果。

2. 恰当的支持措施

护士需针对主要影响因素进行细致评估，了解患者焦虑的原因，尤其针对女性、离异及内向患者等特殊群体。为有效应对日间手术患者的焦虑情绪，国内外研究均高度重视对患者围手术期的信息支持。护士提供的支持包括信息支持、情感支持和社会支持。信息支持包括但不限于日间手术流程、术前准备、手术配合要点与术后康复指南等，确保患者充分了解手术过程及安全保障措施。需依据患者实际能力，精准把握分寸，既避免信息过载，又确保信息充分传达。情感支持主要指护士要在患者面临心理危机或挫折时，给予积极倾听、安慰、同情、鼓励和关心等。社会支持主要指患者的内在或外在支持资源，内在支持资源包括患者自身的优势、长处及潜在解决问题的能力等，外在支持资源包括亲人、朋友、同事等社会支持系统。家属对患者的手术及术后康复起着重要的作用，他们的情绪往往直接影响患者的情绪，因此要告知家属和陪同人员保持情绪稳定，积极配合医护人员协助患者加速术后康复。

3. 心理咨询与治疗技术的综合运用

（1）放松训练：作为缓解焦虑的有效策略，通过采取深呼吸、渐进肌肉放松及想象放松等多种方法，缓解身体紧张，间接减轻心理焦虑。

（2）系统脱敏疗法：引导患者在模拟医疗环境中实现身心放松。

（3）生物反馈技术：为有条件者提供精准的身体放松辅助疗法。

（4）认知行为疗法：通过答疑解惑，纠正患者对疾病的认知偏差，建立对疾病的正确态度，从而有效缓解焦虑情绪。

4. 心理治疗或精神药物治疗

对于焦虑症状显著的患者，应及时通知手术医师，并视情况请精神科会诊，采取必要的心理治疗或药物治疗措施。不建议此类患者实施日间手术。

（二）恐惧的应对与缓解

1. 明确恐惧根源，提前疏导

护士需细致分析患者恐惧的根源及常见情境，提前预判可能引发患者恐惧的时机。在恐惧尚未显现之前，护士应主动向患者说明可能遭遇的不适与挑战，特别是针对术后疼痛的护理，需强化心理教育，详细地向患者解释疼痛发生的原因，使患者有合理的预期，并适时给予其慰藉、关怀、支持与鼓励。当患者遭遇疼痛时，护士应引导其通过多种方式分散注意力，如聆听音乐、与亲友交流等。此外，还可运用按摩、冷敷、放松训练及适时药物干预等手段，辅助患者转移注意力，实现疼痛的有效缓解。

2. 综合运用心理咨询与治疗技术

（1）示范法：是一种基于社会学习理论的康复训练方法。让患者预先观看康复训练（如肺康复、关节运动疗法等）的视频资料，并允许其反复观看，以帮助患者更好地理解和掌握康复训练的步骤和技巧，从而降低在真实治疗环境中的恐惧感。通过示范法，患者可以在心理上做好充分的准备，从而在实际康复过程中取得更好的效果。

（2）强化法：是一种心理治疗策略，其核心在于通过正面的反馈和奖励来增强患者的某种行为或心理状态。当患者表现出积极的行为或情绪反应时，给予正面的反馈和支持，可以有效地巩固和加强这些积极的行为或心理状态。通过这种方式，患者未来在类似的情境中更有可能重复这些积极的行为或情绪反应，从而逐步改善他们的整体心理状态和行为模式。强化法在心理治疗和行为矫正中被广泛应用，因为它能够有效地激励患者，帮助他们建立起积极的自我认知和行为习惯。

（3）放松训练：是一种心理治疗方法，可帮助患者学会如何通过特定的技巧来缓解内心的紧张和恐惧情绪。通过专业的指导，患者可以掌握一系列放松技巧，如深呼吸练习、正念疗法、渐进性肌肉松弛法。深呼吸练习要求患者通过缓慢而有节奏的吸气和呼气来调节呼吸，从而达到放松身心的效果。正念疗法则教导患者专注于当下，觉察自己的思绪和感受而不作出评判，从而达到内心的平静。渐进性肌肉松弛法则是通过系统地紧张和放松身体各部位的肌肉，帮助患者意识到肌肉紧张的感觉，并学会如何有效地释放这种紧张，从而达到全身的放松状态。

（4）情绪宣泄：是指鼓励患者勇敢地面对和表达自己内心深处的恐惧与不安，通过各种方式（如倾诉、哭泣等）进行情感的释放和宣泄。这种做法有助于缓解和减轻患者恐惧情绪，使其在心理上得到一定程度的放松，不仅能够更好地处理和应对内心的恐惧和不安，还能在一定程度上提升自我认知和自我调节能力，从而更好地应对生活中的各种挑战和压力。

一般而言，这些方法不仅可以单独使用，还可以结合在一起，形成一个综合的放松体系，往往能取得更佳的效果，帮助患者更好地应对日常生活中的压力和挑战。

（三）患者角色强化

1. 促进患者建立康复动机

为了促进患者建立康复动机，应当鼓励患者积极参与到治疗和护理的过程中来。具体来说，可以邀请患者参与到术后康复计划的制订中，这样不仅能够调动患者配合治疗和护理的积极性，还能够帮助他们消除对角色的习惯化依赖，从而摆脱心理依赖，提高康复效果。

2. 帮助患者消除疑虑

在日间手术的全流程护理工作中，应始终深化"以患者为中心"的理念。通过运用有效的沟通技巧，与患者建立起融洽的关系，从而促使患者保持良好的身心状态。护士应增强主动服务意识，及时向患者提供有关疾病的治疗、护理、预后及康复方面的信息。在实施特殊治疗、护理前，要向患者及时解释和说明，以取得患者的理解和配合。在护理过程中，应使用积极的暗示性语言，避免不良刺激影响患者情绪。术后，应耐心倾听患者的需求和主诉，为患者提供舒适化护理，如疼痛的舒适化护理、导管的舒适化护理、体位的舒适化护理等。通过这些细致入微的关怀和护理，患者能够感受到来自医护人员的温暖和支持，从而更好地消除疑虑，积极面对康复过程。

随着现代医学模式的转变，传统的生物医学模式逐渐向生物—心理—社会医学模式过渡，以人的健康为中心的整体护理观被确立，心理护理已经成为整体护理的核心内容之一。心理护理不仅是护理工作的常规手段和方法，而且其在提高患者满意度、促进患者康复方面发挥着重要作用。在日间手术的运行过程中，护士扮演着至关重要的角色。护士需要随时注意评估患者的生理和心理状态，细致入微地观察患者的反应和需求。通过了解患者对心理护理措施的反应，护士可以有的放矢、科学地实施心理护理，从而更好地满足患者的生理和心理需求，增强患者的信心和安全感，进而促进患者术后早期康复，提高整体护理质量。

（莫洋　孙辉）

第十一节　人文护理

人文护理是指在诊疗护理过程中，护理人员本着人道主义精神，对患者的生命与健康、权利与需求、人格与尊严、生活质量与生命价值实施真诚关怀和照顾的实践活动。随着护理事业的不断发展，护理照护模式已逐渐从"以照顾为中心"向"以患者为中心"转变，这意味着在临床工作中，除了关注患者的身体健康，还需关注其心理健康，为其提供人文关怀。人文关怀是在提供基础与专业医疗护理服务的同时，通过加强与患者及其家属的沟通交流、营造人文关怀就医环境，以满足患者的个性化需求。

为深入推进健康中国建设，提升医学人文关怀，满足人民群众日益增长的高质量医疗服务需求，提升患者就医体验，国家卫生健康委印发了《医学人文关怀提升行动方案（2024—2027年）》，要求医疗机构坚持"以患者为中心"，大力开展医学人文教育，加强医学人文关怀，增进医患交流互信，构建和谐医患关系。

一、日间手术人文关怀面临的挑战

（一）患者及其家属方面

（1）对于日间手术这一新兴医疗服务模式，患者及其家属对其服务特点、流程、

233

安全性等方面的认知尚不深入。

（2）老年患者因基础疾病多、儿童患者因手术不确定性高，可能面临更为显著的心理应激问题。

（3）日间手术患者住院时间短，患者及其家属往往在未充分适应医院环境下便进行手术。

（4）日间手术患者术后主要是居家康复，缺乏医护人员的持续监测，这既增加了照护的难度，也容易导致术后并发症被忽视。此外，患者及其家属往往缺乏全面的围手术期护理知识，这使得他们在面对可能出现的术后问题时，感到无助和焦虑。

（二）医护人员方面

（1）日间手术流程紧凑，相比住院择期手术，医护人员与患者之间的交流时间更为有限。

（2）在护理过程中，护士往往可能忽视患者及其家属的主观感受，从而引发他们的焦虑情绪。

（3）由于日间手术具有节奏快速、周转频繁、患者流动性大的特点，护理工作变得繁重且充满挑战。在这种高强度的工作环境下，护理人员容易疲惫并产生倦怠情绪。如果不能很好地疏解这些负面情绪，不仅会影响护理人员的身心健康，还可能对患者产生不利影响。因此，如何在繁忙的工作中保持良好的心态，避免职业倦怠，既确保患者得到高质量的护理，又确保团队的稳定性与工作积极性，成为护理团队需要面对的重要课题。

二、日间手术人文关怀的基本要求

日间手术医护团队应坚持患者至上的原则，强化人文关怀意识与照护能力，将人文关怀融入患者的整体照护计划中，以确保他们能够更好地应对术后康复过程中可能出现的各种问题。同时，医疗机构也需要优化日间手术的流程和护理模式，建立和完善日间手术人文关怀的工作制度和工作流程，确保人文关怀理念深度融入各项制度与流程之中，以提高患者及其家属的满意度和手术的安全性。除了营造人文关怀的"硬环境"外，还需着力打造温馨、关怀的"软环境"，以精准对接患者及其家属的多元需求。

为深化护理服务的人文内涵，医疗机构与临床科室应定期举办人文知识培训活动，培训内容应广泛覆盖人文关怀的理论知识、实践技能、沟通技巧及积极向上的工作态度。通过系统培训，促使医务人员更好地理解患者需求，灵活运用语言关怀、非言语沟通、体态语言及临床共情等多种方式，为患者提供全方位、深层次的人文关怀。

在护理工作中，护士应秉持高度的专业精神，严格遵循实践指南与法律法规，确保医嘱及各项护理措施得到及时、准确的执行，从而保障患者获得高质量的护理服务。同时，应积极鼓励患者参与护理计划的制订与实施，充分尊重患者的自主权与选择权。护士在实施护理操作时，应预先了解患者的个人习惯与需求，并征得患者的同意与配合；操作过程中，应展现出轻柔娴熟的技术，并持续关注患者的感受与反应，严格保护患者隐私。对于日间手术患者及其家属，护士还应合理运用医患沟通技巧，建立良好的沟通渠道和相互尊重的医患关系，拉近与患者的心理距离。医务人员要与患者及其家属主动沟通病情状况、治疗方案，回应患者的疑问和关切，开展有针对性的健康教育和指导，改进治疗效果，并为日间手术患者提供出院随访及延续性服务，确保患者在整个治疗过程中都能感受到关怀与支持。

快节奏的日间手术工作可能给护理团队带来心理压力，医疗机构及护理管理者应给予高度关注。针对护理人员的心理需求与情感变化，应适时开展人文关怀活动来温暖护理人员的心灵。在致力于提升患者满意度与服务质量的同时，也应关注护理人员的身心健康与职业发展需求，确保他们在为患者提供优质服务的同时也能感受到来自医疗机构的关怀与支持。

三、日间手术患者及家属的人文护理实践

（一）入院前人文护理

1. 人文环境、设施、设备

打造温馨的就诊环境，为日间手术患者及家属提供绿色就诊通道及一站式服务。通过信息化手段，实现就医流程的智慧化、便捷化，配备便民设施、设备，提升患者就医体验。针对儿童和老年患者，需实施个性化服务策略，如设置清晰醒目的引导及安全警示标识，引入智能标识系统，畅通医患沟通渠道，积极听取并反馈患者及其家属的意见。同时，优化线上线下服务流程，提供包括预约评估、检查/检验绿色通道、多渠道支付方式及智能导诊、自助出入院手续办理等在内的人性化、智慧化便民服务。

2. 人文礼仪

护理人员在接待日间手术预约患者及其家属时，应注重仪表整洁，态度亲切和蔼，语言表达力求通俗易懂，并注意语气语调的温和性，及时解答患者及其家属的疑问，展现良好的职业素养与人文关怀。

3. 围手术期信息支持

采用多样化的健康教育方式（如印发健康教育彩页、手册，播放健康教育视频，

公众号推送健康教育文章、设立健康教育宣传栏等）向患者及其家属介绍日间手术的特点、流程、手术前后需配合的事项等，帮助他们在入院前做好充分的心理准备。

4. 术前评估

护理人员在日间手术患者入院前，需加强与患者及其家属的沟通，详细评估他们对日间手术的知晓程度、接受意愿及社会学因素。同时，关注术前检查的完成进度及术前准备的落实情况，确保手术顺利进行。在评估过程中，护理人员可结合护理经验与评估量表，对患者术前心理状况进行准确评估，并根据评估结果给予必要的心理支持和医疗干预。

（二）住院期间人文护理

1. 人文环境、设施、设备

日间手术病区和手术室应致力于营造干净、温馨、便利、舒适、安静且明亮的环境，可设置人文关怀文化墙或展板，为患者营造安全可靠的人文关怀氛围。确保各类引导或提示标识牌清晰、醒目，并配备智慧化和人性化的设施、设备，如智慧呼叫系统、床旁智慧屏、医患沟通室及24小时服务电话等。对于手术患儿，提供安全的玩具、贴画、绘本及动画片等；对于听、说不便的患者，则配备写字板、沟通卡片等辅助工具。此外，严格保护患者隐私，严禁男女混居，并确保病房和复苏室设有隔帘，查看患者时避免不必要的身体暴露。

2. 入院前再评估

为确保日间手术安全与顺利进行，入院时需对患者进行详尽的再评估。评估内容涵盖患者基本情况、术前检查 / 检验完成情况、用药情况、生理周期、术前准备完成度及心理状况等，避免因评估不到位而导致的临时手术取消，进而影响患者的就医体验。

3. 手术等候期间人文关怀

在患者入院后等待手术期间，日间手术病区应妥善安置患者，并主动询问、观察及评估其需求、身体不适情况、是否存在焦虑情绪等。为缓解患者紧张情绪，有条件的医院可播放舒缓音乐或健康教育视频。同时，利用手术患者信息显示屏实时显示手术进程，让患者家属能够及时了解手术相关情况。对于年龄稍大的患儿，护理人员应给予更多的鼓励与安抚；对于年龄较小的患儿，若其哭闹不止且难以安抚，可提供清洁安全的玩具、播放动画片等以分散患儿注意力；对于高龄患者，应使用礼貌用语和尊称，并多鼓励、安慰患者，以减轻其心理压力。

4. 手术室人文关怀

手术室护理人员在患者进入手术室前需提前调节好手术室温度（21～25 ℃）与湿

度（30% ～ 60%），以营造舒适的手术环境。患者进入手术室后，护理人员应主动问候并礼貌称呼患者，同时介绍自己的身份与职责，以及手术流程、麻醉医师及手术医师等相关信息。在进行治疗操作时需动作轻柔并做好解释工作；有创操作宜在麻醉后实施以减少患者痛苦。对于全身麻醉的患者还需根据其情况采取适当的眼保护措施、低体温预防措施及术中获得性压力性损伤的预防措施等。手术结束后还需仔细擦拭患者伤口周围及引流管等，确保敷料无血迹且衣服干净整洁；对于未全身麻醉的患者则需询问其手术过程中的感受并进行安抚。

5. 术后人文关怀

日间手术后，护理人员应继续提供舒适化的护理服务。根据患者病情安置合适的体位，并注意保护受压部位皮肤以避免压疮等并发症的发生；还需及时调整体位以确保患者舒适度。需加强围手术期信息支持，实施加速术后康复理念的护理措施以促进患者早日康复出院。术后，主动评估患者是否存在口渴、疼痛、恶心呕吐等情况，及时进行解答、安抚并提供适宜的帮助。此外，对患者进行语言鼓励以增强其康复信心。

（三）出院后人文关怀

（1）建立患者随访档案和个性化随访计划，打造"以患者为中心"、多途径并行的智能随访平台。

（2）实施严格的出院后随访机制，为患者提供高效、专业且便捷的院外康复指导与延续性治疗方案。

（3）通过数据分析及时发现潜在问题，提供就诊绿色通道，为患者出院后提供更好的医疗保障。

（4）提供医院—社区—家庭三位一体的延续性护理服务模式，为其提供包括康复指导、医疗咨询、医疗照护与健康教育等服务。

（5）充分借助云计算、大数据、物联网、区块链及移动互联网等前沿信息技术，积极响应智慧医院建设与"互联网+"医疗健康的发展需求。

（6）通过创新服务模式，如延续性护理、"互联网+"护理服务及上门护理等，为日间手术患者提供更加全面、贴心的护理服务，确保其康复之路顺畅无阻。

四、日间手术护理人员的人文护理实践

（一）人性化管理

秉承"以患者为中心"的服务理念，致力于构建人性化工作环境，营造积极向上

的团队氛围。针对病区及手术室的实际情况，科学合理配置并优化人力资源，实施弹性排班制度，以灵活应对手术量的波动，确保高峰期人力充足，避免低峰期的人力资源浪费。在手术高峰时段，通过增加护理人员数量来分散工作压力，减轻责任护士的工作量，进而缓解其心理压力；在手术量减少时，合理安排调休，让护士得以调整身心状态。在确保护理工作质量的前提下，尽量满足护士的排班需求，通过高年资护士和低年资护士的合理搭配，实现能级对应，保障护理安全。同时，应确保护士享有充足的休息时间，避免夜班后参与会议、培训等额外工作。采取公正合理的绩效激励机制，体现多劳多得、优劳优得的原则。畅通沟通渠道，倾听护士的意见和建议，鼓励其参与科室管理，以调动护士工作的主观能动性。管理人员应关注护理人员的工作状态和心理状态，及时干预以帮助护士解决遇到的困难。对于有特殊情况的护士（怀孕、身体不适等），应给予特别关照，安排相对轻松的岗位，确保其健康与安全。可定期举办团队活动，增强团队凝聚力，营造和谐的工作氛围。

（二）职业提升与规划

护理管理者应重视日间手术病房护士的职业发展，为其提供全面的培训与发展机会。通过专科知识、人文护理、心理护理等培训，提升护士的专业素养与综合能力。鼓励并支持护士外出或参加其他兴趣学习，拓宽视野，增长见识。根据每位护士的特长与兴趣，量身定制个性化的培训计划和职业发展规划，帮助其明确职业发展方向，增强职业归属感。对于有志于提升学历或继续深造的护士，更需给予全力支持，助力其实现职业梦想。

日间手术管理模式为医疗机构的高质量发展开辟了新路径，同时也对护理管理领域提出了新的挑战。《全国护理事业发展规划纲要（2021—2025年）》明确指出，医疗机构需强化护理人文关怀，进一步优化护理服务流程，力求实现优质护理服务的全面覆盖与品质提升，从而显著提升患者的满意度与获得感。因此，护理人员应当积极增强人文护理认知，落实护理人文实践，将"以患者为中心"的核心服务理念深植于心，并贯穿于日间手术服务的每一个细微环节之中。同时，护理人员还应勇于探索，不断创新服务理念，力求将服务触角前置，构建出流程更为科学、模式更为连贯、服务更为高效、环境更为温馨、态度更为和蔼的日间医疗服务新模式。这一模式的构建将有助于进一步提升日间手术服务的舒适化、智慧化水平，以及日间手术患者在围手术期内的整体就医体验。

（莫洋　孙辉）

第三部分

日间化疗护理管理

第九章

日间化疗运行管理

第一节　资源配置

一、环境、设施、设备

日间化疗开展模式分为集中运行及分散运行两种模式，因此，化疗开展的场所设置因模式的不同而有所差异。不管采用何种模式开展，均需要配备开展日间化疗所需的基本医疗资源，其具体内容如下。

（一）区域布局与设施配备

设立相对独立的区域，配备固定输液床/椅，并规划清晰的治疗区、医护人员休息区及办公区。输液床/椅需装配呼叫系统，实现一床/椅一号对应。为提升患者舒适度，建议输液床/椅间隔至少1米。有条件的医疗机构或采用集中运行模式下的日间化疗中心，可增设导医台、预约登记处、患者等候区、健康教育室、饮水间、厕所等便民设施，以及出入院办理窗口、收费处等，以全面满足患者的咨询、等候及公共交流需求。

（二）急救设施与药品

配置齐全的抢救设备及常用药品，如供氧装置、除颤仪、简易呼吸机、心电监测仪、吸引器等，以应对输液反应、过敏性休克等突发或紧急事件。在条件允许的情况下，可设立独立的抢救区域，作为患者转入主管科室或相应科室前的过渡病房，确保急救流程的顺畅与高效。

（三）信息化管理系统

采用日间化疗信息管理系统，通过信息化手段将化疗各环节有效衔接，形成闭环管理，是保障日间化疗患者治疗安全的重要前提。该系统可包括医师工作站、药师工作站、日间化疗预约系统、静配中心管理系统、日间化疗登记管理系统、血管通路管理系统等多个模块，实现医嘱开具、审核、预约、用药追踪、文书记录等全程管理，提高工作效率与质量。医师工作站开具化疗医嘱并形成医嘱单，医嘱单涵盖患者的基本信息及处方号；医师工作站也可与日间化疗预约系统融合，进而实现日间化疗的诊间预约。药师工作站则主要完成对化疗医嘱的审核。日间化疗预约系统的功能是实现患者化疗的预约管理，合理分流患者，减少无效等待时间，预约系统可根据需求抓取医疗机构内部其他系统（如医师工作站）数据，实现快捷、高效、高质量日间化疗预约功能。静配中心管理系统的功能包括接收化疗医嘱、打印化疗药瓶贴、记录药品冲配打包流程等。日间化疗登记管理系统主要用于日间化疗患者登记、座位管理、用药追踪、文书记录等，实现用药的全程管理。血管通路管理系统功能包括中心静脉导管置管、维护、并发症及拔管等信息的登记。

（四）特殊通道与绿色通道

为满足患者及医护人员的特殊需求，可设置转移患者或重症患者的专用通道或病房，以及医护人员的专用通道和电梯。此外，为提升患者就医体验，可单独设立日间化疗患者办理住院、检查、取药、出院的绿色通道，减少患者等待时间，提升服务效率。

二、人力资源管理

（一）护理人力配置

日间化疗中心的护理人员应相对固定，需储备抗肿瘤药物使用的专科知识及具备较强的操作技能，能够准确识别药物的不良反应，并配合医师及时有效地进行处理。同时，护理人员还须具备为患者提供中心静脉导管通路诊疗服务、处理并发症及进行健康指导等综合能力。在配备护理人力时，应充分考虑每日化疗患者的接待量、患者治疗的平均时长及日间化疗中心的工作时长等因素，通常建议以1 :（12～14）的护患比例进行设置。

（二）护理人员培训与遴选

医疗机构应严格把控日间化疗护理人员的能力与资质，确保他们定期接受系统、全面且专业的培训与考核。只有通过考核并获得认证的执业护士，方能独立上岗。护士的培训内容应涵盖抗肿瘤治疗及药物的基础知识、治疗相关不良反应的处理方法、静脉抗肿瘤治疗的给药要求、患者静脉管理、化疗药物外渗的预防与处理策略、居家化疗管理及职业防护知识等，以及相应的护理评估、给药操作及不良事件处置等方面的技能。护士的考核内容应包含理论知识与临床实训两部分，并由医疗机构护理部负责实施。为确保培训与考核内容的时效性和前沿性，需依据最新的行业指南与规范对其进行不间断更新与完善。

此外，为满足日间化疗患者的特殊需求，医疗机构可在日间化疗中心设立专科护士岗位，如静脉治疗专科护士和肿瘤专科护士。这些专科护士能够更专业地处理患者静脉治疗中的各种问题，如静脉通路的选择与维护；也能全面管理化疗给药的全周期，包括给药前的评估、给药中的监测及给药后的随访等。同时，鼓励日间化疗护士掌握更多交叉学科的专业知识，如营养学、心理学等，以在保障患者安全的基础上，不断提升护理质量，追求更高水平的护理服务。

（三）岗位设置和职责

医疗机构根据患者的就诊流程和治疗需求进行岗位设置并明确岗位职责，以保证日间化疗中心工作的安全、高效运行，一般可设置护士长岗位、带教岗位、服务台岗位、药物准备岗位、化疗给药岗位、补液巡回岗位、患者随访岗位，其岗位职责如下。

1. 护士长岗位职责

（1）在护理部及科主任的直接领导下，负责日间化疗中心护理管理工作，包括人力、物资、质量与安全。

（2）制定并持续更新本科室工作管理制度及工作计划，督促各班、各岗位护理人员认真履行职责，严防差错事故。同时，做好职业防护管理。

（3）做好科室护理人力的安排，根据患者化疗预约情况，在满足患者治疗需求的同时，合理配置人力，做到弹性排班，并制定非计划人员安排制度。

（4）参照最新的指南、秉持先进的理念、采用高效多样的手法，做好科室护理质量持续改进工作，制定并监测本科室日间化疗质量指标。

（5）带领科室人员积极学习护理新技术并开展护理研究。

2. 带教岗位职责

（1）根据护理部及科室的培训大纲，对各层次护士实施临床教学。

（2）督促、协助并指导科室人员完成科室内业务学习，营造良好的教学氛围，提高科室整体业务水平。

（3）做好科室成员化疗准入资格管理。

（4）定期开展科室护士考核工作，并做好记录。

（5）协助做好科室质量持续改进工作。

（6）带领科室人员积极学习护理新技术并开展护理研究。

3. 服务台岗位职责

（1）负责日间化疗患者的信息确认、出入院办理、输液床/椅的分配、费用核查、口服药发放与登记等工作。

（2）做好患者化疗前的评估，再次确认患者是否符合日间化疗收治标准，包括患者一般状况、输液时长及患者有无严重合并症等。

（3）做好患者化疗前的健康教育，包括静脉通路选择、化疗前预处理药物等。

（4）对医嘱或治疗单有疑问时，要做好患者、医师及其他相关人员的沟通协调工作。

（5）积极接待患者并收集患者的意见与建议。

4. 药物准备岗位职责

（1）接收并核对来自静配中心的药物，如有疑问及时做好沟通。

（2）对每位患者的药物进行排序，并根据具体药物使用不同的输液器。

（3）分发患者药物给相应给药护士，对特殊情况做好交班工作。

（4）对由各种原因导致弃用的药物做好核对、登记及销毁工作。

5. 化疗给药岗位职责

（1）做好患者化疗给药前的评估和确认，包括实验室指标、预处理用药、知情同意书、费用等。

（2）做好患者及药物核对，除"三查八对"的内容，还包括药物排序、输液器的正确使用。

（3）根据规范完成化疗给药工作，如有化疗推注药物，做好药物推注时不良反应观察，预防化疗药物外渗。

（4）有针对性做好化疗用药期间的健康教育。

（5）积极关注患者的心理状态及变化，与患者沟通时语气要温柔。

6. 补液巡回岗位职责

（1）负责化疗患者的补液巡回及药物更换工作。

（2）积极主动巡视，尽量避免患者主动呼叫。

（3）做好患者给药期间和输液结束后急性及迟发性不良反应的观察及处理。

（4）对患者实施个性化健康教育，内容可包括药物输注时的注意事项、药物相关知识、血常规监测、症状 / 静脉通路 / 化疗泵期间的自我管理及需返院的异常情况。

（5）积极关注患者的心理状态及变化，与患者沟通时语气要温柔。

（6）做好患者治疗中的各方沟通协调工作。

7. 患者随访岗位职责

（1）借助互联网、新媒体等方式做好患者离院随访工作。

（2）可在化疗后 1 周内对患者至少开展个性化随访 1 次，重点患者需加强随访次数，重点了解患者治疗后的不良反应并做好记录。

（3）做好患者血常规监测及化疗相关症状的自我管理等健康教育。积极答复患者在随访时的各类疑问，并就随访中所发现的问题给予针对性指导。

（4）告知患者需返院的异常情况。

（陆箴琦　王丽英　陆海燕）

第二节　环节管理

一、住院前

（一）了解患者收治计划

（1）了解当日预约收治患者的信息、床位分配、收治时间段。

（2）了解患者治疗计划，了解收治患者的化疗方案、用药时长。

（二）准备用物

根据患者的治疗方案准备好所需设备及用物，如中心静脉导管维护用物、输液器、输液泵、微量泵、心电监护等。

二、住院期间

为切实履行护理职责，保障护理质量和患者安全，提高工作效率，日间化疗病房实行责任制整体护理。责任护士负责患者全程的治疗护理，包括化疗前护理评估、静脉管理、核对医嘱、安全给药、化疗健康教育、化疗过程中的巡视观察、症状评估及出院随访等。其具体内容如下。

（一）入院登记

患者办理入院手续后，护士核对患者信息、分配床位、为患者佩戴身份标识腕带并通知医师患者已入院。

（二）日间化疗前评估

评估患者的入院方式、身高、体重、生命体征、疼痛、营养状况、视力、听觉、既往肿瘤相关治疗史、既往合并症、目前用药史、药物过敏史、既往抗肿瘤治疗用药后不良反应、中心静脉导管置管、带管情况、皮肤完整性等。评估预处理药物是否执行，如紫杉醇、多西他赛需按医嘱预先口服地塞米松。

（三）静脉通路管理

化疗药物按刺激性可以分为发疱剂、刺激剂和非刺激剂 3 类。发疱剂、刺激剂具有腐蚀性，不慎漏于皮下组织，会引起疼痛、肿胀或局部组织坏死。因此化疗患者静脉通路的管理尤为重要。

1. 静脉评估及选择

根据患者血管、使用的药物性质等情况，选择合适的输注部位和途径，首选中心静脉导管给药，如植入式静脉输液港（implantable venous access port，IVAP）与经外周静脉穿刺的中心静脉导管（PICC）等。持续静脉给药或输注发疱剂药物大于 60 分钟或使用便携式输液泵给药时，应选择中心静脉导管通路。

（1）签署血管通路评估与风险告知书。若患者拒绝置入中心静脉导管，护士需要告知患者所要接受的化疗药物一旦外渗到血管外，将会产生组织损伤甚至组织坏死的风险，并建议患者或家属在血管通路评估与风险告知书中签名，确认已知晓外周静脉通路进行化疗给药的风险和后果。

（2）合理选择外周静脉穿刺部位。尽量避开手指、手腕、肘窝、下肢静脉，以及避免对施行过广泛切除性外科手术的患肢（如乳腺癌根治术后）进行注射。不宜选择 24 小时内有穿刺史的静脉尤其是穿刺点以下的静脉进行穿刺给药。不可同一部位重复穿刺，避免化疗药物渗漏。不应使用一次性静脉输液钢针进行外周静脉穿刺。

2. 静脉炎的预防和处理

经外周静脉给药时，推注药物前后用生理盐水冲洗，药液浓度不宜过高、速度不宜过快（匀速注入）；建议在输液前，沿静脉走向涂多磺酸黏多糖乳膏或外贴增强型透明贴。

3. 预防化疗药物外渗

详见第十一章第一节。

（四）核对医嘱、安全给药

1. 化疗给药前核对

（1）查看所需的检查是否已完善，如血常规、肝肾功能及心电图检查。查看是否已签署化疗知情同意书。再次确认化疗前的预处理用药是否执行。

（2）核对医嘱，查看药物是否存在配伍禁忌、化疗药物输注顺序、特殊输液用具、药物滴注时间等。

（3）接收静脉配置中心转运至日间化疗中心的药物，根据输液交接核查单，核对患者信息、输液总贴数。根据瓶贴了解冲配情况，核对药名、浓度、剂量、用药时间、用药方法。检查所用药物质量完好，瓶盖无松动，瓶身无裂痕、渗漏，药物在有效期内。

（4）根据医嘱将药物编序，两人进行核对。多个化疗药物联合使用时，应根据药物相互作用原则、刺激性原则、细胞动力学原则，合理安排用药顺序。靶向联合化疗时，先用靶向药物再用化疗药物。

2. 化疗给药

给药护士做好防护，按操作流程给药。

（1）做好"三查八对"。

（2）采用外周静脉留置针给药时，根据患者血管情况，选择合适的穿刺血管部位；并按照相关的操作流程进行穿刺及固定；用生理盐水引导，推注时无局部疼痛、肿胀，抽回血通畅后，按顺序给药。经中心静脉导管给药，按相关操作流程消毒输液接头、评估导管功能，待其正常后按顺序给药。根据药物特性、患者病情、患者年龄调节滴速，一般化疗给药速度不超过 5 mL/min，并告知患者不能随意调整滴速。特殊化疗药物需按要求控制速度，如紫杉醇，15 ～ 20 滴 / 分慢滴，约 15 分钟后患者如无不适，可适当调整速度，一般 500 mL 液体滴注时间应超过 3 小时；多西他赛滴注，应先慢后快，约 15 分钟后患者如无不适，可加快滴速，滴注时间 1 小时；奥沙利铂滴注时间 2 ～ 6 小时；培美曲塞二钠滴注时间控制在 10 ～ 20 分钟。给药后再次核对患者姓名、住院号、药物信息。

（3）完整记录给药过程，包括给药开始时间、给药途径、外周静脉留置针穿刺情况、中心静脉导管功能情况，如是否抽回血、冲管是否通畅、药物滴速等。

3. 做好健康教育

告知患者接受化疗的肢体避免活动；如有任何不适或滴注不畅、滴完时及时打铃通知护士；做好相关化疗用药的健康教育。

（五）化疗过程中的观察、巡视、不良反应的处理及应急预案

（1）定时巡视，查看输液是否通畅，根据药物说明书、患者病情、患者年龄、化疗总输液量，调节给药速度，评估输注局部情况是否有异常，重视患者的主诉；观察患者病情。

（2）患者一旦出现输液反应、严重药物不良反应或其他病症（如心脑血管意外、肺栓塞、意识丧失等）影响治疗方案实施甚至发生危及生命的不良事件时，应立即停止化疗，启动相应的应急预案，通知值班医师或主治医师进行紧急处理。

（3）制定转科预案，日间化疗过程中如发生特殊情况，导致患者用药时间及观察时间延长，应尽快转入普通病房或相应科室继续治疗。

（六）化疗相关症状的评估

化疗药物输注完成后，应根据不同药物设定化疗后观察时间，同时开展化疗后症状评估，预判是否存在离院后出现严重不良反应的可能性。

日间化疗患者化疗后症状评估的内容，主要包括疲乏、食欲下降、恶心呕吐、腹泻等。责任护士需在化疗结束后询问患者有无上述症状，若患者主诉乏力、食欲下降，给予相应的健康教育；若患者发生恶心呕吐、腹泻，应根据症状分级进行评估，落实相应的护理措施，并将评估结果报告给医师，按医嘱给予相应的处理。

（七）健康教育

（1）根据患者的治疗方案进行健康教育。如所用药物的注意事项、可能出现的不良反应，以及预防和应对的措施。向患者说明出院后若出现相应症状和体征，应立即返院并通过急诊就诊。

（2）做好便携式化疗泵居家管理健康教育。在正常情况下，由于受泵体高度、温度、溶媒等因素的影响，化疗泵流速有正负10%（小时）的误差。出院时要告知患者以下注意事项：①便携式化疗泵的开始时间及预计结束时间。②将便携式化疗泵放置于专用袋内，挂于胸前，保持泵的储液囊与接头在同一水平线。③便携式化疗泵的流量控制器应紧贴皮肤，如出现松动、移位等现象应及时固定。④应在接近室温条件下使用便携式化疗泵，避免过热或过冷的环境，避免阳光直射，避免局部冷、热敷或使用电热毯。⑤避免管路扭曲、打折，应保持通畅。⑥每天定时观察化疗泵内储液囊的药液量，如储液囊药液量长时间无变化，请及时就医。⑦活动或睡觉时，切勿过度牵拉，防止接口脱开；一旦发生接口脱开，请及时就医，切勿自行处理。⑧在带泵过程中，如患者出现畏冷、发热、腹痛、腹泻、血便等异常情况，应及时就医。⑨根据化疗泵预计结束时间预约门诊拔泵，待储液囊内药液输注完毕，呈现"手指状"，即前往门诊拔泵。

（3）根据患者病情及所用药物的特性进行饮食注意事项的健康教育。如使用培门冬酶的患者要采取低糖、低脂饮食；服用拉帕替尼、伊马替尼等药物期间不能吃西柚；服用激素类药物期间避免高糖、高脂饮食，同时注意控制药物摄入量，以免引起高血糖。

（4）遵医嘱定时监测血常规、肝肾功能等。

（5）根据医嘱告知患者出院带药的正确使用方法及保存方式。若使用三阶梯止痛药物，需落实疼痛护理相关健康教育工作。

（6）中心静脉导管自我管理内容如下。① PICC 的自我管理：A. 每 7 天维护 1 次，有异常按需维护；B. 每天观察穿刺点有无红肿、渗血、渗液，局部皮肤有无破损、皮疹、水疱，贴膜有无卷边、脱落，外露导管内有无回血，有拇指夹的是否夹闭，有异常及时就医维护；C. 日常生活中，置管侧手臂不负重、不受压、不在置管侧手臂测血压、保持贴膜范围干燥，洗澡时用保鲜膜或专用袖套包裹局部；D. 体育运动时应避免大甩臂运动、负重训练、游泳等。② IVAP 的自我管理：A. 每 4 周维护 1 次；B. 避免港体受到过度摩擦、挤压、撞击；C. 伤口愈合后可以沐浴，可从事一般日常工作、家务；D. 经手臂置入输液港患者，避免置港侧肢体进行剧烈的运动；E. 观察港体局部有无红肿热痛，有异常及时就诊。

（7）随访：告知患者下次化疗门诊预约的方式、时间。留取患者联系方式，告知电话随访的时间。

三、出院后

肿瘤日间化疗患者仅在化疗时在医院接受治疗，治疗结束后居家进行休养。化疗带来的不良反应非常普遍，因此对患者出院后进行随访，持续地监测和指导出院后的生活、饮食、心理、不良反应的发生及应对等方面，对提高患者治疗安全、提高生活质量有着重要意义。

（一）日间化疗后随访制度

（1）随访对象：在日间化疗病房进行抗肿瘤治疗并自愿接受随访的患者。

（2）随访方式：电话随访、微信随访等。一般化疗后 7 天进行随访，了解出院后 1 周内患者的情况。

（二）日间化疗后随访内容

主要包括营养评估；化疗后症状评估，如有症状，需了解患者是否及时就医，并给予指导；中心静脉导管维护情况，有无并发症及处置情况；化疗药物是否遵医嘱定时、定量服用，如未遵医嘱服用，需了解原因；血常规、肝肾功能等监测情况，有异常是否及时处理；提醒患者下次门诊就医、预约的方法和时间等。

（陆箴琦　顾玲俐）

第十章

日间化疗护理质量管理

第一节　日间化疗护理工作制度

一、科室管理工作制度

（一）日间化疗护士资质要求

（1）日间化疗护士必须取得护士执业资格证书并在注册有效期内，具有独立执业能力。

（2）日间化疗护士应接受过化疗相关专业知识和技能培训并考核合格，掌握各种化疗药物的特性、配伍禁忌、输注要求，以及中心静脉导管的正确使用、维护技能才可以单独执行抗肿瘤治疗给药。

（3）日间化疗护士能够熟练掌握各种护理操作，包括但不限于输液、注射、心电监护、吸氧、心肺复苏等，以及掌握相关应急预案的处理，如过敏性休克、化疗药物外渗、患者晕厥等。

（二）日间化疗岗位工作制度

（1）护理人员必须着装整齐，仪表端庄，佩戴胸牌，精神饱满，准时上岗；自觉执行各项规章制度，恪守职业道德。

（2）进行患者给药前的评估，如了解现病史、高危既往史、血常规及肝肾功能检查结果，评估可使用的静脉通路类型及已获得签字生效的日间化疗知情同意书。

（3）严格执行查对制度，注意药物配伍禁忌，如有疑问及时查看电脑或询问开单医师。了解用药方案、药物性质，杜绝差错发生。

（4）严格按处方或医嘱执行，对可能引起过敏的药物，必须按规定做药敏试验。

（5）遵守护理操作常规，做好患者化疗护理记录，注意保护患者隐私。

（6）严格执行消毒隔离制度，防止交叉感染。严格执行手卫生规范和医疗废物处理规定。

（7）认真观察患者的病情及药物不良反应，发生输液反应或药物急性不良反应，应及时处理，并报告医师，处理完成后及时、准确记录。

（8）做好科室内器械、药品、消毒剂等的管理工作，护理人员应熟练掌握科室内各类常用仪器的操作方法和常用仪器故障排除及保养维护方法。

（9）做好日间化疗患者的随访工作，对患者/家属进行居家护理相关知识指导，尤其告知需要紧急就医的情况。

（三）日间化疗护理记录单书写制度

（1）制定日间化疗病历书写规范和日间化疗病历模板。日间化疗护理记录单书写应客观、全面、真实、准确、及时、完整、规范。

（2）日间化疗护理记录单可以按照入院、治疗和出院 3 个阶段进行记录。入院评估需要在责任护士当班内完成，各阶段护士均应记录日期、时间并签名。日间化疗护理记录单各阶段评估及记录的内容如下。①入院阶段：入院时间、入院方式、既往肿瘤相关治疗史、评估患者的意识状态、视力、听觉、既往合并症、目前用药史、药物过敏史、既往抗肿瘤治疗后不良反应、中心静脉导管置管、带管、皮肤完整等情况。②治疗阶段：治疗药物或治疗方案、患者治疗期间护理级别、饮食情况、患者神志的评估、用药过程、药物不良反应及其他异常情况。③出院阶段：症状评估、出院健康教育、出院带药情况等，以及患者有无携带便携式化疗泵出院，若有携带，需落实相关健康教育工作。

（四）日间化疗消毒隔离制度

（1）日间化疗护士应严格执行消毒隔离制度，严格遵守无菌操作原则，符合手卫生规范，避免交叉感染。

（2）日间化疗区域应保持整洁、卫生，空气流通，可设置空气消毒机定时进行空气消毒。

（3）患者出院后按要求做好床单位消毒。

（4）医疗废弃物的收集、分类、处理符合相关规定。

二、护理安全管理制度

（一）日间化疗查对制度

（1）用药前需核对医嘱，检查有无药物配伍禁忌，了解患者现病史、既往史、患者身高、体重、1 周内血常规指标、化疗知情同意书是否签署等情况。

（2）做好"三查八对"，患者身份信息核对至少同时使用两种身份识别方式，双向核对以确认患者身份。

（3）在执行医嘱时若患者提出疑问，应再次核对，无误后方可执行。

（二）重点药物使用观察和管理制度

（1）日间化疗护士应掌握特殊、重点药物使用注意事项，严格按照药物使用说明书进行操作。

（2）医嘱规定必须在使用时进行心电监护的药物，护士应严密监测并及时记录。

（3）输注特殊药物时，应加强巡视，了解患者局部注射情况及药物使用后的反应。

（4）医疗机构可设置"药物知识库"，内容包括本院使用药品的药物使用说明书和药物相互作用与配伍问题。

（5）如果出现药物不良反应或输液反应，应根据相应的应急流程进行处理。

（三）日间化疗患者发生药物不良反应应急处理制度

内容详见第十一章第二节。

三、日间化疗专科应急预案

（一）化疗药物外溢应急处理流程

（1）正确评估暴露在溢出环境中的每一个人，如果皮肤或衣服直接接触到药物，必须立即用肥皂和清水清洗被污染处。

（2）由经过专门培训的人员 [穿好防护服，戴 2 副无粉末的乳胶手套，戴上口罩（N95）、防护眼镜、面罩] 立即清除溢出的药物。如果溢出药物会产生汽化，则须戴上呼吸口罩。

（3）对化疗药物溢出地进行隔离，标记污染范围。

（4）液体药物应用有吸收性的织布块吸去和擦去；粉剂药物应用湿的吸收性织布块擦去。

（5）药物溢出地要用清洁剂反复清洗 3 遍，再用清水清洗。可重复使用的物品用清洁剂清洗 2 遍，再用清水清洗。

（6）擦布、吸收垫子和其他被污染的物品都应置于专门放置细胞毒性药物的垃圾袋中。放有药物污染物的垃圾袋应封口后，再放入另一个垃圾袋中。所有利器盒和医用垃圾袋由专人回收后，由医院进行统一处理。

（7）所有参加清除溢出药物的员工的防护制服等也应丢置在双层垃圾袋中。

（8）记录药物名称、时间、溢出量、溢出原因、处理过程及受污染的人员。

（二）化疗药物外渗应急处理流程

内容详见第十一章第一节。

（陆箴琦 曾晶）

第二节 日间化疗护理质量评价标准

护理质量评价标准由结构质量、过程质量及结果质量3个部分构成，评价的内容也对应这3个部分展开。可以通过现场观察护士操作、查看相关记录、询问、问卷调查等方式获取护理质量评价信息。

强化关键环节及行为管理，是提高护理质量的保证。在日间化疗护理质量管理中，建立《日间化疗中心护理质量评价表》和针对日间化疗给药关键环节设计《日间化疗中心关键环节中护理质量控制要点检查表》，内容见表10-2-1和表10-2-2。

表10-2-1 日间化疗中心护理质量评价表

项目	评价内容	评价得分（分）					存在问题
		5	4	3	2	1	
规章制度	有健全的制度与常规，并根据团体标准、指南等及时更新						
	有相关技术操作规程及应急预案等，并及时修订						
护理技术水平	护士具有化疗给药资质						
	护士熟悉各种化疗药物的特性、配伍禁忌、输注要求和注意事项						
	护士能够熟练掌握各种护理操作，以及掌握相关应急预案的处理						
	定期接受化疗及急救等相关培训						
护士服务态度	护士仪表端庄、佩戴胸牌上岗，语言规范						
	护士主动向患者及家属介绍化疗的相关知识						
	护士会耐心解答患者及家属的问题						
护理环境	布局合理，物品放置有序，标识清晰、醒目						
	环境整洁、卫生，空气流通，光线充足，温度、湿度应适宜						
	候诊秩序良好，推车、轮椅在指定区域放置且其功能完好						
科室管理	药品、物品定点放置，标识清晰，特殊用药使用登记完整						
	科学合理排班						
	护士应定期对化疗中心的设备进行检查和维护						
	定期自查和评估，及时发现问题并改进						
化疗管理	按照预约程序做好预约工作，确认预约、输液登记流程正确，落实化疗前各项评估及确认工作						
	患者输液工具选择合理，输液穿刺部位合理，化疗相关风险告知落实						
	严格执行查对制度，给药顺序正确，正确核实患者身份						
	主动巡视，主动更换补液，做好重点药物的观察工作，及时处理不良反应，落实化疗过程中安全性评价						
	正确评估患者化疗方案，知晓治疗期间的病情变化及护理观察重点，包括输注的通路固定规范、输液速度与药物性质是否符合						
	掌握中心静脉导管置管期间应急处理规范，包括并发症观察及处理记录规范情况，危急情况判断准确						
抢救相关管理	抢救设施呈备用状态，完好率达100%						
	掌握各种抢救流程及操作规程，护士对抢救仪器操作熟练						
	掌握各种急救药品及器械的使用方法，定期保养并进行记录						
	具有完善的应急预案，并按要求演练，演练记录完整						

续表

项目	评价内容	评价得分（分）					存在问题
		5	4	3	2	1	
消毒隔离管理	严格遵守消毒隔离制度，定期对病房、医疗器械等进行清洁和消毒						
	应遵守无菌操作原则，符合手卫生规范						
	定时进行环境消毒，如空气消毒、物品消毒						
	护士的职业防护意识及措施到位，穿戴防护用品等环节符合规范						
	医疗废弃物处理规范，医疗废物的分类、收集、处理符合相关规定						
护理记录	按照规定登记化疗药物外渗单、不良反应记录单及不良事件上报单等，抢救、交接班记录完整，内容要真实、准确						
	定期对相关护理记录进行整理和归档						
随访	落实出院随访，随访对患者具有指导意义						
满意度	满意度达到目标值						

表 10-2-2　日间化疗中心关键环节中护理质量控制要点检查表

质量控制要点		执行情况			评价方法
		是	否	备注	
化疗前	按照预约程序做好预约工作，确认预约、输液登记流程正确				现场观察/询问
	化疗药物应用前评估患者生命体征、既往用药反应史、血常规、肝肾功能检查结果				
	核对化疗医嘱，确认化疗方案前预处理用药是否执行，药物是否存在配伍禁忌				
	使用刺激剂和发疱剂药物的患者建议建立中心静脉导管通路给药；采用外周静脉化疗的患者，需做好化疗药物外渗风险告知并确认				现场观察/查看记录/询问
	接收到患者冲配完成的药物后，做好核对工作，包括溶媒是否冲配正确、输注顺序标注是否正确等，并根据药物性质选择合适的输液器				
化疗中	护士给药时做好化疗防护工作，核实患者身份，确认给药顺序正确、输液速度与药物性质符合，并准确记录				现场观察/查看记录/询问
	落实患者化疗用药期间的健康教育，并及时关注患者体征变化、症状及心理				
	护士需掌握患者的各种化疗药物特性、药物作用、配伍禁忌、输注要求及注意事项，并做好重点药物的观察工作				现场观察/询问
	护士应主动巡视，及时更换补液，密切观察患者化疗期间的反应，知晓治疗期间患者的护理观察要点				
	护士应掌握中心静脉导管置管期间的应急处理规范，包括并发症观察、处理及记录				现场观察/查看记录/询问
	护士需掌握日间化疗相关应急预案，如过敏性休克、晕厥、化疗药物外渗等				现场观察/询问
	患者需要紧急救治时，护士要反应迅速、准确处理，并能根据患者情况做好留观或转诊处理				现场观察
化疗后	患者化疗结束后，做好床单位/输液椅的终末消毒				现场观察/询问
	根据患者用药情况及是否携带化疗泵等做好出院指导				
	根据出院随访计划，落实延续性护理				查看记录

（陆箴琦　刘玉华）

第三节　日间化疗护理质量评价指标

护理质量评价指标是在临床护理操作中对操作评价至关重要、具有高度特异性且便于统计的数据，是工作中筛选出来的具有代表性的检查重点。日间化疗护理质量评价指标对日间化疗的发展具有导向和促进作用。本节按照结构指标、过程指标及结果指标框架，制定了日间化疗护理质量评价指标。

一、结构指标

1. 日间化疗中心实际开放床位数

【指标定义】日间化疗中心实际开放床位数，包括正规床、简易床、监护床（或输液椅）数量。

【指标意义】该指标能反映日间化疗中心的规模。

2. 日间化疗中心医护比

【指标定义】统计周期内，日间化疗中心内执业医师人数与日间化疗中心执业护士人数的百分比。

【计算方法】

$$日间化疗中心医护比 = \frac{日间化疗中心执业医师人数}{同期日间化疗中心执业护士人数} \times 100\%$$

【指标定义】该指标能反映一定时期内日间化疗中心的医护配置情况。

3. 日间化疗中心护患比

【指标定义】统计周期内，日间化疗中心护士人数与日间化疗中心每天接待患者人数的百分比。

【计算方法】

$$日间化疗中心护患比 = \frac{日间化疗中心护士人数}{同期日间化疗中心每天接待患者人数} \times 100\%$$

【指标意义】该指标能反映日间化疗中心每天接待患者数量与护理人力的匹配关系，评价有效护士人力情况。

4. 日间化疗给药过程中护士资质符合率

【指标定义】统计周期内，日间化疗给药过程中具有化疗资质的护士完成的化疗用药数与日间化疗用药总数的百分比。

【计算方法】

$$日间化疗给药过程中护士资质符合率 = \frac{日间化疗给药过程中具有化疗资质护士完成的化疗用药数}{同期日间化疗用药总数} \times 100\%$$

【说明】化疗护士资质为护士经过系统的化疗相关理论培训、通过化疗准入考核并完成化疗临床实践所具备的一种独立化疗给药资质。本指标是监控在化疗给药过程中，给药护士是否完成专业培训及考核，是否在能力上符合规范。

【指标意义】该指标能反映护士技术与能力，保障患者化疗用药安全。

二、过程指标

1. 日间化疗巡视规范率

【指标定义】统计周期内，日间化疗巡视规范执行次数与日间化疗患者巡视总次数的百分比。

【计算方法】

$$日间化疗巡视规范率 = \frac{日间化疗巡视规范执行次数}{同期日间化疗患者巡视总次数} \times 100\%$$

【指标意义】该指标是反映日间化疗质量和安全性的指标之一。

2. 日间化疗药物输注速度符合率

【指标定义】统计周期内，日间化疗药物输注速度符合次数与日间化疗药物输注总次数的百分比。

【计算方法】

$$日间化疗药物输注速度符合率 = \frac{日间化疗药物输注速度符合次数}{同期日间化疗药物输注总次数} \times 100\%$$

【指标意义】该指标是反映日间化疗质量和安全性的指标之一。

3. 日间化疗药物输注顺序正确率

【指标定义】统计周期内，日间化疗药物输注顺序正确人次数与日间化疗患者总人次数的百分比。

【计算方法】

$$日间化疗药物输注顺序正确率 = \frac{日间化疗药物输注顺序正确人次数}{同期日间化疗患者总人次数} \times 100\%$$

【指标意义】该指标是反映日间化疗质量和安全性的指标之一。

三、结果指标

1. 日间化疗药物外渗发生率

【指标定义】统计周期内，日间化疗药物外渗发生例次数与日间化疗患者总人次数的百分比。

【计算方法】

$$日间化疗药物外渗发生率 = \frac{日间化疗药物外渗发生例次数}{同期日间化疗患者总人次数} \times 100\%$$

【指标意义】该指标是反映化疗质量和安全性的指标之一。

2. 日间化疗严重药物过敏反应抢救成功率

【指标定义】统计周期内，日间化疗严重药物过敏反应抢救成功例次数与日间化疗严重药物过敏反应抢救总例次数的百分比。

【计算方法】

$$严重药物过敏反应抢救成功率 = \frac{日间化疗严重药物过敏反应抢救成功例次数}{同期日间化疗严重药物过敏反应抢救总例次数} \times 100\%$$

【说明】严重过敏反应是指机体在接触过敏原后突发的严重、可危及生命的全身性过敏反应。本指标指按照常见不良事件评价标准（common terminology criteria for adverse events，CTCAE）5.0 版分级中 3 级以上的不良反应。抢救成功是指急危重症患者经过抢救后病情缓解，生命体征基本平稳。

【指标意义】该指标是反映医疗机构救治能力的指标之一。

3. 日间化疗药物输注反应发生率

【指标定义】统计周期内，日间化疗药物输注反应发生例次数与日间化疗患者总人次数的百分比。

【计算方法】

$$日间化疗药物输注反应发生率 = \frac{日间化疗药物输注反应发生例次数}{同期日间化疗患者总人次数} \times 100\%$$

【指标意义】该指标是反映日间化疗质量和安全性的指标之一。

4. 日间化疗患者用药错误发生率

【指标定义】统计周期内，日间化疗患者用药错误发生例次数与日间化疗患者总人次数的百分比。

【计算方法】

$$日间化疗患者用药错误发生率 = \frac{日间化疗患者用药错误发生例次数}{同期日间化疗患者总人次数} \times 100\%$$

【说明】用药错误是指发生在给药环节，包括遗漏给药错误、用药时间错误、剂量错误、药物种类错误、用药方法错误、用药患者错误等。

【指标意义】该指标是反映日间化疗质量和安全性的指标之一。

5. 日间化疗堵差错事件发生率

【指标定义】统计周期内，日间化疗堵差错事件发生例次数与日间化疗患者总人次数的百分比。

【计算方法】

$$日间化疗堵差错事件发生率 = \frac{日间化疗堵差错事件发生例次数}{同期日间化疗患者总人次数} \times 100\%$$

【说明】堵差错事件指由于及时发现，错误在实施之前被发现并得到纠正，未造成危害的事件，护士通过查对，避免了遗漏给药错误、用药时间错误、用药剂量错误、用药种类错误、用药方法错误、用药患者错误等的发生。

【指标意义】该指标是反映日间化疗质量和安全性的指标之一。

6. 日间化疗导管相关性感染发生率

【指标定义】统计周期内，日间化疗患者发生导管相关性感染例次数与日间化疗患者总人次数的百分比。

【计算方法】

$$日间化疗导管相关性感染发生率 = \frac{日间化疗患者发生导管相关性感染例次数}{同期日间化疗患者总人次数} \times 100\%$$

【说明】日间化疗患者住院化疗期间发生的导管相关性感染，表现为导管置管处皮肤红肿、疼痛、分泌物增加、温度升高、导管外分泌物细菌培养阳性，部分患者伴有发热；置管期间患者出现体温升高，拔管后体温降低或恢复正常；白细胞计数较高，血、导管标本细菌培养为阳性，伴有发热。

【指标意义】该指标是反映医疗技术能力和管理水平的重要结果指标之一。

7. 日间化疗中心静脉导管使用率

【指标定义】统计周期内，日间化疗患者中心静脉导管使用例次数与日间化疗患者总人次数的百分比。

【计算方法】

$$中心静脉导管使用率 = \frac{日间化疗患者中心静脉导管使用例次数}{同期日间化疗患者总人次数} \times 100\%$$

【指标意义】该指标是反映日间化疗安全性的指标之一，其有效预防了化疗药物外渗的发生。

8. 日间化疗随访率

【指标定义】统计周期内，日间化疗患者治疗结束后随访人数与日间化疗收治患者总人数的百分比。

【计算方法】

$$日间化疗随访率 = \frac{日间化疗患者治疗结束后随访人数}{同期日间化疗收治患者总人数} \times 100\%$$

【指标意义】该指标是反映日间化疗质量的指标之一。

9. 日间化疗患者满意度

【指标定义】日间化疗患者满意度为日间化疗患者对医疗服务的期望与对医疗服务的实际体验的一致性程度，源于对日间化疗患者满意度调查得分。

【指标意义】该指标反映了日间化疗患者对日间化疗中心的整体评价。

日间化疗护理质量评价指标是为衡量护理质量管理所制定的标准或目标，根据实际情况，拟定目标值，通过判定是否达到目标值，对护理质量作出判断。日间化疗护理质量评价指标作为日间化疗质量控制的"抓手"，只有在实际应用中持续改善，才能推进质量持续改善，形成良性循环。该指标为日间化疗护理质量持续改进奠定了基础。

（陆箴琦　刘玉华）

第四节　护理质量持续改进

一、预防经外周静脉导管给药中化疗药物外渗的最佳证据应用

（一）背景与意义

目前，静脉治疗领域指南包括美国静脉输液护理学会（Infusion Nurses Society，INS）的《输液治疗实践标准（2021版）》、美国肿瘤护理学会（Oncology Nursing Society，ONS）的《肿瘤治疗通路工具指南（2017版）》，以及中华护理学会团体标准于2019年发布的

《化疗药物外渗预防及处理》均就经外周静脉导管（peripherally inserted catheter，PIC）预防化疗药物外渗尤其是针对发疱剂药物提供相关证据推荐，包括静脉评估、输注时长的限制、输注时的护理评估、导管的固定、导管功能的评估、外周静脉困难患者的导管置入等。目前临床实践与现有最佳证据仍存在差距。预防化疗药物外渗是护理安全管理中的一项重要措施，做到制度化、规范化、标准化，就可降低化疗药物外渗的发生率，为化疗患者的治疗提供更安全、更高质量的专科护理服务。因此，科室针对经外周静脉导管给药中化疗药物外渗的预防，采用 JBI 循证卫生保健模式，通过对相关主题文献的系统检索及质量评价，提取、汇总最佳证据，并在证据中总结、分析临床转化过程中的障碍和促进因素，制定全面的证据临床转化方案并实施，最终促进静脉化疗的安全性。

（二）组建证据应用项目小组

小组成员共 9 人。1 名组长，负责项目总协调与沟通；1 名掌握证据应用与转化项目系统知识的主管护师；1 名带教老师和 6 名组员负责证据应用实施程序的设计及落实。

（三）构建 PIPOST 问题

证据应用的目标人群（P）为经 PIC 化疗的成人肿瘤患者。干预措施（I）为任何可完善化疗给药实践的干预措施，如完善制度、护士培训等。证据应用的实施者（P）为实施经 PIC 化疗给药的临床护士。结局（O）为对机构、护士、患者的影响（患者满意度、不良事件发生率等）。证据应用场所（S）为肿瘤医院门诊输液中心。证据资源类型（T）为指南、证据总结、专家共识、团体标准。

（四）获取最佳实践证据

1. 证据检索

根据证据资源模型进行系统化检索。以中文关键词"输液、留置导管、外周静脉置管、化疗、外渗、护理"，英文关键词"infusion、vascular access、peripheral intravascular device、chemotherapy、extravasation、nursing"检索该静脉输液相关领域的临床实践指南、系统评价等循证资源。主要检索数据库包括 Cochrane Library 循证医学数据库、JBI 循证卫生保健中心数据库、美国国立综合癌症网络、加拿大安大略省注册护士协会、美国临床指南网及中国生物医学文献数据库。

2. 文献筛选和评价

（1）文献筛选：最终采纳的文献内容包括 6 篇临床实践指南、1 篇团体标准、1 篇证据总结。

（2）文献质量评价结果：采用临床指南研究和评价系统进行质量评价。从给药人员评估、管路选择、穿刺部位选择、导管固定、辅助设备使用、给药过程中的护理、患者教育等方面，总结生成与预防经外周静脉导管给药中化疗药物外渗相关的最佳证据17条（表10-4-1）。

表10-4-1　预防经 PIC 给药中化疗药物外渗相关的最佳证据

项目	相关证据及推荐建议	证据级别（级）
给药人员评估	只有经过适当培训并有化疗药物管理经验的工作人员才能进行化疗给药	I
	化疗给药人员应接受持续的安全用药教育和培训，必须每年对其实施能力进行核查	I
管路选择	首选中心静脉导管	I
	不应使用钢针进行输注，因为会增加渗透的风险	IV
	在满足处方治疗和患者需要的前提下，选择管径最细的外周静脉留置针。对于大部分输液治疗选择 20 ～ 24 G 的导管	IV
穿刺部位选择	推荐静脉包括掌背静脉、头静脉、贵要静脉和正中静脉	IV
	应避开中下肢静脉、手腕的内侧面、肢体关节、受损区域和这些受损区域的远端部位、四肢上发生感染的区域、受损血管、静脉瓣的位置、之前发生渗出或外渗的部位，以及计划进行手术的区域	V
固定	不使用不透明纱布覆盖套管区域	IV
辅助设备使用	使用血管可视化技术来增加对难以找到静脉通路患者的成功率	IV
给药过程中	输注发疱剂药物时，静脉推注 2 ～ 5 mL 药液或每输注 5 ～ 10 分钟，宜评估并确认静脉回血	IV
	不应使用输液泵	IV
	除非紧急情况，不建议在夜间输注发疱剂药物	IV
	经外周静脉输注发疱剂药物的患者输注期间不得离开临床场所，要随时对其进行观察	IV
	更换补液前检查给药部位是否有药物外渗迹象和症状	IV
	患者报告任何症状都应立即检查该部位	IV
患者教育	应对患者化疗药物外渗的风险和症状体征（任何穿刺点不舒适、疼痛、红肿）进行教育，如出现任何不舒适，立即报告	I
	建议置入中心静脉导管进行化疗	IV

3.证据整合

根据证据应用的 FAME 原则，即可行性（Feasibility）、适宜性（Appropriateness）、临床意义（Meaningfulness）和有效性（Effectiveness）进行评价，最后确定16条质量审查指标，并确定其审查方法，制作检查表（表10-4-2）。

（五）基线审查

项目小组根据质量审查指标设计检查表，采用现场观察法，于2021年7月1日—7月31日由小组成员收集门诊化疗中心 200 例外周留置针化疗给药的患者，同时收集了调查期间化疗药物外渗的发生率（表10-4-2）。

表 10-4-2　质量审查指标及其依从性／发生率干预前后结果

条目	质量审查指标	依从性／发生率（%）	
		改善前	改善后
1	需由经过专业培训并考核通过的护理人员进行化疗给药	100	100
2	每年至少参加 1 次定期化疗知识更新和考核	100	100
3	注射化疗时不使用钢针进行输注	100	100
4	静脉留置针选择 20G ～ 24G 的导管	100	100
5	注射化疗时选择掌背静脉、头静脉、贵要静脉和正中静脉	100	100
6	合理选择穿刺部位	70	78
	乳腺癌患者穿刺部位是否为健侧	100	100
	同一静脉 24 小时内不宜重复穿刺	100	100
7	固定静脉留置针时不使用不透明纱布覆盖套管区域	100	100
8	存在穿刺困难的患者使用血管可视化技术，如超声或血管显像仪	100	100
9	输注发疱剂药物时，静脉推注 2 ～ 5 mL 药液后，评估并确认静脉回血	100	100
10	推注发疱剂药物时不使用输液泵	100	100
11	不在夜间输注发疱剂药物	100	100
12	经外周输注发疱剂药物的患者输注期间没有擅自离开输液室	100	100
13	每次更换补液前都要检查给药部位是否有外渗迹象和症状	57	72
14	如果患者向护士报告任何症状，都应立即检查该部位	100	100
15	教育患者化疗药物外渗的风险和症状体征（穿刺点任何不舒适、疼痛、红肿），如出现任何不舒适，立即报告	64	83
16	建议化疗患者置入中心静脉导管进行化疗	77	85
17	化疗药物外渗的发生率	0.107	0.045

（六）障碍因素分析及拟定相关改进措施

团队通过头脑风暴，并根据基线审查资料，对每条质量审查指标进行分析，发现的主要问题包括 4 个方面。第一，穿刺血管的选择不是最优的。情况一：在有其他血管可选择的时候，图方便选择了腕关节血管。对应措施：①组织实施理论培训；②不定时进行现场抽查。情况二：血管条件差，找不到合适的血管，而选择了手指和关节位置。对应措施：①应用双止血带；②运用血管显像仪；③建议患者做中心静脉导管置管。第二，没有严格执行更换补液前检查注射部位的制度。对应措施：①组织实施理论培训；②不定时进行现场抽查；③护士之间互相提醒。第三，患者主动报告意识薄弱。对应措施：①穿刺时护士加强患者教育，教育患者化疗药物外渗的风险和症状体征（穿刺点任何不舒适、疼痛、红肿），若出现任何不舒适，立即报告；②在输液椅隔板上增加相关标识。第四，患者缺乏相关知识（PICC、IVAP、化疗药物外渗）。对应措施：①对血管条件差的患者进行 PICC 和 IVAP 必要性的健康教育；②发放患者相关健康指导单。

（七）效果评价

采用与基线调查相同的方式，开展效果实施后的评价，结果显示基线调查中需要改善的条目均得到显著改善，尤其是条目 13、15 ～ 17，详见表 10-4-2。

二、静脉化疗前护理评估及管理的循证实践

（一）背景与意义

患者安全是化疗给药的第一要素，研究显示在化疗给药前对患者进行科学、系统的护理评估，有助于预防或降低化疗相关不良反应发生率。许多专业学术组织（包括加拿大护理学会、美国临床肿瘤学会、美国肿瘤护理学会及澳大利亚临床肿瘤学会等）均强烈建议化疗前应对患者进行全面的评估并给予记录（A 级推荐）。护理评估是进行临床判断与决策的基础，也是提供高质量、安全且以患者为中心照护的首要关键环节。化疗前的护理评估，可以弥补医师评估体系中的不足，尤其是在心理、社会等方面。Ellis 等的报道也显示综合了医疗与护理相关内容的化疗前评估更具有临床意义且符合患者的需求。在我国，化疗前评估已逐渐引起护理人员的重视，刘德兰等明确将其纳入肿瘤专科医院新护士化疗培训体系中，杨玚等也将化疗给药前全面评估的能力纳入肿瘤化疗专科护士核心能力评价指标体系中，但目前护士化疗前评估意识弱，临床已有的相关实践也并不系统、完整。

（二）组建本项目团队成员小组

项目团队由 1 名 JBI 循证卫生保健中心导师、2 名护理部主任、3 名肿瘤内科护士长、1 名临床护理人员组成。其中博士研究生 2 名，硕士研究生 3 名，其余皆为本科学历；另外，其中 5 人接受过临床循证应用项目的培训，JBI 循证卫生保健中心导师负责最佳证据的总结与开发，生成审查指标并提供方法学指导。

（三）证据检索与整合

1. 构建研究问题（PIPOST）

研究对象（population）：接受静脉化疗的成人肿瘤患者。

干预措施（intervention）：静脉化疗给药前的护理评估。

专业人员（professional）：实施静脉化疗给药的护士。

结果（outcome）：对机构、护士、患者的影响。

场所（setting）：两个肿瘤内科病房 [均有 60 张床位、20 名护士（18 名责任护士），

每日平均约 20 例患者接受静脉化疗，患者从入院到出院一般 3 ～ 5 天] 作为实施静脉化疗给药的医疗病房。

证据类型（type of evidence）：临床实践指南、最佳证据、证据总结、专家共识。

2. 证据检索

以"化疗前、护理、评估"为中文关键词，以"Cancer、Neoplasm、Malignancy、Assess、Chemo、Nurs、Pretreat"为英文关键词进行系统检索，证据资源数据库主要有 JBI 循证卫生保健中心数据库、The Cochrane Library、英国国家卫生和临床优化研究所（National Institute for Health and Clinical Excellence，NICE）、美国国立综合癌症网络（National Comprehensive Cancer Network，NCCN）、肿瘤护理协会（Oncology Nursing Society，ONS）、加拿大安大略省注册护士协会（Registered Nurses' Association of Ontario，RNAO）、苏格兰学院间指南网（Scottish Intercollegiate Guidelines Network，SIGN）、中国知网、维普网、万方数据知识服务平台及中国生物医学文献数据库（China Biology Medicine disc，CBM disc），检索时限为建库时间至 2018 年 10 月。文献的纳入标准：①研究对象为静脉化疗的成人肿瘤患者；② 2008—2018 年公开发表；③文献为临床实践指南、最佳实践、证据总结、专家共识；④语种：中文、英文。文献的排除标准：①重复发表；②无法获取原文。

3. 纳入文献清单

对指南采用英国 2012 年更新的《临床指南研究与评价工具 Ⅱ》（Appraisal of Guidelines for Research and Evaluation，AGREE Ⅱ），证据总结则根据原始文献类型进行评价，最终纳入符合要求的相关指南 3 篇和最佳证据总结 1 篇（表 10-4-3）。

表 10-4-3　纳入文献清单

文献名称	机构	发表时间	文献类型
Standards and competencies for cancer chemotherapy nursing practice.	Canadian Association of Nursesin Oncology（CANO）	2017 年 9 月	实践指南
2016 updated American Society of Clinical Oncology/Oncology Nursing Society chemotherapy administration safety standards, including standards for pediatric oncology.	American Society of Clinical Oncology（ASCO）/Oncology Nursing Society（ONS）	2016 年 12 月	实践指南
The Clinical Oncological Society of Australia（COSA）guidelines for the safe prescribing, dispensing and administration of cancer chemotherapy.	The Clinical Oncological Society of Australia（COSA）	2010 年 6 月	实践指南
Cytotoxic therapy：assessment and symptom management.	JBI	2016 年 10 月	证据总结

（四）证据汇总

根据纳入的相关文献，将与本项目主题相关的证据进行摘取和整合，在此基础上获取 7 条证据，并根据 FAME 原则对所获得的证据进行评价，结果显示上述证据均可被纳入（表 10-4-4）。

表 10-4-4　最佳证据详细内容

序号	证据内容	证据级别（级）	推荐级别（级）
1	实施化疗给药前应对患者进行全面的评估与记录	V	A
2	评估需包括患者的病史、过敏情况、以往化疗药物的使用，诊断和疾病状态，最近实验室数据	V	B
3	护士需评估患者和（或）家属对疾病与治疗方案的理解情况	V	B
4	需评估患者的生理、心理及社会状态	V	B
5	需计算患者的身体质量指数和体表面积，并评估其对治疗的影响	V	B
6	需评估治疗前用药	V	B
7	需评估治疗所需的静脉通路装置	V	B

注：根据《JBI 证据预分级及证据推荐级别系统（2014 版）》，A 级推荐为证据有力支持可以应用，B 级推荐为证据中度支持考虑应用。

根据审查可行性和临床实际，经过小组多次讨论，推导出 12 条审查指标（audit criteria，AC），见表 10-4-5。

表 10-4-5　审查指标

指标编号	具体内容
AC1	护士需接受化疗前评估相关培训
AC2	核对患者病史，包括治疗史（如化疗、放疗等）、合并症（如糖尿病、高血压等）、目前用药情况
AC3	核对患者过敏史，包括以往出现的化疗药物过敏反应
AC4	核对患者诊断，并了解复发、转移情况
AC5	核对最近实验室数据，包括血常规、肝肾功能等
AC6	评估患者和（或）照顾者对治疗方案的理解程度
AC7	评估以往用药不良反应
AC8	生理评估包括功能和（或）表现、症状及生命体征
AC9	心理社会评估，如焦虑、抑郁等（1 周内）
AC10	测量患者身体质量指数并计算体表面积，评估其对化疗药物剂量的影响（1 周内）
AC11	评估化疗前用药，包括口服及静脉用药
AC12	评估血管通路装置，是否建立及其功能状况

（五）基线审查

采用以下方法收集资料。

（1）问卷调查了解护士是否接受过化疗前评估培训（AC1）。填写《化疗前自我能力评估调查问卷》《化疗前相关知识评估问卷》，能力自评问卷由研究者自行设计，包含5大主题共20个条目，主要参考加拿大肿瘤护理协会化疗专科护士自我评估表及本项目指标，邀请5位相关领域专家对问卷内容（表10-4-1）效度进行评定，内容效度指数为0.91。知识调查问卷由研究者自行设计，包含50道题目（单选、判断和填空），总分100分。

（2）护士经过访谈了解责任护士是否掌握患者诊断及最近实验室数据（主要包括血常规、肝肾功能）（AC4和AC5）。

（3）查看入院健康教育路径表核查护士健康教育效果，患者及家属是否了解治疗方案等内容（AC6）。

（4）访患者和（或）照顾者对治疗方案理解程度的检查情况（AC6）。

（5）查看各类护理记录，包括入院评估单、体温单、导管维护记录单、内科护理记录单等，了解护士其他审查指标的执行情况。指标合格者结果即为"yes/Y"，不合格者为"no/N"，其中"yes/Y"所占百分比为该条指标的依从性，指标中任何一个方面没有完成则表示整条指标没有完成。

（6）实施基线审查时间为2018年6月12日—7月13日，通过对36名责任护士和68例患者进行调查，其每条审查指标的依从性详见表10-4-6。

表10-4-6　审查指标详细内容及审查前后护理评估依从性比较（%）

指标编号	审查指标	审查前	审查后	χ^2值	P值
AC1	护士需接受化疗前评估相关培训	75.00（27/36）	100（36/36）	10.29	0.00
AC2	核对患者病史，包括治疗史（如化疗、放疗等）、合并症（如糖尿病、高血压等）、目前用药情况	0（0/68）	97.06（66/68）	128.23	0.00
AC3	核对患者过敏史，包括以往出现的化疗药物过敏反应	16.18（11/68）	98.53（67/68）	94.27	0.00
AC4	核对患者诊断，并了解复发、转移情况	51.47（35/68）	58.82（40/68）	0.74	0.39
AC5	核对最近实验室数据，包括血常规、肝肾功能等	38.24（26/68）	66.18（45/68）	10.64	0.00
AC6	评估患者和（或）照顾者对治疗方案的理解程度	0	33.82（23/68）	27.68	0.00
AC7	评估以往用药不良反应	0	57.35（39/68）	54.68	0.00
AC8	生理评估包括功能和（或）表现、症状及生命体征	45.59（31/68）	72.06（49/68）	9.84	0.00
AC9	心理社会评估，如焦虑、抑郁等（1周内）	0	98.53（67/68）	132.06	0.00
AC10	测量患者身体质量指数并计算体表面积，评估其对化疗剂量的影响（1周内）	92.65（63/68）	94.12（64/68）	0.12	0.73
AC11	评估化疗前用药，包括口服及静脉用药	100（68/68）	100（68/68）	-	-
AC12	评估血管通路装置是否建立及其功能状况	100（68/68）	100（68/68）	-	-

（六）障碍因素分析及证据的临床应用

2018 年 7 月 16 日—9 月 30 日采用小组头脑风暴、基线调查结果分析及护士访谈，本项目实施中依从性不佳的主要障碍及其相应对策如下。

（1）主要障碍一：护士化疗前评估意识薄弱，相关知识（理论与实践方法）有待加强。相应对策：①实施 1 次小组理论培训，主要包括强调评估重要性、评估主题内容介绍等，并发放培训资料；②根据基线调查结果对薄弱知识点进行强化学习，并发放培训资料及相应的评估表格参照模板填写；③科室组织业务学习并提问，对所学内容再次进行复习；④通过实践操作进行个体化评估方法指导，包括评估表的填写、与患者的沟通等；⑤措施的实施循序渐进：评估措施的实施会先经历试用阶段，少数新措施试用者此阶段会在临床实践中通过沟通交流及自身行为逐渐影响科室其他护士的认知。

（2）主要障碍二：化疗前护理评估内容及相关规章制度不完善。相应对策：①将审查内容融合到现有的相关护理记录单中，完善评估内容，主要包括患者入院评估单（电子表单）、肿瘤内科健康教育路径表（纸质表单）、化疗护理记录单（纸质表单）。②增加新的评估工具：以往化疗毒副反应自评表。③完善评估制度并开展培训：全面使用新的评估表单，并予以相关培训；强调评估率与时机：身体质量指数与症状（生理、心理）评估需至少每周 1 次，生命体征需在化疗前至少 8 小时有所测评，其余项目入院时评估即可，有情况变化随时评估。④强化护理管理监管制度：督查护士对新的评估表单使用情况，以及评估制度的执行情况。

（3）主要障碍三：护士缺乏化疗前全面评估的时间。相应对策：①简化评估实践操作：所使用的表格均是结构化设计。②结合患者自主报告：如以往化疗毒副反应及现有症状，纸质评估表单以勾选项为主。③护理入院评估系统开发自动读取功能：对一些相对长期内不会变更的内容，系统会自动跳出上一次评估结果，包括合并症、肿瘤相关治疗史、药物过敏史、身高等，在此基础上，护士根据患者实际情况进行更改。④制作症状评估分级提示卡：对于骨髓抑制、疼痛、呕吐、腹泻等需要予以评估分级的内容，以床头卡、护理小卡片和粘纸的形式，方便护士随时查看，减轻护士的记忆压力。⑤措施的实施循序渐进：每项措施在全面实施之前，先在 1～2 个责任组进行试用（2～3 周），在此期间对措施进行不断完善（内容与试用体验），等该项措施对临床情景融合很好时再进行全面实施。

（七）效果评价

2018 年 10 月 7—23 日对 36 名护士和 68 例患者进行质量再审查，资料收集方法与基线资料一致。结果显示 AC2 ～ AC9 护士实施依从性均得到了显著性提高，差异具有统计学意义，尤其对于 AC2、AC6、AC7、AC9。AC10 的实施依从性有下降，但其差异无统计学意义。AC11 与 AC12 在项目应用前后依从性均为 100%。具体见表 10-4-6。

（八）小结

以循证为基础的实践为临床护士提供了一条能够提高其护理质量的途径，信息化技术在本项目中发挥了重要作用，使得"繁忙"且缺乏相应理论的护士轻松完成以证据为基础的护理实践。但多次审查是必需的，仍有许多问题有待进一步解决。

（陆箴琦　王丽英）

第十一章

日间化疗护理安全管理

第一节 化疗药物外渗风险防范与应急处理

化疗药物外渗是指在输注化疗药物过程中，药物渗漏至静脉管腔以外的周围组织，患者表现为局部红肿、疼痛、发热或发凉，严重者出现局部皮肤坏死。化疗药物外渗增加了患者的痛苦，使原有的治疗被推迟或中断，延长了治疗时间，不仅加重患者经济负担，严重的外渗还可以导致肢体坏死，造成医疗事故。为规范化疗药物外渗的防范与应急处置，增强护士的风险防范意识及应急处理能力，最大程度地减少对患者的危害，保障患者安全，依据《三级综合医院评审标准实施细则（2022年版）》、美国输液护理学会《输液治疗护理实践标准》、中华护理学会团体标准《化疗药物外渗预防及处理》及有关规定，结合实际情况，特制定化疗药物外渗防范与应急处理预案。

一、基本要求

（1）需由经过专业培训并考核通过的护理人员进行日间化疗患者给药。

（2）在执行日间化疗前，护士应评估和识别化疗药物外渗的危险因素，采取相应的预防措施。

（3）护士应根据化疗药物的性质、化疗方案、患者血管条件等选择血管通路及工具。

（4）化疗药物输注过程中，护士应定时评估血管通路装置是否通畅，并观察有无发生外渗的症状和体征。

（5）应告知患者出现疼痛、发红、肿胀、烧灼感、输液不畅等异常情况要报告医护人员。

（6）出现化疗药物外渗时，应及时处理、记录、上报等。

二、预防措施

（1）经外周静脉给药时，不应使用一次性静脉输液钢针。

（2）宜选择前臂粗、直、有弹性的上肢静脉，同一静脉在24小时内不应重复穿刺。避免选用腕部掌侧、手足背等处静脉；除上腔静脉压迫症外不应经下肢静脉用药；避开关节、水肿、局部血管有病变等部位；接受乳腺癌腋窝淋巴结清扫术的患者避免选择患肢静脉输注抗肿瘤药物；患儿不应选择头皮静脉。

（3）外周静脉留置针不宜用于腐蚀性药物等持续性静脉输注；对于刺激剂或发疱剂抗肿瘤药物的输注或外周静脉穿刺困难者，建议选用中心静脉导管。

（4）静脉输注化疗药物应通过抽回血及推注生理盐水确认血管通路通畅方可给药。联合化疗用药时，应根据药物性质、治疗方案合理地安排输液顺序，先输入低浓度或非发疱剂药物，后输入高浓度或发疱剂药物；抗肿瘤药物之间用等渗注射液（生理盐水或 5% 葡萄糖注射液）冲洗。

（5）输注发疱剂药物时间＞ 60 分钟或使用便携式输注泵给药时，宜选择中心血管通路装置给药。非耐高压导管禁止高压推注药物，使用 10 mL 以上注射器冲封管。

（6）IVAP 给药时，应确保无损伤针固定在港体内。

（7）输注过程中应妥善固定导管，防止导管脱出致药液外渗；应按时巡视患者，定时观察穿刺区域有无液体渗出、发红、肿胀等。

（8）加强患者和家属的教育：输注药物前讲解药物的作用、不良反应，以及药物渗漏的危险因素、渗漏后处理原则。输注药物过程中尽量减少躯体活动的频率，以免导致输注工具移位；避免输液肢体受压，否则影响血液回流，可造成药物渗漏；输液速度明显减慢，或输注部位有疼痛、肿胀等感觉时立即通知护士，及时处理。

三、应急处理

（1）发生化疗药物外渗时，应立即停止输液，保留血管通路装置。

（2）应使用注射器回抽静脉通路中的残余药液后，拔除 PIC 或 IVAP 无损伤针。

（3）深部组织发生中心静脉导管化疗药物外渗时，应遵医嘱行 X 线检查确定导管尖端位置。

（4）正确评估外渗药物的种类、名称、浓度、渗透压、酸碱度及对局部组织的刺激性。应评估肿胀范围及外渗液体量，确认外渗的边界并标记；观察外渗区域的皮肤颜色、温度、感觉、关节活动和外渗远端组织的血运情况。

（5）发疱剂药物外渗时，应遵医嘱进行局部封闭，封闭时应避免损伤中心静脉导管给药装置。

（6）根据外渗药物的种类、性质、刺激强度，遵医嘱可使用相应的解毒剂和治疗药物。

（7）化疗药物外渗发生 24 ～ 48 小时，宜给予干冷敷或冰敷，每次 15 ～ 20 分钟，每天≥ 4 次；奥沙利铂、植物碱类化疗药物外渗可给予干热敷，成人热敷温度不宜超过 50 ～ 60 ℃，患儿热敷温度不宜超过 42 ℃。

（8）应抬高患肢，促进局部血液循环，减轻局部水肿。局部肿胀明显，可给予50%硫酸镁、如意金黄散等湿敷；也可用七叶皂苷凝胶加地塞米松湿敷局部，每日1次；若局部皮肤破损则不宜使用。

（9）应记录患者症状和体征，药物外渗发生时间、部位、范围、局部皮肤情况、输液工具、外渗药物名称、浓度和剂量、处理措施。

（10）做好患者及家属的健康教育和沟通工作，持续观察药物渗漏部位的恢复及预后。

（11）填写不良事件报告表，科室对药物外渗事件进行讨论分析，并制定改进措施。

四、预防及应急处置流程

在日间化疗运行管理过程中，可参照化疗药物外渗预防及处置流程（图11-1-1），强化患者安全管理。

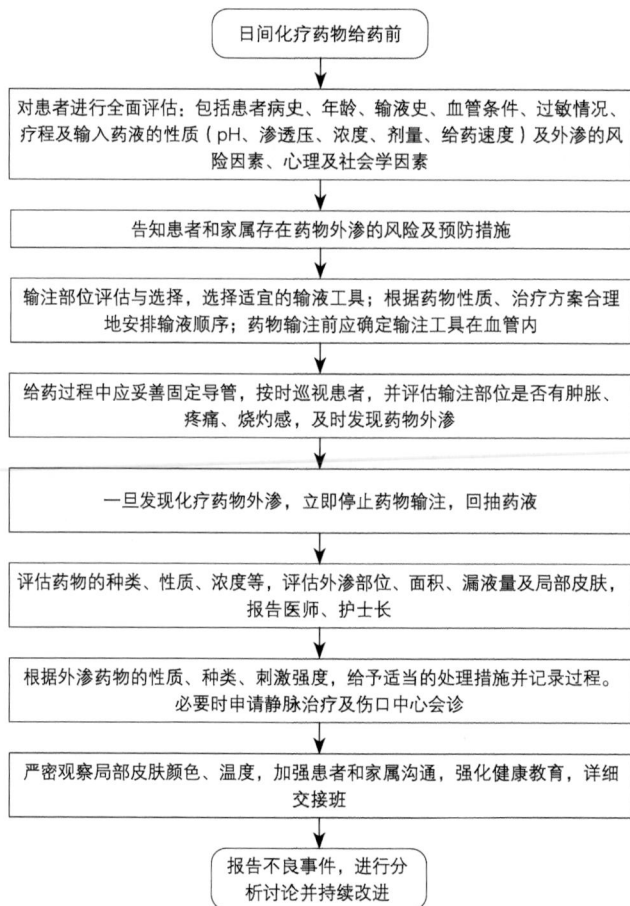

图 11-1-1　化疗药物外渗预防及处置流程

（莫洋　孙辉　张婷　仇晓霞　李春梅）

第二节 抗肿瘤药物严重过敏反应风险防范与应急处理

为了建立健全抗肿瘤药物严重过敏反应的应急预案，强化日间化疗护士的风险防范意识，提高识别和处理风险的能力，最大程度地减少对患者的危害，保障患者安全，依据《三级综合医院评审标准实施细则（2022年版）》、中国医院协会发布的《患者安全目标》（2019版）及有关规定，结合实际，制定本预案。

一、基本要求

（1）日间化疗中心每年应组织护理人员参加抗肿瘤治疗药物知识培训及考核，促进知识更新。

（2）日间化疗中心应定期组织医护人员进行急救技能培训和考核，并进行应急预案演练。

（3）日间化疗中心应合理配备急救药品、设备，并确保各类抢救设备和药品随时可用。

（4）日间化疗中心应将本区域内抢救设备安置于固定的、便捷可及的位置，并对其定期维护和巡查。

二、预防措施

（1）给药前详细询问患者药物过敏史、用药史。

（2）对于一些高致敏的药物，评估患者有无遵医嘱进行预处理。

（3）告知患者药物致敏症状和特点，一旦发生过敏症状及时告知医护人员。

（4）护士应严密监测患者用药过程中及用药后反应，包括局部和全身反应，尤其在用药初始，应警惕过敏反应的延迟发生。

（5）当使用可能引起过敏反应的药物时，应注意输注速度和给药时间。

三、应急处理

（1）一旦发现日间化疗患者发生过敏反应，应立即呼叫医师。

（2）立即停止过敏药物输注，更换输液器，维持静脉通路通畅。

（3）遵医嘱予以吸氧等急救处理，保持呼吸道通畅，必要时行气管插管。

（4）遵医嘱予以抗过敏治疗，静脉推注地塞米松 5～10 mg 或静脉滴注氢化可的松 200 mg。

（5）密切监测患者生命体征变化，及时报告医师。

（6）患者轻度过敏反应经上述处理，其生命体征平稳 2～3 小时后，遵医嘱在严密监护的同时，可再次尝试缓慢输注该药物。若再次发生过敏反应，应告知患者及其家属避免再次使用此类药物，按规范丢弃及处置原反应药物。

（7）经对症处理，如患者症状缓解，予以继续观察，待症状消失后，办理出院手续；如患者症状持续，应开通绿色通道转普通病区继续治疗；如出现症状加重，并出现休克、意识改变等情况，应启动快速反应团队进行抢救，必要时开通绿色通道转普通病区或 ICU 进一步治疗。

（8）做好患者及家属的健康教育和沟通工作，落实患者离院后的随访工作。

（9）对于严重过敏反应应填写不良事件报告表，科室对事件进行讨论分析，并制定改进措施。

四、预防及应急处置流程

在日间化疗运行管理过程中，可参照化疗药物严重过敏反应预防及处置流程（图 11-2-1），强化患者安全管理。

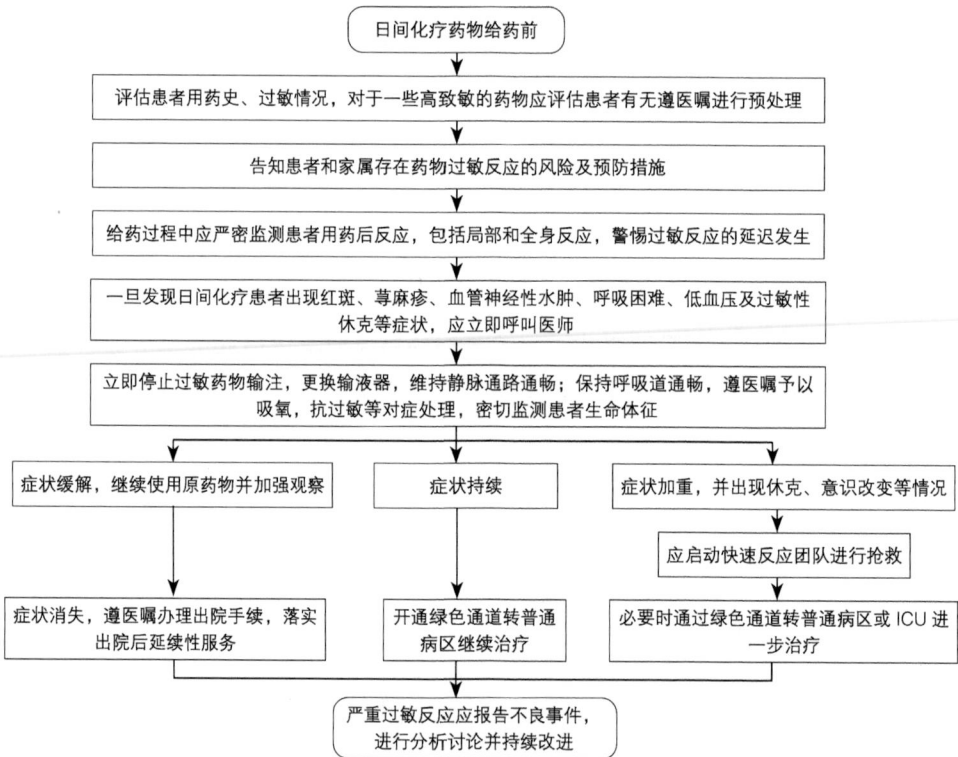

图 11-2-1　化疗药物严重过敏反应预防及处置流程

（莫洋　孙辉　张婷　仇晓霞　李春梅）

第三节　血管通路导管堵塞风险防范与应急处理

一、定义

导管堵塞是指血管内置导管部分或完全堵塞，致使液体或药液的输注受阻或受限。根据导管堵塞程度可分为完全性堵塞和非完全性堵塞。完全性堵塞表现为不能回抽血液，不能通过导管推注、输注液体；非完全性堵塞则表现为部分堵塞（导管回抽血液或推注/输注液体时速度受限）及回抽性堵塞（可推注/输注液体，但回抽血液缓慢或无回血）。

二、发生原因

根据堵塞原因可分为血栓性导管堵塞和非血栓性导管堵塞，后者又可分为机械性导管堵塞和药物性导管堵塞。

（一）血栓性导管堵塞

（1）管腔内血栓：指管腔内血栓或血凝块形成。相关因素包括冲封管技术不规范、时机不当、使用时管腔内流量不足、未及时续滴液体致血液回流、频繁回抽血液，由剧烈咳嗽、呕吐、搬重物等引起胸膜腔内压力改变，以及充血性心力衰竭所致血液反流。

（2）纤维蛋白尾：导管置入体内后，血小板和白细胞在导管尖端聚合成纤维蛋白尾，造成血液仅能单向流动，无法回抽。

（3）纤维蛋白鞘：纤维蛋白附着导管外表面形成纤维蛋白鞘，形似袜套，包裹导管尖端，可沿导管延伸至穿刺点，呈单向阀状或套管状。

（二）非血栓性导管堵塞

（1）机械性导管堵塞由导管在体外或体内部分堵塞引起。体外部分机械性因素包括导管打折、扭曲、夹闭、缝线过紧、过滤器或接头故障/堵塞等。体内部分机械性因素包括夹闭综合征、导管尖端紧贴血管壁或继发性导管移位。

（2）药物性导管堵塞由药物、脂质残留物及不相容溶液反应产生沉淀附着导管内壁所致。相关因素包括但不限于长期输入肠外营养制剂、甘露醇、造影剂等大分子、黏稠度高、易结晶的溶液；连续输注存在配伍禁忌的药物，无效冲封管等。

三、临床识别

当出现以下情况时，应考虑导管堵塞：①回抽无回血或回血缓慢；②输液时滴注缓慢、推动受阻或无法冲洗管腔、无法输注液体；③电子输液泵频繁发出堵塞警报；④输注部位发生肿胀/渗液。

（1）识别机械性导管堵塞评估从输液袋/瓶到穿刺部位的所有输液管道，检查外部机械性导管堵塞。必要时进行影像学检查，评估可能存在的内部机械性导管堵塞，如夹闭综合征或继发性导管异位等。夹闭综合征是指导管经第一肋骨和锁骨之间的狭窄间隙进入锁骨下静脉时，受第一肋骨和锁骨挤压而影响导管，使其产生狭窄或夹闭，通常主要表现为抽血困难、冲管或输液时有阻力，且与患者体位、手臂或肩关节的活动有关。

（2）识别药物性导管堵塞需观察输液装置中是否存在可见的沉淀物；确定输液计划中使用了哪些药物/溶液；评估使用的药物特性、相关溶剂、避光及输注顺序等。

（3）识别血栓性导管堵塞需排除机械性导管堵塞后，根据观察导管或附加装置中肉眼可见的血液、无法回抽回血或者滴速缓慢等现象，判断是否出现血栓性导管堵塞。

四、预防

（1）专业培训：医护人员需经过专业的培训且考核合格，掌握导管堵塞的原因，具有导管堵塞的识别能力，规范置管及维护操作。

（2）穿刺部位及静脉的选择：患者发生堵塞的风险与置入部位有关，首先股静脉是风险最高的部位，其次是颈静脉，然后是锁骨下静脉；PICC置管首选贵要静脉，尽可能选择右上肢置管。

（3）导管尖端最佳位置：使用超声引导或结合导管尖端定位技术，将导管尖端位置送达上腔静脉下1/3段或上腔静脉与右心房交界处。这一位置可以让导管在静脉管腔内自由浮动，并且与静脉管壁保持平行，从而减少血栓与感染的发生。

（4）导管固定：通过适当的导管固定方法来防止导管继发性异位。中心静脉导管固定的原则是在有效保护置管设备完整性的情况下，最大限度减少导管连接处的移动，可预防导管滑脱，但不影响对穿刺部位的评估和检测，不干扰血液循环及药物的输注。推荐使用粘胶固定装置辅助固定，以降低导管移位的风险。

（5）正确冲管：把握冲管时机，为间断输液、每次输液（输血）前及治疗结束后；输液（输血）治疗过程中，输注黏稠、高渗、中药制剂、抗菌药物等对血管刺激较大的液体后；连续输注的药液不相容时，应在两种药物输注之间进行冲管。应使用不含防腐剂的生理盐水进行冲管，冲管液宜使用一次性单剂量的生理盐水，输注药物与生理盐水不相容时，应先使用 5% 葡萄糖注射液冲洗，再使用生理盐水。应采用脉冲式冲管，即"推—停—推"冲洗导管。冲管液量应以冲净导管、附加装置腔内药物为目的，原则上应为导管及附加装置内腔容积总和的 2 倍以上。输液结束后，每个导管管腔均需冲洗和封管。

（6）正确封管：采用导管加延长管总容积 1.2 倍以上的生理盐水或肝素盐水正压封管。IVAP 可用 100 U/mL 肝素盐水，PICC 及 CVC 可用生理盐水或 10 U/mL 肝素盐水。根据无针输液接头的类型，正确执行冲管、夹管和断开注射器的顺序，减少血液回流。负压接头为冲管—夹管—断开；正压接头为冲管—断开—夹管；平衡压接头和防回流接头无须遵循特定顺序。

（7）熟悉药物性质：当两种或两种以上药物同时输注时，检查药物相容性；如果不确定，应咨询药剂师。应了解沉淀风险较高的药物或溶液，碱性药物包括苯妥英钠、地西泮、更昔洛韦、阿昔洛韦、氨苄西林、亚胺培南和肝素；酸性药物包括万古霉素和肠外营养液。输注三合一肠外营养液时，可能会增加脂肪乳剂残留堵塞导管的风险。

五、处理

（1）优先检查整个输液装置，包括从敷料到给药装置，评估导管堵塞是否由导管扭曲、打折、封管夹未开、无针接头有异物等引起；若未发现明显外部原因，可使用影像学检查（如胸部 X 线、B 超）评估导管内可能存在的内部机械性因素，如导管体内扭结、异位、夹闭综合征或形成血栓。

（2）查看患者用药记录，当怀疑药物性导管堵塞时，应与医师或者药剂师联系制定适当的处理措施。溶栓剂选择：碱性药物（pH 9～12）为 8.4% 的碳酸氢钠、酸性药物（pH 1～5）为 0.1% 的盐酸，发生脂质沉淀可选择 70% 乙醇并查看导管使用说明书，在管腔内停留大于 60 分钟后回抽血液，如果导管通畅，将溶栓剂和分解产物全部抽出并丢弃，然后用 0.9% 氯化钠注射液脉冲式冲洗导管；如果导管仍不通畅可以重复该操作。

（3）当考虑为血凝性堵管时，可先用 10 mL 注射器轻轻回抽，尽可能将血凝块从导管中抽出，但注意不可暴力操作，以免导管发生意外。若回抽不成功且怀疑血栓性导管堵塞时，应与医师或者药剂师联系制定适当的处理措施。对于血栓性导管堵塞多通过溶栓剂尿激酶（5000 U/mL）和阿替普酶（1 mg/mL）恢复导管功能。对于高凝状态患者升高溶栓剂剂量（尿激酶）会相应提高溶栓效果。使用尿激酶和阿替普酶溶栓剂可在导管内停留 30 ～ 120 min，随着停留时间延长，导管内血栓清除率也会升高。对于多腔导管，在溶栓过程中，应停止所有管腔的输液，以提高溶栓效果。

（4）发生导管完全堵塞，可使用三通负压吸引法。方法是去除接头，三通分别接导管、溶栓剂、空注射器，回抽空针筒，使导管产生负压，打开溶栓剂通路，导入并保留溶栓剂，整个过程可反复多次。如果导管通畅，将溶栓剂和分解产物全部抽出并丢弃，然后用 0.9% 氯化钠注射液脉冲式冲洗导管；如果导管仍不通畅可以重复该操作。

（毛静玉）

第四节　导管破损／断裂风险防范与应急处理

一、定义

导管破损／断裂是指导管的任何部分出现了损坏、破裂或断裂，导致导管功能失效或无法正常使用。按导管破损／断裂的部位分为体外破损／断裂、体内破损／断裂。

二、发生原因

（1）导管置入前或置入时意外损伤导管，如导管被割破、导丝刺穿导管、缝合损伤导管等。

（2）体外导管在置入后损伤，如被剪刀或夹钳割破。

（3）暴力冲管或非耐高压导管高压注射致导管破损／断裂。

（4）缺乏自我照护意识，患者做提重物、过度牵拉等动作，导致导管频繁弯曲或摩擦等。

三、临床识别

出现以下症状和体征时，则需判断有可能出现了导管破损／断裂：①可见的导管或导管端口断裂、置入部位发生药物渗漏；②导管功能异常（如无法抽回血、输液泵频繁报警）；③输液时沿中心静脉导管通路出现局部疼痛和（或）肿胀、手臂感觉异常；④影像学表现异常、呼吸窘迫或心律失常。

（1）在使用中心静脉导管进行输液或者采血前，需评估导管的完整性，观察是否存在导管破损／断裂的症状和体征，若导管破损／断裂，其可能发生在内腔和螺口连接处或其他外部连接处，同时伴随出血症状，因此要检查所有外部连接是否牢固。

（2）当中心静脉导管拔除困难时，需评估患者是否出现导管破损／断裂。

（3）如冲管遇到阻力，间歇或持续性地无法回抽血液，输液过程中偶发地胸痛或心律失常，通过改变患者体位（如转动肩膀、抬起手臂、颈部运动）而缓解，则考虑是否出现夹闭综合征。

（4）通过影像学检查确认导管体内有无破损／断裂。

四、预防

（1）冲管和封管应使用 10 mL 及以上注射器或一次性专用冲洗装置。遇到阻力切勿强行推注。应依据导管堵塞原因及类型，采取适当处理措施。

（2）有高压注射标识的中心静脉导管及附加装置才能进行高压注射。

（3）置入 IVAP 时，可使用超声引导下经颈内或外侧锁骨下静脉置入，以防止导管夹闭综合征的发生。怀疑导管夹闭综合征，应及时安排影像学检查，对于预防导管破损／断裂非常重要。

（4）维护时妥善固定外露导管，必要时转动中心静脉导管上夹子位置，避免对导管频繁弯曲或摩擦。

（5）置入及拔除导管时，需避免穿刺针、手术刀等意外损伤导管。

（6）对患者及家属做好预防导管破损／断裂相关的健康教育。生活中勿用尖锐物品碰触外部导管；并避免重物摩擦导管的外露部分。

五、处理

（1）及时处理导管破损／断裂，以降低导管断裂和栓塞、空气栓塞、出血、导管内腔堵塞、血流感染、治疗中断或失败的风险。

（2）PICC 破损发生后，需结合患者年龄、静脉完整性、自身状况、后续输液治疗的时长和药物特性、导管的状态，以及修复措施造成的尖端位置变化，考虑是否修复导管、原位置更换导管或拔除导管。修复导管需使用导管专用修复工具，并遵守制造商的使用说明，如没有导管专用修复工具，则应考虑原位置更换或拔除导管。修复导管后需使用影像学技术或其他成像技术确认尖端位置后才可以进行后续操作。前端修剪一体式导管无法进行修复。

（3）当 PICC 发生体外破损，进行拔管时，按正常拔管流程进行局部皮肤及导管消毒后，戴无菌手套，大拇指及示指指腹捏住导管近心端，轻柔、缓慢、匀速拔管，每次拉出 2～3 cm，拔除导管后，检查导管完整性。

（4）当 PICC 发生体内破损，拔管时需谨慎，建议启动血管通路，讨论并制定导管拔除方案，并告知患者及家属拔管的具体风险，提前做好断管后取管的准备。

（5）一旦发生导管体内断裂，应立即在置管上肢近腋窝端扎止血带，以防残留断管随血液回流漂向心脏；安置患者取头低足高右侧卧位，使漂入右心室的断管向心尖部游离，避免阻塞肺动脉出口，防止栓塞；应用影像学检查定位导管具体位置后，MDT 团队讨论并制定方案，采用静脉切开或介入方式取出体内导管。

（毛静玉）

第十二章

日间化疗专项护理管理

日间化疗是指肿瘤患者白天住院化疗、晚上回家休息的管理模式。日间化疗管理模式的预约时间准、化疗时间短、床位周转快，平均住院日和入院等待时间均大幅缩短，同时也节省了住院费用，是未来医疗发展趋势，该管理模式在国外已得到广泛应用。化疗患者由于疾病的严重性和治疗的复杂性，如抗肿瘤药物的使用、化疗后的常见不良反应（如恶心呕吐的护理）、患者血管通路的选择与维护，以及一系列伴随症状（如癌性疼痛、静脉血栓栓塞）、心理护理等，同时还需注重患者出院后的延续性护理及紧急情况下的应对处理等，这些都需要细致入微的标准化护理管理，以保障护理质量，提高治疗效果和患者满意度。本章结合临床实践和国内外参考文献制定了日间化疗专项护理管理标准，以供参考。

第一节　癌性疼痛护理

疼痛是一种与组织实际或潜在损伤相关的感觉、情感、认知和社会维度的痛苦体验。疼痛被认为是继心率、血压、脉搏和呼吸之外的第五大生命体征。及早、充分、持续且有效地控制疼痛是患者的基本权益，也是医务人员的职责和义务。癌性疼痛简称癌痛，是指由肿瘤直接引起或肿瘤治疗所致的疼痛，是癌症患者最常见和难以忍受的症状之一，初诊癌症患者的疼痛发生率约为 25%，晚期癌症患者的疼痛发生率为 60%～80%，其中 1/3 患者为重度疼痛。癌痛如果得不到缓解，患者将感到极度不适，可能会引起或加重患者的焦虑、抑郁、乏力、失眠和食欲减退等症状，严重影响患者日常活动、自理能力、交往能力及整体生活质量。

一、癌痛病因、机制及分类

（一）癌痛病因

癌痛的原因复杂多样，主要分为肿瘤直接引起的疼痛：肿瘤压迫或侵犯软组织导致的疼痛、肿瘤治疗相关性疼痛（如化学治疗、分子靶向治疗、免疫治疗等抗肿瘤治疗导致的疼痛）；与上述均无关的疼痛：肿瘤患者的其他合并症、并发症以及社会心理因素等非肿瘤因素导致的疼痛。

（二）癌痛机制与分类

根据病理生理学机制及疼痛的持续时间进行如下划分。

（1）根据病理生理学机制，癌痛可分为伤害感受性疼痛和神经病理性疼痛。癌痛多为混合性疼痛，既有伤害感受性疼痛又有神经病理性疼痛。

（2）根据疼痛的持续时间，疼痛可分为急性疼痛和慢性疼痛，还有一种发作迅速、持续时间短、疼痛强度剧烈的疼痛称为暴发性疼痛，简称暴发痛。

二、癌痛的规范化治疗及护理

（一）癌痛筛查

癌痛筛查是癌痛规范化治疗的第一步，是指评估患者是否发生疼痛或存在发生疼痛的风险。护士应主动关注肿瘤患者的疼痛情况，在患者入院时、在院期间、病情发生变化时、接受有创性操作时，均要筛查患者是否存在疼痛。

（二）癌痛评估

疼痛是患者的主观感受，评估疼痛应以患者主诉为依据。癌痛评估应当遵循常规、量化、全面、动态的原则。

（1）常规及全面评估原则：患者入院 8 小时内完成疼痛的评估，必要时完成全面评估并做好记录。全面评估建议使用简明疼痛评估量表（BPI）（表 12-1-1）。

（2）量化评估原则：选择合适的疼痛强度评估工具对患者的疼痛程度进行量化评估，如疼痛数字评分法（NRS）。

（3）动态评估原则：癌痛动态评估是指持续、动态地评估患者疼痛症状及变化情况，包括评估疼痛的病因、部位、性质、程度，暴发性疼痛发作情况、疼痛减轻、加重因素，以及镇痛治疗的不良反应等。患者出现癌性暴发痛或疼痛评分 ≥ 4 分需进行评估和干预，实施非药物干预措施后 30 分钟再次评估患者的疼痛情况；镇痛药物静脉给药后 15 分钟、皮下或肌内注射给药后 30 分钟、口服给药后 1 小时再次评估患者的疼痛情况。

（三）癌痛非药物治疗及护理

非药物治疗与药物治疗联合应用，有助于降低中重度疼痛患者镇痛药物的用量及副作用；轻度疼痛患者，借助非药物治疗即可缓解疼痛。适用于日间医疗病房的常见非药物治疗措施有音乐疗法、分散注意力疗法、意象疗法等。

表 12-1-1 简明疼痛评估量表（BPI）

患者姓名：	住院号：	诊断：	评估时间：	评估医师：

1. 多数人一生中均有疼痛经历（如轻微头痛、扭伤后痛、牙痛）。除上述常见的疼痛外，现在您是否还感到有其他类型的疼痛？（1）是（2）否

2. 请您在下图中标出您的疼痛部位，并在疼痛最剧烈的部位用"×"标出。

正面　　　　　背面

右　　　　左　　　左　　　右

3. 请选择下面的 1 个数字，以表示过去 24 小时内您疼痛最剧烈的程度。

（不痛）0　1　2　3　4　5　6　7　8　9　10（最剧烈）

4. 请选择下面的 1 个数字，以表示过去 24 小时内您疼痛最轻微的程度。

（不痛）0　1　2　3　4　5　6　7　8　9　10（最剧烈）

5. 请选择下面的 1 个数字，以表示过去 24 小时内您疼痛的平均程度。

（不痛）0　1　2　3　4　5　6　7　8　9　10（最剧烈）

6. 请选择下面的 1 个数字，以表示您目前的疼痛程度。

（不痛）0　1　2　3　4　5　6　7　8　9　10（最剧烈）

7. 您希望接受何种药物或治疗来控制您的疼痛？

8. 在过去的 24 小时内，由于药物或治疗的作用，您的疼痛缓解了多少？请选择下面的一个百分数，以表示疼痛缓解的程度。

（无缓解）0　10%　20%　30%　40%　50%　60%　70%　80%　90%　100%（完全缓解）

9. 请选择下面的 1 个数字，以表示过去 24 小时内疼痛对您的影响。

1）对日常生活的影响。

（无影响）0　1　2　3　4　5　6　7　8　9　10（完全影响）

2）对情绪的影响。

（无影响）0　1　2　3　4　5　6　7　8　9　10（完全影响）

3）对行走能力的影响。

（无影响）0　1　2　3　4　5　6　7　8　9　10（完全影响）

4）对日常工作的影响（包括外出工作和家务劳动）。

（无影响）0　1　2　3　4　5　6　7　8　9　10（完全影响）

5）对与他人关系的影响。

（无影响）0　1　2　3　4　5　6　7　8　9　10（完全影响）

6）对睡眠的影响。

（无影响）0　1　2　3　4　5　6　7　8　9　10（完全影响）

7）对生活兴趣的影响。

（无影响）0　1　2　3　4　5　6　7　8　9　10（完全影响）

（四）癌痛药物治疗及护理

入住日间病房行日间化疗一般皆是疼痛控制相对稳定、止痛药物充分运用的患者，故对此类患者用药依然是遵循癌痛药物镇痛治疗的 5 项基本原则，即口服给药、按阶梯给药、按时给药、个体化给药、根据注意具体细节给药，并做好不良反应的观察及护理。对于频繁出现暴发痛的患者酌情安排病区住院治疗。镇痛药物的使用会有肾脏、消化道或心脏毒性、血小板功能障碍或出血性风险，常见不良反应有便秘、恶心呕吐、嗜睡、瘙痒、头晕、尿潴留、谵妄、认知障碍、呼吸抑制等。护理人员需对患者、家属和照护者进行健康教育，当患者出现不良反应时要及时汇报，护理人员给予相应的处理。

（五）癌痛患者及家属的健康教育

癌痛患者及家属的健康教育原则、教育内容如下。

1. 健康教育原则

应从接触患者时立即开始，并贯穿整个治疗过程。教育对象除了患者本人还应包括其主要照顾者，因人施教，确保教育有效。

2. 教育内容

（1）鼓励患者主动报告疼痛。

（2）教会患者使用疼痛评估工具进行疼痛评估。

（3）消除患者对常见疼痛的错误认知。

（4）教会患者缓解疼痛的方法，如转移注意力、呼吸放松疗法、冷敷、热敷等。

（5）指导患者用药相关注意事项：①按时规律服药，不得随意增减剂量；②告知患者镇痛治疗过程中常见的不良反应和应对方法，常见的不良反应有便秘、恶心呕吐、嗜睡、头晕、尿潴留、皮肤瘙痒等；③患者居家用药过程中若出现新的疼痛、疼痛有变化或药物不能缓解，或出现不可缓解的恶心呕吐、头晕、嗜睡、尿潴留、便秘、谵妄等不良反应，或出现呼吸抑制、昏迷、针尖样瞳孔等，需及时就医。

（6）建议居家患者监测并记录疼痛情况，提供出院后疼痛就医信息，发放信息卡，提供 24 小时紧急救助联系电话。

（六）癌痛患者随访

癌痛患者出院后需要随访以下内容。

（1）患者疼痛情况：包括疼痛强度、部位、性质；是否出现暴发痛，暴发痛次数、疼痛评分和用药等。

（2）疼痛对日常生活的影响：包括睡眠、饮食、活动、情绪变化等。

（3）患者镇痛药物应用情况：包括药物名称、服用剂量、频次、方法；是否遵医嘱用药；是否出现药物不良反应，包括便秘、恶心呕吐、嗜睡、尿潴留、瘙痒、呼吸抑制等。

（4）根据随访中具体情况给予相应指导和建议：包括规范用药、药物不良反应应对、麻醉药品的取药方法、消除患者顾虑等。在疼痛加重、每天出现3次及以上的暴发痛或影响睡眠时，应咨询医师或到医院就诊。

癌性疼痛严重影响患者的日常生活和工作，导致患者心理失调，降低患者的生活质量，因此只有通过规范化的治疗及护理（图12-1-1）并结合针对性的健康教育、院外延续的追踪随访指导才能科学化地管理其疼痛症状，从而控制患者的疼痛，提高其生活质量。

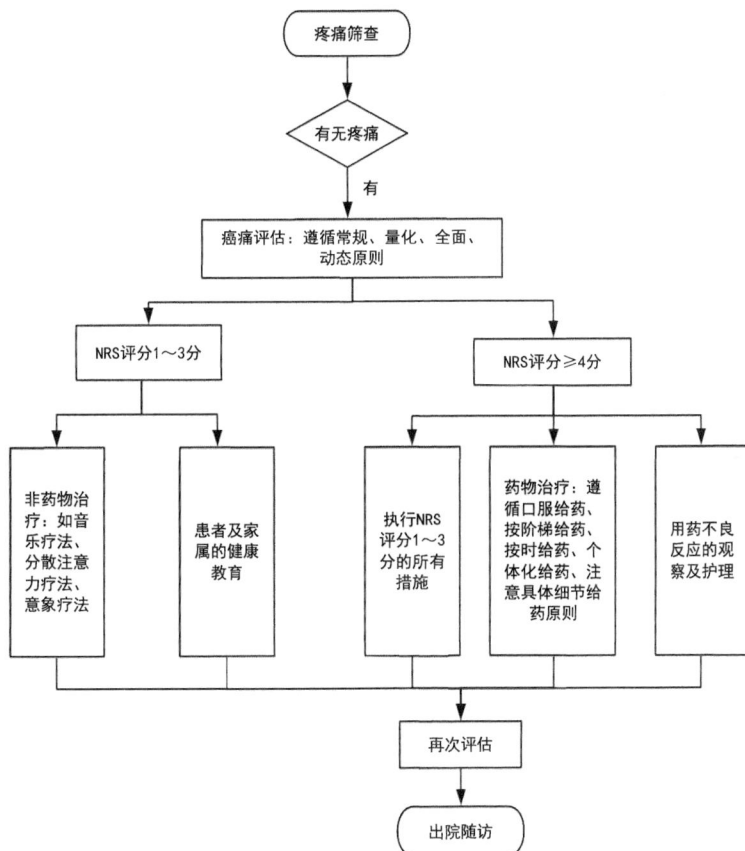

图 12-1-1 癌痛的规范化治疗及护理流程

（陈虹）

第二节 化疗所致恶心呕吐护理

化疗所致恶心呕吐即化疗相关性恶心呕吐（chemotherapy induced nausea and vomiting，CINV），是抗肿瘤药物治疗中最为常见的不良反应之一，也是很多患者恐惧抗肿瘤治疗的重要原因，其发生率为 70% ～ 80%，只要采取积极、合理、有效的预防及护理可以减轻患者症状，提升患者的舒适度，提高其生活质量，从而有利于患者积极地配合治疗，顺利地完成治疗周期。

一、恶心呕吐对机体的影响

CINV 是临床常见的不良反应，不仅易造成患者机体脱水、电解质紊乱、营养失衡、体力和体重下降，严重的还会造成食管黏膜撕裂等后果。此外，也会对患者心理和情感产生明显的负面影响，导致其畏惧治疗、治疗依从性下降甚至拒绝抗肿瘤治疗。较为严重者还可能导致药物减量或延迟给药时间，进而影响肿瘤药物疗效，缩短患者生存期。

二、恶心呕吐护理评估

治疗前应充分评估 CINV 相关风险因素，主要包含药物因素和患者自身因素。药物因素方面，应充分了解患者所用治疗方案的致吐风险等级及相关因素（大剂量化疗药物，多种化疗药物联用）；患者自身因素方面，女性、有晕动病病史或孕吐史、60 岁以下、低酒精摄入史（每周饮酒＜ 5 次或无酗酒史）、焦虑症、有化疗引起恶心呕吐史，了解评估患者既往和现存疾病情况（包括存在部分或完全性肠梗阻、前庭功能障碍、颅内转移瘤、电解质紊乱及尿毒症等），伴有以上高危因素者其发生 CINV 的风险会显著升高。

评估患者治疗用药风险、性别、晕动病病史、孕吐史、精神状态、睡眠情况和体力状况，既往恶心呕吐的缓解和诱发因素，恶心呕吐的严重程度、频率、持续时间，呕吐发生时间、次数，呕吐物的量、色和性状，症状发作特点，有无伴随症状（如头痛、腹痛、便秘等），皮肤弹性、呼吸情况。

三、恶心呕吐的防治与护理

恶心呕吐的防治严格按照指南、专家共识，并遵医嘱执行防治措施，做好相应的护理。

（一）环境准备

保持环境安静、整洁，空气新鲜、无异味。控制室内温度、湿度适宜。治疗期间尽量避免接触正在烹饪或进餐的人员，减少其他不良气味的刺激。

（二）口腔护理

指导患者注意保持口腔清洁及卫生，若合并味觉的改变，可以口含薄荷片、陈皮或话梅等以消除口腔内异味。

（三）饮食指导

治疗期间进食清淡易消化、高营养饮食，忌油腻、粗糙、辛辣食物。少量多餐。化疗用药当天，可将早餐提前 1 小时、晚餐推后 1 小时，拉开药物反应时间，同时避免空腹化疗。

（四）用药护理

严格遵照医嘱按时用药，做好药物使用的健康教育，观察药物的不良反应。止吐药物的常见不良反应有便秘、头痛、锥体外系反应、QT 间期延长、过度镇静等，便秘是最常见的不良反应，其处理措施：多饮水、多吃蔬菜和水果及富含纤维素的食物可以软化粪便；适当活动，必要时指导患者进行腹部按摩，促进胃肠道蠕动；必要时给予乳果糖、开塞露或灌肠治疗（颅内压增高者慎用）。

（五）心理护理

给予患者安慰和帮助，指导其聆听舒缓的音乐并进行呼吸放松，分散患者注意力，保持乐观情绪，减轻心理压力。

（六）护理记录

对于患者出现的症状及采取的治疗和护理措施、护理效果等及时记录。

（七）恶心呕吐患者健康教育

1.教育原则

患者与家属同步健康教育，让患者明确恶心呕吐的预防对肿瘤患者生活质量及预后的重要性，提高抗肿瘤治疗的依从性，并通过如何预防恶心呕吐、饮食指导及心理疏导对患者进行教育，达到有效预防恶心呕吐、科学饮食及使患者心情愉悦的目的。提高家属对化疗患者的护理能力，家属的心理疏导可以减轻家属压力及缓解焦虑情绪，要鼓励家属多给予患者生活及情感上的关心和支持。

2. 教育内容

（1）饮食管理：少食多餐、清淡饮食，少食刺激性食物。恶心发生时可进行深、慢呼吸；若呕吐比较严重，则建议化疗前 2 小时不进食或化疗当天早餐提前、晚餐推后。

（2）日常生活管理：保持日常生活规律，保证充足的睡眠。坚持锻炼身体，但避免做剧烈活动；化疗间歇期，根据身体状况调整工作（家务活）的时间、劳动量和强度，避免劳累；注意保暖，避免感冒，如发生上呼吸道感染及时就医治疗；注意个人卫生及环境卫生。建议患者将干柠檬片（柠檬皮）、生姜和薄荷制成香包悬挂于床头。指导患者进行穴位按摩，常用穴位为合谷穴、内关穴、足三里。

（3）社会心理管理：患者要正确面对疾病，接受疾病事实，坦然面对，保持积极乐观的心态。自我调节心理状态，积极参加社交活动，处理好各种人际关系，遇到烦恼、焦虑的事情主动向家人或朋友求助。此外，患者的家人或朋友也需要多给予患者情感和精神上的支持。

（4）依从性管理：患者出院应加强遵医嘱行为的教育，积极配合医护人员的随访工作，如电话随访、微信群或 QQ 群等，遇到问题及时求助医护人员，从而提高患者管理疾病的能力，并按时复诊。

（八）定期追踪随访

患者出院后的延续性护理对于延迟性 CINV 的全程管理尤为重要，对于日间化疗患者一个治疗周期结束出院后应对其进行持续、定期的追踪随访，以便掌握患者 CINV 的变化情况，需随访以下内容。

（1）恶心呕吐程度。

（2）呕吐发生时间、次数，呕吐物的量、色和性状，有无伴随症状（如头痛、腹痛），皮肤弹性、呼吸情况。

（3）患者的止吐方法或就医情况等。

CINV 仍是肿瘤治疗中常遇到的问题，日间化疗的患者在院时间短，与医护人员接触的机会少。因此在患者住院治疗期间要做好 CINV 防治及护理的全程管理，包括恶心呕吐的评估、防治及护理、不良反应的观察和护理，以及有效且针对性的健康教育等，同时注重出院后的追踪随访，从而减轻患者的不良反应，提高患者的生活质量、治疗的依从性和疗效，改善患者结局。

（陈虹 杨旸）

第三节　中心静脉导管通路护理

肿瘤化疗患者的静脉通路通常用于输注细胞毒性药物、抗菌药物、血液制品和营养补充剂。由于中心静脉导管最多、最安全地用于各种恶性肿瘤的长期化疗，因此本节重点阐述中心静脉导管。临床常用的中心静脉导管包括 IVAP、PICC。因此应当对日间化疗患者的不同中心静脉导管进行有效管理，维护化疗患者"生命通道"。

一、静脉管道评估

（一）整体评估

导管种类、置入部位、留置时间、维护时间间隔。

（二）患者治疗方案评估

输注药物的种类、性质、用药量、用药频率、输注方式等。

（三）局部评估

评估导管穿刺血管局部情况；穿刺局部皮肤完整性；上肢有无红肿热痛等炎症表现；臂围有无变化。

（四）导管功能评估

评估导管管腔内有无血液残留；评估导管是否存在脱出、异位、打折、断裂等情况；宜回抽 PICC、IVAP 有无回血，确定导管是否通畅。

二、静脉管道日常维护

（一）冲封管装置的选择

首选一次性使用装置（如单剂量小瓶和预充式导管冲洗器）进行冲管和封管。

（二）冲封管的溶液、浓度及量的选择

应使用不含防腐剂的 0.9% 氯化钠溶液进行冲洗，建议冲管液最小量为导管系统内部容积的 2 倍，封管液的剂量应为导管及其附加装置管腔总容积的 1.2 倍以上。PICC 可用 0～10 U/mL 的肝素溶液、IVAP 用 100 U/mL 的肝素溶液正压封管。

（三）冲封管方法

（1）建议使用 10 mL 及以上容量的注射器进行脉冲式冲管，即采用"推—停—推"的方法冲管，遇到阻力时不可强行冲管。

（2）对于双腔或多腔导管，每个管腔均需进行冲管、封管，且需单手同时进行冲管、封管。

（3）输注药物与生理盐水不相容时，应先使用5%葡萄糖注射液冲洗，再使用生理盐水。

（4）无损伤针的针尖斜面宜与输液港港座出口反方向，使其冲管效果最佳。

（四）静脉管道维护频次

带管期间的PICC至少1周维护1次，IVAP一般4周维护1次。

三、静脉通路常见并发症及处理

（一）导管相关性皮肤损伤

导管相关性皮肤损伤（catheter-associated skin impairment，CASI）是指在导管穿刺点周围敷料下方出现的渗出、红斑和（或）其他皮肤异常表现，包括但不限于水泡、大疱、浸渍或撕裂，且在移除敷料后异常表现持续30分钟或者更长时间。其处理方法如下。

（1）对已出现皮肤损伤的患者，定期评估皮肤受损的部位并监测是否存在感染的迹象和症状。

（2）根据皮肤损伤类型选择敷料，如使用无菌低敏敷料以控制渗出、促进伤口愈合及保护穿刺部位。

（3）皮肤撕裂时，避免使用半透膜敷料、胶带和水胶体敷料。

（二）静脉炎

静脉炎是指各种原因引起的静脉炎性反应，临床表现主要包括疼痛、触痛、红斑、发热、肿胀、硬化、化脓或可触及静脉条索，主要分为机械性静脉炎、化学性静脉炎、细菌性静脉炎、血栓性静脉炎4种类型。其处理方法如下。

（1）发生静脉炎时建议行B超检查以排除血栓。

（2）机械性静脉炎一般采用多磺酸黏多糖乳膏外涂，或使用具有清热解毒、活血化瘀、消肿镇痛作用的草药外敷。

（3）可使用局部热敷、冷敷和理疗减轻静脉炎的症状。

（4）可使用各种类型的湿性敷料，如水胶体敷料、软聚硅酮保湿敷料、水凝胶敷料外敷，其均被应用于预防与治疗静脉炎。

（5）血栓性静脉炎遵医嘱行抗凝治疗。

（三）导管相关血流感染

中心静脉导管相关血流感染（central line-associated bloodstream infection，CLABSI），CLABSI 是指患者在留置中心静脉导管血管通路期间或拔出导管 48 小时内发生的原发性且与其他部位存在的感染无关的血流感染。其处理方法如下。

（1）发生可疑导管相关血流感染时，应立即停止输液，评估中心静脉导管拔除的必要性，遵医嘱抽血培养检查。

（2）一旦出现下列情况必须拔除导管，如严重的败血症、脓毒血症、感染性休克等。出现下列情况之一时也应及时拔除导管：菌血症持续超过 48～72 小时；局部皮肤或软组织感染；穿刺部位出现脓性分泌物；出现感染性心内膜炎、骨髓炎等并发症；抗菌药物治疗后再次发生感染。

（四）输液导管相关性血栓

近年来，随着各类输液导管在临床中的应用日益普遍，输液导管相关静脉血栓形成（catheter-related thrombosis，CRT）的发病率明显升高，其是静脉血栓栓塞（VTE）的一种特殊类型，在病因上其与置入的导管密切相关，而在处理上又需考虑导管的临床使用而存在特殊之处。护理人员发现带管患者有静脉血栓形成应立即给予处理，其处理措施如下。

（1）有症状的血栓，应根据治疗对导管的依赖程度、重新建立静脉通路的可能性及血栓的进展等情况，综合考虑保留或选择拔管时机。

（2）遵医嘱使用溶栓治疗和经溶栓导管直接灌注溶栓治疗。

（3）患肢护理：急性期患者绝对卧床休息 7～14 天，抬高患肢 20°～30°，以促进血液回流，注意患肢保暖，室温保持在 25 ℃左右，不应按摩或做剧烈运动，保持患肢制动，可用三角巾固定以达到制动效果，以免栓子脱落；观察患肢肿胀情况，每日测量双上肢的臂围，同时观察患肢皮肤颜色、温度、感觉及桡动脉搏动，并做好记录。

（4）目前公认的拔管指征包括治疗结束不需要该导管、导管功能丧失、导管位置异常、合并导管相关血流感染。

（五）导管阻塞

内容详见第十一章第三节。

（六）导管异位

导管异位是指导管尖端进入最佳位置以外的各种异常位置，当发现导管异位，要及时调整，与患者进行沟通，调整导管位置后拍 X 线再次确认定位。

（陈虹）

第四节　用药护理

日间病房作为一种新型的医疗服务模式，为化疗患者提供了方便、舒适的治疗环境，减轻了患者住院的负担，该模式具有日工作量大、治疗时间集中、患者流动性大、随机性强等特点。但由于化疗相关药物品种繁多，依照不同的理化性质，对用药前评估、药物输注时间、给药次序、不良反应处理、用药后的评估及离院后的随访等方面均有严格要求。为了准确、合理用药，最大限度地发挥药物作用，减少药物不良反应，提高患者用药依从性，确保日间化疗病房的用药安全，本节整理了相关的用药护理知识，可为从事日间化疗的护士提供理论依据。

一、用药前评估

（1）评估患者意识状态，有无家属陪护，是否能够配合化疗要求并能够按要求完成检查及随访。

（2）根据具体化疗方案要求，确认患者已做好化疗前预处理，身心均已调整到适宜状态。

（3）评估患者年龄、病情、过敏史、静脉治疗方案等，选择适宜的输注途径和静脉治疗工具。另外，需要根据药物性质合理选择输液器，考虑是否需要避光、精密过滤装置孔径大小或者不含增塑剂邻苯二甲酸酯（DHEP）材质。

二、准确规范用药

（一）合理的输注顺序

化疗药物的使用顺序应遵循以下 3 个原则，常用化疗药物组合的使用顺序见表 12-4-1。

表 12-4-1　常用化疗药物组合的使用顺序

方案	先用药物	后用药物	方案	先用药物	后用药物
IP	顺铂	伊立替康	FP	顺铂	5- 氟尿嘧啶
GP	吉西他滨	顺铂	PP	培美曲塞	顺铂(间隔30分钟)
TP	紫杉醇	顺铂	EP	依托泊苷	顺铂
–	拓扑替康	顺铂	DCF	多西他赛	先顺铂，后 5- 氟尿嘧啶
–	拓扑替康	卡铂		多西他赛	奥沙利铂
–	5- 氟尿嘧啶	卡铂	GEMOX	吉西他滨	奥沙利铂
FOLFOX	奥沙利铂	先亚叶酸钙，后 5- 氟尿嘧啶	–	紫杉醇	奥沙利铂
TF	紫杉醇	5- 氟尿嘧啶	–	异环磷酰胺	紫杉醇
–	紫杉醇	伊立替康	–	博来霉素	紫杉醇
–	培美曲塞	紫杉醇	–	环磷酰胺	紫杉醇
TAC	多柔比星	紫杉醇	–	表柔比星	紫杉醇
GT	紫杉醇	吉西他滨	–	多柔比星	多西他赛
–	多西他赛	长春瑞滨	–	异环磷酰胺	多西他赛
–	多西他赛	拓扑替康	–	脂质体多柔比星	多西他赛
–	培美曲塞	多西他赛	–	多西他赛	5- 氟尿嘧啶
VCM（长春新碱 + 卡铂 + 甲氨蝶呤）	长春新碱	甲氨蝶呤	CHOP（长春新碱 + 环磷酰胺 + 多柔比星 + 泼尼松）	长春新碱	环磷酰胺（间隔 6 ～ 8 小时）
VDLP（长春新碱 + 柔红霉素 +L- 门冬酰胺酶 + 泼尼松）	长春新碱	L- 门冬酰胺酶（间隔 12 ～ 24 小时）	CMF（环磷酰胺 + 甲氨蝶呤 +5- 氟尿嘧啶）	甲氨蝶呤	5- 氟尿嘧啶
FOLFORI（伊立替康 + 亚叶酸钙 +5- 氟尿嘧啶）	伊立替康	先亚叶酸钙，后 5- 氟尿嘧啶	亚叶酸钙 /5- 氟尿嘧啶	亚叶酸钙	5- 氟尿嘧啶
–	脂质体多柔比星	长春瑞滨	–	长春瑞滨	吉西他滨
–	多西他赛	长春瑞滨	–	甲氨蝶呤	亚叶酸钙
IE	伊立替康	依托泊苷	–	依托泊苷	丝裂霉素
–	拓扑替康	依托泊苷	–	右雷佐生	多柔比星

注："–"表示没有固定的方案。

1. 相互作用原则

有的化疗药物之间会发生相互作用，会增加药物的疗效或毒性，如紫杉醇和多柔比星的代谢都是在肝内发生羟基化反应，因此合用紫杉醇可能使多柔比星的清除减少，使发生心力衰竭可能性增加。所以两药合用时，应先用多柔比星。而紫杉醇和顺铂合用时，顺铂会延缓紫杉醇的排泄，因此须先用紫杉醇。

2. 刺激性原则（外周静脉给药时）

根据药物的局部刺激性大小，先用刺激性大的药物，如长春瑞滨和顺铂合用时，先用前者。

3.细胞动力学原则

细胞周期非特异性药物对肿瘤细胞的作用较强且快,其能迅速杀灭癌细胞,它的剂量反应曲线接近直线,在机体能够耐受的毒性限度内其杀伤能力随剂量而提高,在浓度和时间关系中浓度是主要因素。细胞周期特异性药物一般作用较弱且慢,需要一定时间才能发挥作用,其剂量反应曲线是一条渐近线,即在小剂量下类似于直线,达到一定剂量后反应曲线不再升高,出现平坡。相对来说,在影响疗效的因素中时间是主要的。为了发挥化疗药物的最大疗效,细胞周期非特异性药物应在静脉或动脉内一次推注,而细胞周期特异性药物则以缓慢滴注、肌内注射或口服为宜。联合化疗时一般先用细胞周期非特异性药物杀伤增殖期细胞及部分 G0 期细胞,驱动 G0 期细胞进入增殖期,继而用细胞周期特异性药物杀灭癌细胞,如此反复数个疗程,达到较好的效果。

（二）常用化疗药物输注时间

化疗药物的输注时间应严格遵循药物说明书,同时还应评估患者心肺功能合理设置输液速度,常用化疗药物输注时间见表 12-4-2。

表 12-4-2　常用化疗药物输注时间

药名	输注时间	药名	输注时间
异环磷酰胺	2～4 小时	依托泊苷	＞30 分钟
多西他赛	1 小时	5-氟尿嘧啶	4～6 小时
紫杉醇	3 小时	拓扑替康	30 分钟
注射用紫杉醇脂质体	3 小时	伊立替康	30～90 分钟
注射用紫杉醇（白蛋白结合型）	30 分钟	培美曲塞	≥10 分钟
甲氨蝶呤	≤6 小时	奈达铂	＞1 小时
阿糖胞苷	1～3 小时	吉西他滨	30 分钟

三、不良反应处理

（一）常见不良反应

常见不良反应包括胃肠道毒性反应、骨髓抑制、心脏毒性、肝脏毒性、肺毒性、泌尿系统毒性、神经系统毒性、皮肤毒性反应、脱发、过敏反应、疲乏等。

（二）预防及护理

1.环境

保持病区环境安静、清洁、空气新鲜、通风良好、无异味。

2.休息与活动

帮助患者制定作息时间，合理安排活动量及时间，保证充足的睡眠和休息，适当的运动可以促进食欲。

3.饮食护理

（1）鼓励患者多饮水，每日饮水 2000～3000 mL。

（2）营养要充足，保证蛋白质摄入，适当增加糖分摄入。

（3）饮食多样化，荤素搭配、酸碱平衡，注意食物的色、香、味。

（4）合理安排饮食与化疗的时间。

4.病情观察

（1）观察患者的生命体征、活动耐力等情况。

（2）关注患者的实验室检查结果，尤其是血常规、血生化检查的结果。

（3）观察患者口腔黏膜情况。

（4）密切观察大便的次数、量、黏稠度、颜色、伴随症状、腹部体征等情况，肛周、会阴部及各种置管处皮肤黏膜情况和有无出血倾向。

（5）观察患者的心脏功能状态。

5.症状护理

（1）恶心呕吐：详见第十二章第二节"化疗所致恶心呕吐护理"。

（2）厌食：指导患者适当吃一些山楂、萝卜、金橘等健胃食品，增加患者食欲，严重厌食者可采用胃肠外营养。

（3）口腔黏膜炎：保持口腔卫生，指导患者正确漱口，选择适合的漱口水；疼痛剧烈影响吞咽时，进食前给予 2% 利多卡因漱口后再进食。

（4）便秘：遵医嘱适当应用缓泻剂以软化大便，控制使用止吐药 5-HT3 受体拮抗剂的次数，指导患者多进食富含维生素 A、维生素 C、维生素 E 的新鲜水果、蔬菜，含粗纤维的糙米及全麦食品等食物，以促进肠蠕动，助于排便。

（5）腹泻：遵医嘱给予口服盐酸洛哌丁胺胶囊，48 小时后仍出现腹泻者，应遵医嘱予以预防性口服广谱抗菌药物（喹诺酮类），指导患者少吃多餐，进食少渣食物，以减少对胃肠道的刺激，注意保持肛周皮肤清洁、干燥、舒适。

（6）血细胞低下：①白细胞低下。观察患者生命体征情况，保持清洁卫生，限制探视人员，预防感染，必要时实施保护性隔离，遵医嘱应用粒细胞集落刺激因子、白细胞悬液及抗菌药物，并观察用药反应。②血小板低下。观察出血表现；卧床休息，减少活动，避免磕碰；进软食，保持大便通畅；避免抠鼻、剔牙、用力咳嗽、擤鼻涕等动作；预防便秘；有创操作后延长穿刺点压迫时间，必要时遵医嘱用药。③贫血。卧床休息，活动时动作要缓慢，避免突然改变体位，预防跌倒，必要时遵医嘱用药。

（7）心脏毒性：重视患者的主诉，监测心率。注意休息，减少心肌耗氧量，减轻心脏的负荷；少量多餐，避免加重心脏的负担，反射性引起心律失常。

（8）肝脏毒性：化疗前后进行肝功能检查，发现异常时要慎用药物，遵医嘱给予保肝药物。饮食宜清淡，适当增加蛋白质和维生素的摄入，避免高脂饮食。

（9）肺毒性：做好病情观察，一旦出现肺毒性，可用激素、抗菌药物等治疗。保持空气流通，预防感冒。遵医嘱给药，特别是类固醇对由化疗药物引起的肺损伤有抑制恶化的效果，指导患者进行呼吸运动，调整生活习惯，以适应肺功能的变化。

（10）泌尿系统毒性：化疗前必须进行肾功能检查，观察尿液的性质，监测出入量和维持出入平衡，遵医嘱准时给予尿路保护剂和（或）碱化尿液，定时监测血清电解质及肾功能。同时注意控制饮食中嘌呤含量高的食物，如肉类、动物内脏、花生、瓜子等，多食用新鲜蔬菜、水果等。

（11）神经系统毒性：积极治疗患者原有的可能会增加神经毒性的疾病，若出现肢体活动障碍或感觉障碍，应加强护理，防止受伤，可适当给予按摩、针灸、热敷、被动活动等来加快康复。

（12）皮肤毒性反应：积极采取预防措施，避免在无任何防护的情况下直接接触阳光。外出时可擦温和的防晒霜、戴遮阳帽或打遮阳伞。使用温和、无化学添加的护肤品滋润皮肤。

（13）脱发：保护头皮免受冷及阳光刺激，指导患者使用不含刺激成分的洗发水，避免过度的摩擦和梳理、刺激毛发，保持床单位的清洁，及时清理脱落的头发，建议考虑剃光头发以减少痒感，在允许的情况下可戴假发。

（14）过敏反应：应用可能发生过敏反应的化疗药物时应密切观察患者反应、脉搏、呼吸及血压，避免食用刺激性及易引发过敏的食物（如辣椒、鱼、虾等），一旦发生化疗药物过敏，立即停止化疗，更换输液器，用生理盐水维持静脉通路，汇报医师。

（15）疲乏：确定患者的疲劳与其他病理因素非相关，根据患者情况制定运动处方，安排合理的居家有氧运动。

6. 心理护理

护士应了解患者的文化程度、性格特点等，主动给予关心、照顾，使患者及家属保持乐观情绪，积极配合治疗。

四、用药后评估

（1）化疗药物输注完成后，应根据不同药物设定化疗后观察时间，同时开展化疗后评估，预判是否存在离院后出现严重不良反应的可能性。

（2）评估静脉输注部位有无疼痛、发红、肿胀，血管通路装置是否正常。

（3）评估后若发现患者有异常症状、主诉，应预判离院后可能出现的严重不良反应，并延长患者在院观察时间，或尽快转入普通病房观察。

（4）根据患者用药情况进行健康教育，如可能出现的治疗不良反应及此类不良反应的一般处理措施；向患者说明若出院后出现严重不良反应，应立即返院并通过急诊就诊。

五、离院后随访

（一）建立随访档案

包括患者基本信息、治疗信息及随访记录等。患者出院时进行健康教育，告知随访时间、途径、目的和重要性。

（二）随访记录

可通过随访电话、信息平台等多种形式，掌握出院患者的病情变化、诊疗动态，并填写随访记录。

（陈虹　王丽英）

第五节　护理文书

护理文书是护士在临床护理活动过程中形成的全部文字、符号、图表等资料的总和，是护士在观察、评估、判断患者护理问题，以及为解决患者问题而执行医嘱、护嘱或实施护理行为过程的记录。近年来，医患冲突日趋激烈，医疗纠纷发生率也呈上升趋势，病案作为医疗诉讼中的书证被提升到重要地位，法律对医疗机构病案管理及医务人员的医疗文书要求越来越高。护理文书作为病案的不可缺少部分，是医疗护理活动的客观真实记录，在医疗事故中具有特定的法律依据作用；同时，作为护理质量的重要考核指标，护理文书在临床护理、护理教学、护理科研和护理管理中均具有重要价值。日间化疗护理文书书写可以参照《日间抗肿瘤药物治疗病历书写与管理专家共识》：客观记录日间抗肿瘤药物治疗患者在院治疗期间的病情和护理过程，护理记录按照治疗前、治疗中、治疗后 3 个阶段书写（表 12-5-1）。出院随访记录可以单独建档保存。日间抗肿瘤药物治疗病历可不填写体温单，但需根据药物说明书或医嘱监测患者生命体征并记录于护理记录单中。

一、治疗前

（一）一般情况

记录患者的入院时间、入院方式、身高、体重、意识状态及生命体征等情况。

（二）护理评估

评估患者的现病史、既往史及药物食物过敏史、疼痛评估、营养风险筛查、既往治疗情况（如既往抗肿瘤治疗史、既往输注反应、既往抗肿瘤治疗相关不良反应）、抗肿瘤药物治疗知情同意书签署情况、治疗方案、给药途径、带管与中心静脉导管置管情况、皮肤状况评估、自理能力等。

（三）静脉治疗方案

评估患者的静脉治疗方案，根据药液性质，选择适宜的输注途径和静脉治疗工具。

（四）化疗前预处理

评估患者是否已做好化疗前预处理，化疗前各重要器官功能和身体及心理已调整到适宜状态。

（五）健康教育

评估患者是否了解日间化疗基本程序和注意事项，并进行针对性指导。

二、治疗中

需记录使用的输液工具、输注过程是否顺利，有无输液反应及化疗药物外渗、本次治疗相关不良反应发生情况、生命体征监测等。

（一）用药记录

记录治疗药物或治疗方案。

（二）不良反应记录

用药期间患者若出现药物不良反应，及时准确记录患者临床表现、处理措施及效果。

（三）病情变化记录

记录住院期间患者若出现病情变化，及时准确记录患者临床表现、处理措施及结果。

（四）危急值记录

及时、准确记录患者的危急值情况，处理措施及结果。

三、治疗后

患者治疗结束后应根据不同药物设定化疗后观察时间，同时开展出院评估，预判患者是否存在离院后出现严重不良反应的可能性。若患者按计划出院，则记录出院时生命体征、出院带药、化疗泵及相关出院健康教育情况等；若患者治疗时出现异常情况，转科观察时则需做好护理交接记录。

（一）血管通路

评估静脉输注部位有无疼痛、发红、肿胀，血管通路装置是否正常。

（二）症状主诉

患者治疗结束后应根据不同药物性质设定化疗用药后观察时间，评估患者有无异常症状、主诉，同时开展出院评估，预判是否存在离院后出现严重不良反应的可能性。

（三）出院健康教育

根据患者治疗方案进行健康教育，告知患者可能出现的治疗不良反应及一般应对方法；如出院后出现严重不良反应，应立即返院通过急诊就诊。

四、随访记录

（一）建立随访档案

随访档案包括患者基本信息、治疗信息及与本次治疗相关的随访内容。患者出院时进行健康教育，告知其随访时间、途径、目的和重要性。

（二）随访记录

可通过随访电话、信息平台等多种形式，掌握患者的病情变化、诊疗动态，并填写随访记录。

表 12-5-1　日间抗肿瘤药物治疗护理记录单

姓名：	性别：	年龄：	诊断：	住院号：

治疗前	入院时间：_____ 入院方式：□步行　□扶助　□平车　□轮椅　□其他 生命体征：T：_____℃ P：_____次/分 R：_____次/分 BP：_____/_____mmHg 身高：_____cm 体重：_____kg 意识：□清醒能配合治疗　□其他_____ 视力：□正常　□视力减退　□其他 **听力**：□正常　□听力减退　□其他_____ 合并症：□无　□高血压　□糖尿病　□心血管系统疾病　□其他 目前口服用药：□无　□有_____ 药物过敏史：□无　□有_____ 既往肿瘤相关治疗史：□手术_____ □抗肿瘤药物治疗（药物/方案名）_____ □放疗（部位）_____ □其他_____ 既往抗肿瘤药物治疗输注反应：□无　□有（药物名）_____ 既往抗肿瘤药物治疗用药不良反应：□无　□脱发　□疲乏　□发热　□骨髓抑制　□食欲减退　□恶心 呕吐　□便秘　□口腔黏膜炎　□腹泻　□手足综合征　□周围神经毒性　□过敏反应　□其他_____ 有无签署抗肿瘤药物治疗知情同意书：□无　□有 自理能力：□完全生活自理　□有陪护人员　□其他_____ 本次治疗方案：_____ 疼痛评分：_____ 营养风险筛查评分：_____ 给药途径：□静脉　□体腔　□其他_____ 带管情况：□无　□有_____中心静脉导管置管：□无　□PICC　□IVAP　□其他_____ 皮肤情况：□正常　□皮疹　□出血点　□破损　□溃疡　□压力性损伤　□其他_____ 异常情况发生部位：_____面积：_____ 健康指导：□人员、环境、设施介绍　□安全风险防范　□用药指导　□静脉通路安全护理 □不良反应观察及应对　□日常生活指导 特殊情况记录：_____ 护士签名：　　　　　　　时间：
治疗中	治疗开始时间：_____ 输液工具：□外周静脉留置针　□PICC　□IVAP　□CVC　□其他_____ 输注过程：□顺利　□输液反应　□药物外渗　□其他_____ 药物不良反应：□无　□恶心呕吐　□腹泻　□疲乏　□过敏反应　□其他_____ 生命体征：T：_____℃ P：_____次/分 R：_____次/分 BP：_____/_____mmHg 特殊情况记录：_____ 护士签名：　　　　　　　时间：
治疗后	治疗结束时间：_____ 治疗后不良反应：□无　□恶心呕吐　□腹泻　□疲乏　□过敏反应　□其他_____ 治疗后生命体征：T：_____℃ P：_____次/分 R：_____次/分 　BP：_____/_____mmHg **按计划出院：** 出院带药：□无　□有（药物名）_____ 带化疗泵出院：□无　□有_____ 健康指导：□用药指导　□静脉通路安全护理　□不良反应观察及应对　□饮食、活动等日常生活指导 □心理护理　□异常情况联系和处理流程 需转科观察：_____ 护士签名：　　　　　　　时间：

（陈虹　陆箴琦）

第六节　延续性护理

近年来，随着现代医学技术的进步，医院更注重人性化医疗服务模式的建立，为肿瘤患者提供日间化疗服务。肿瘤患者治疗时间较长，一般有 4 ～ 8 个化疗周期，日间化疗使其可以依照治疗进度，白天在医院进行化疗，夜间回家休息静养，调整身体状态。但由于受日间化疗模式的限制及患者对治疗后反应存在的个体差异性，亟须对日间化疗患者开展全面的延续性护理。

一、日间化疗延续性护理的形式

（一）电话随访

建议出院后每隔两周打电话随访一次，第 1 次电话随访在患者出院 1 周内启动，以患者健康档案记录的问题为追踪重点。

（二）门诊随访

门诊随访是一种常规的、通用的、有效的延续性护理方式。临床医师通过与患者面对面的交流，对患者体征、实验室及影像学检查，对症状、生存质量等主观性指标进行详细记录，获得患者全面的资料和信息，有利于对患者的整体状况进行客观的评估，适用于所有日间化疗患者。

（三）家庭随访

一般根据电话随访、门诊随访获得的信息评估是否有进行入户随访的必要，对出现化疗相关不良反应的患者进行入户随访，主要解决焦点问题，针对性派出医护人员进行家庭访视，评估不良反应处理方法是否正确，症状是否缓解等。

（四）网络随访

随着社会经济的不断发展，网络的发展打破了时间、空间上的限制，提高了延续性护理服务效率，可精准、智能地对接日间化疗患者多元化的健康需求。建议出院后每周一次利用微信群、公众号或者小程序推送症状管理相关信息，推送关于疼痛、恶心呕吐、疲乏、腹泻、便秘、发热、咯血等方面的知识，也可采用视频形式便于患者学习掌握。推送合理饮食、适度运动、改善睡眠的相关知识与方法。日间治疗科室安排专门人员管理网络平台，及时解答后台患者提出的问题，遇有不能解答的问题咨询医师后给予回复。鼓励患者及家属及时浏览信息，有问题及时反馈，并在网络平台上加强交流。

二、日间化疗延续性护理措施

（一）用药指导

一部分肿瘤患者需要口服抗肿瘤药物。大部分肿瘤患者在化疗间歇期，仍需要长期用药。医护人员应对患者进行如下指导。

（1）严格按照医嘱，按时、按量、按要求服药。

（2）服药期间若需同时服用其他药物，应及时告知医师或药师，并咨询是否可以一起服用。

（3）药物应整粒吞服，不可随意掰开或碾碎服用（特殊情况除外）。

（4）建议患者遵照医嘱定期监测血常规（重点关注白细胞、血红蛋白、中性粒细胞、血小板），通常每周至少 1～2 次，若以上 4 个指标有任何一个指标低于正常范围下限，应立即就医处理。

（5）服药期间不可饮酒，不可用饮料、浓茶水、咖啡等送服药物，建议用温开水送服。

（6）不要直接接触药物，取药时可戴薄膜手套，服药后患者需及时洗手。

（7）药物不可随意丢弃于垃圾桶或下水道。

（8）疗程结束后如有剩余药品，请勿继续服用。剩余药物的处理容器需坚固、防漏、防刺、标识清晰。

（二）饮食指导

化疗药物可导致消化系统的不良反应，如食欲减退、恶心呕吐等，导致患者摄入减少，存在营养不良的风险，需向患者做如下饮食指导：

（1）增进食欲，增加营养，以高热量、高蛋白、高维生素、低脂肪且刺激小、易消化吸收的食物为宜，如鸡肉、鱼虾、蛋类，以及菠菜、白菜、西兰花等蔬菜，水果等。饮食做到色、香、味俱全。

（2）养成良好的饮食习惯，少食多餐，细嚼慢咽。

（3）多饮水，保持每日尿量 1500 mL，以促进药物排泄，减轻肾脏损害。

（4）禁食生冷、油腻、煎炸食品；少吃熏、烤、腌泡、过咸的食品，少吃甜食。

（三）不良反应管理

化疗常见的不良反应多种多样，常见不良反应包括恶心呕吐、食欲下降、骨髓抑制、腹泻、口腔溃疡、皮肤损伤、虚弱、疲乏等，应指导患者妥善处理化疗相关不良反应（详见本章第四节）。

（四）癌性疼痛护理

内容详见本章第一节。

（五）中心静脉导管通路护理

内容详见本章第三节。

（六）心理疏导

抗肿瘤治疗过程中出现的不良反应，会影响患者的机体功能，易导致患者出现焦虑、抑郁、恐惧等不良情绪，应向患者介绍疾病治疗的相关信息，以治愈的成功病例为典型，激发患者乐观自信的心态来正确地对待疾病。对于消极失望的患者要分析原因，除了给予心理和生活的指导，讲清综合治疗癌症的重要意义，发挥意志与情绪对治愈疾病的能动作用，还要及时把握患者的心理活动，对患者进行心理疏导，尽量消除患者的悲观情绪。

（陈虹）

第七节　应急管理

日间化疗患者白天住院化疗、晚上回家休息，此种模式具有缩短患者在院时间、提高诊疗效率、降低患者诊疗费用等优点，这种"短、频、快"的住院模式势必建立在患者出现紧急情况下的合理、快速、有效的应急管理流程上，以迅速、准确处理患者出现的紧急情况，保证生命的安全，提升社会就医的满意度和幸福感。以下分别是患者在院外及院中发生紧急情况的应急管理流程（图12-7-1和图12-7-2）。

合理科学的应急管理流程，可以帮助患者和医护人员快速应对紧急状况，这就需要日间化疗病房、急救中心、相应病区的医护人员等的多方合作，共同协调，保障患者安全。同时，日间化疗病房的护理人员需做好患者的健康教育，通过健康教育单或卡片的形式向患者告知紧急情况下的救助流程。

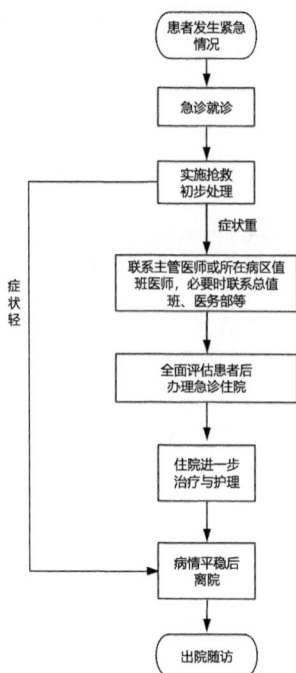

图 12-7-1　日间化疗患者在院外发生紧急情况下的应急管理流程

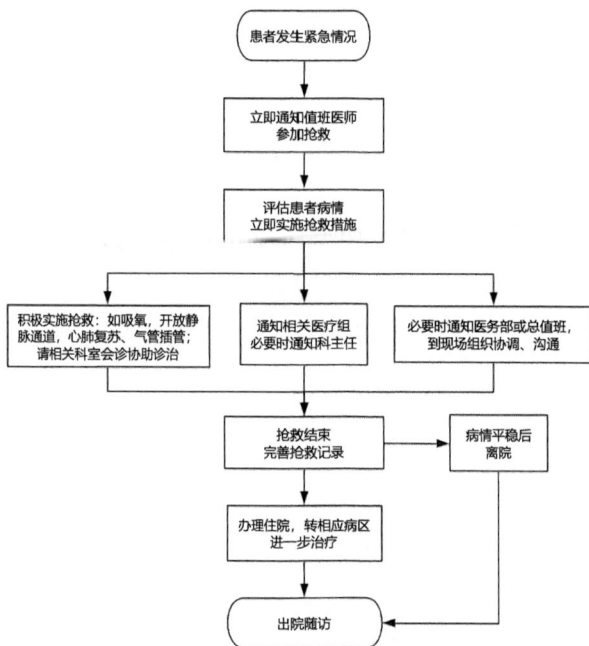

图 12-7-2　日间化疗患者在院中发生紧急情况下的应急管理流程

（陈虹）

第八节　心理护理

癌症是一种身心疾病，癌症患者在诊断、治疗过程中会经历一系列复杂的心理变化，对恶性肿瘤患者来说，化疗所带来的不良反应会增加患者的心理压力，易使患者产生焦虑、恐惧等情绪，甚至降低治疗依从性，对化疗的效果存在一定干扰作用。日间化疗作为一种人性化医疗服务模式被越来越多的医院所应用，其与现代医学模式倡导的"医学—心理—社会"三者协调兼顾的诊治理念一致。日间化疗可以在 24 小时完成 1 次完整的化疗过程，与普通住院治疗模式比较，日间化疗在减少治疗时间、提高诊治效率、减轻患者经济负担等方面的优势上体现得尤为显著，可以帮助患者创造"白天住院化疗，晚上回家静养"的客观条件，有利于患者从家庭中获得更好的心理抚慰与生理照料。

一、日间化疗患者的心理问题类型

（一）疾病本身引起的心理问题

肿瘤是一种严重的心身疾病，当患者得知自己患上"不治之症"，会表现出否认、愤怒、恐惧、担忧、焦虑、烦恼、紧张、茫然等反应，恶性肿瘤患者常见的心理问题包括自我概念、身体意象、性问题、人际交往困难等。大部分患者都会出现心理痛苦，经历过短暂或轻度的焦虑和抑郁症状，一些患者会发展为焦虑障碍或抑郁障碍，疾病带来的心理危机会进一步加速病情恶化，患者出现不肯配合治疗，甚至拒绝使用化疗药物的情况。

（二）化疗引起的心理问题

由于患者文化背景、社会范围、信息获取能力和心理承受能力的不同，患者表现为不同的心理特征反应，部分患者因对化疗的毒副反应有过度的误解，而导致患者治疗前常会表现出恐惧、焦虑、担忧，在经过一段时间化疗后，化疗药物的不良反应（如恶心呕吐、疲乏、脱发、皮肤色素沉着及对疗效的担忧）往往会给患者带来极大的精神压力，患者会表现为沉默寡言、缺乏自信、情绪低落、意志消沉等，甚者拒绝治疗或选择极端的方式结束自己的生命。

二、日间化疗患者的心理护理措施

（一）化疗前心理护理

（1）在化疗前再次确认患者对治疗的预期和需求，向患者介绍疾病的特点、化疗药物的作用和可能会引起的不良反应及应对策略，以及可获得的资源。

（2）以已治愈的病例为典型，激发患者以乐观自信的心态来正确对待病症。

（3）及时分析患者产生心理问题的原因，对于过度紧张、焦虑和情绪抑郁的患者及时转诊至肿瘤心理科或精神科开展相应工作。

（4）在化疗前教会患者肌肉放松技术及图像引导性想象，以便在化疗过程中能够放松，避免过于关注化疗过程中的细节，预防预期性恶心呕吐的发生。及时分析产生心理问题的原因，进行心理疏导。

（5）及时把握患者及家属的心理状态，抓住时机，对患者和家属共同进行心理疏导。

（二）化疗中心理护理

（1）治疗中期，护士要主动关心体贴患者，主动询问患者感受，帮助其表达情绪，获得患者信任和配合。使患者感到亲切可靠、有依托，让患者家属陪伴患者，消除患者的恐惧心理，提高患者的安全感。

（2）关注患者在化疗中出现的不良反应，并及时给予医疗及护理方面的处理。

（3）理解、尊重患者，首先要理解患者的反常情绪、心态及行为，给予患者耐心、温和的支持和解释。化疗过程中多与患者沟通，邀请患者提问并耐心回答其提出的问题，给予患者、家属鼓励和支持。

（4）指导患者治疗过程中可采用呼吸放松法、肌肉放松法，以转移患者在治疗上的注意力，增强患者的心理承受能力，化疗过程中出现了失眠、焦虑、抑郁、谵妄、预期性恶心呕吐或药物难以控制的恶心呕吐等症状，可进行心理医学科会诊。

（5）化疗间歇期需指导患者居家康复锻炼，以促进康复，保持身心健康，心态平和。

（三）化疗后心理护理

（1）治疗后期阶段，心理护理的主要作用是稳定患者情绪，帮助患者保持与疾病作斗争的信心和决心，调动患者的积极情绪，发挥心理护理的最佳作用。同时要指导家属关注患者情绪，尤其是治疗后的焦虑和对疾病进展的恐惧心理，对于焦虑、抑郁，或严重恐惧、担忧的患者需转诊至心理医学科做进一步评估和干预治疗。

（2）鼓励患者社交，指导患者参与康复会等患者组织，以获取团体或同辈支持，帮助患者恢复自信及社交能力。

（3）若患者治疗后外貌发生改变，注意评估有无体像障碍，对于有体像障碍的患者给予信息支持或转诊。

心理因素直接影响疾病的发生和转归，从某种意义上说，心理护理比躯体护理更重要。对化疗的患者应特别注意心理护埋，要善于把握患者的情绪感受，给患者提供宣泄的机会，使患者树立信心，正确引导患者认识自我价值、热爱生活，学会以积极乐观的生活态度面对困境，增强战胜疾病的信心和勇气，以利于疾病的康复。

（陈虹　杨旸）

参考文献

[1] 戴燕，马洪升. 日间手术护理 [M]. 1 版. 北京：人民卫生出版社，2023.

[2] 刘蔚东. 日间手术管理 [M]. 1 版. 北京：人民卫生出版社，2023.

[3] 殷文文，王敏丹，蒋玲，等. 成人日间手术患者术前评估管理的最佳证据总结 [J]. 中华现代护理杂志，2023，29（25）：3367-3374.

[4] 中华医学会麻醉学分会. 日间手术麻醉指南 [J]. 中华医学杂志，2023，103（43）：3462-3471.

[5] 中华医学会小儿外科学分会内镜外科学组. 小儿外科日间手术专家共识 [J]. 中华小儿外科杂志，2020，41（8）：676-682.

[6] 陈凛，陈亚进，董海龙，等. 加速康复外科中国专家共识及路径管理指南（2018 版）[J]. 中国实用外科杂志，2018，38（1）：1-20.

[7] 中国心胸血管麻醉学会日间手术麻醉分会，中华医学会麻醉分会小儿麻醉学组. 小儿日间手术麻醉指南 [J]. 中华医学杂志，2019，99（8）：566-570.

[8] 莫洋，瞿宏颖，吴思容，等. 全程管理模式在日间手术病房管理中的应用 [J]. 中华现代护理杂志，2018，24（15）：1748-1752.

[9] 王腾飞. 基于随机规划的日间手术规划与调度研究 [D]. 上海：上海交通大学，2020.

[10] 王玉婕. 基于医疗工艺设计的综合医院日间手术中心设计研究 [D]. 重庆：重庆大学，2018.

[11] 刘燕敏，沈晋明. 医疗环境控制思路与措施——《日间手术中心设施建设标准》内容解读 [J]. 中国医院建筑与装备，2021，22（4）：26-30.

[12] 闫沛，王宇，胡雪慧，等. 日间手术患者护理管理模式应用效果分析 [J]. 护士进修杂志，2016，31（2）：130-133.

[13] 陆晔峰，林靖怡，冯佳琪，等. 日间手术护理管理的研究进展 [J]. 护理研究，2018，32（10）：1499-1503.

[14] 刘光英，安晓华，马建敏，等. 机动护士在手术室护理人力资源管理中的应用 [J]. 中国护理管理，2020，20（1）：15-19.

[15] 朱道珺，张世辉，戴燕，等. 四川大学华西医院日间手术室护理管理规范 [J]. 华西医学，2019，34（2）：140-144.

[16] 周秀娟. 手术室患者护理安全管理的研究进展 [J]. 中国实用护理杂志，2017，33（29）：2317-2320.

[17] 中华护理学会手术室护理专业委员会. 手术室护理实践指南 [M]. 北京：人民卫生出版社，2023.

[18] 国家卫生健康委办公厅. 国家卫生健康委办公厅关于印发医疗机构日间医疗质量管理暂行规定的通知 [EB/OL].（2022-11-23）[2024-12-23]. http：//www. nhc. gov. cn/yzygj/pqt/202211/8c13f9111fde4c94bcc5542cf83fd7c1. shtml.

[19] 中华人民共和国国家卫生健康委员会. 手术部位标识标准：WS/T813—2023[S] 北京：中国标准出版社，2023.

[20] 国家卫生健康委办公厅. 国家卫生健康委办公厅关于印发手术质量安全提升行动方案（2023-2025 年）的通知 [EB/OL].（2023-08-28）[2024-12-23]. http：//www. nhc. gov. cn/yzygj/s7657/202308/e2c43dee9d474a058ec42f366a48542a. shtml.

[21] 卫生部办公厅. 卫生部办公厅关于印发《手术安全核查制度》的通知 [EB/OL].（2010-03-26）[2024-12-23]. http：//www. nhc. gov. cn/yzygj/s3585u/201212/5311a27e3211429ea040202758a5e2ba. shtml.

[22] 陈丽娟，孙林利，刘丽红，等. 2019 版《压疮／压力性损伤的预防和治疗：临床实践指南》解读 [J]. 护理学杂志，2020，35（13）：41-43，51.

[23] 郑路亚，陈丽丽. 手术患者转运无缝隙管理改善专案与应用效果研究 [J]. 医院管理论坛，2022，39（4）：47-50，87.

[24] 靳萍，刘逸涵. 手术患者转运系统设计与应用 [J]. 中国数字医学，2021，16（2）：67-70.

[25] 吕娜，吉琦，胡晓艳，等. 无缝式手术患者转运交接系统的研发及应用 [J]. 护理学杂志，2021，36（2）：5-8.

[26] SONCRANT C M，WARNER L J，NEILY J，et al. Root cause analysis of reported patient falls in ors in the veterans health administration[J]. AORN J，2018，108（4）：386-397.

[27] PRIELIPP R C，WEINKAUF J L，ESSER T M，et al. Falls from the O. R. or procedure table[J]. Anesth Analg，2017，125（3）：846-851.

[28] 中华护理学会. 成人住院患者跌倒风险评估及预防：T/CNAS 09-2020[S/OL]. （2021-02-01）[2024-12-23]. http://hltb. kxj.org.cn/index/tuanti/standard.html?team-standard-id=25.

[29] 赵丹，王志稳. 骨科患者术中压力性损伤发生情况及危险因素研究 [J]. 护理学杂志，2018，33（22）：33-37，56.

[30] 蒋维连. 护士对手术患者实施压力性损伤风险告知的体验 [J]. 解放军护理杂志，2019，36（2）：41-44.

[31] 陈哲颖，吴晓蓉，吴梦媛. 术中获得性压力性损伤发生的影响因素分析 [J]. 中国护理管理，2019，19（1）：43-48.

[32] 陈红，张春瑾，吴波，等. 医疗失效模式与效应分析在手术室常规病理标本管理中的应用研究 [J]. 中国护理管理，2022，22（1）：9-13.

[33] 蒋红，黄莺，王桂娥，等. 医疗失效模式与效应分析在医院口服给药安全管理中的应用 [J]. 中华护理杂志，2010，45（5）：394-396.

[34] 国家老年疾病临床医学研究中心（湘雅医院），国家科技部内镜微创技术装备与标准国际联合研究中心. 综合医院日间手术室运行和管理中国专家共识（2022版）[J]. 中华消化外科杂志，2022，21（9）：1173-1179.

[35] 卓秀丽，葛环玉. 综合医院手术排程方案现状调查及效果分析 [J]. 临床护理杂志，2022，21（2）：63-64.

[36] 杨红梅，林艳，刘佩珍，等. 手术室运营管理中手术排程研究进展 [J]. 护理学报，2021，28（11）：12-15.

[37] 张磊. 考虑多目标优化的日间手术排程研究 [D]. 北京：北京交通大学，2021.

[38] 林夏，马洪升，王琪，等. 提升我国日间手术管理水平的思考与建议 [J]. 中国医院管理，2017，37（7）：41-42.

[39] 郭永瑾，赵蓉，杨丽，等. 上海市级医院日间手术发展的优化策略研究 [J]. 中国医院，2015，19（4）：16-19.

[40] 邵维君，朱华，闻大翔，等. 日间手术诊疗全过程信息化管理 [J]. 中国卫生质量管理，2018，25（4）：6-9.

[41] 刘常清，任宏飞，李继平，等. 日间手术管理模式与发展现状 [J]. 护理研究，2016，30（28）：3466-3469.

[42] 夏萍，王卫，夏志鹏，等. 日间手术全程管理模式探索及实践 [J]. 中国医院，2023，27（8）：99-101.

[43] 吴海燕，朱慧，金燕，等. 全过程质控对提升某院住院手术病历质量的效果及影响因素探讨 [J]. 中国医疗管理科学，2023，13（6）：98-101.

[44] 出迪，吴丽萍，向黎黎，等. 日间手术集中管理对提高手术室护理工作质量的效果观察 [J]. 护理实践与研究，2019，16（14）：135-137.

[45] 郑军，徐薇，张铭，等. 日间手术全周期闭环智慧系统管理实践与成效 [J]. 护理学杂志，2022，37（3）：1-5.

[46] 项霓，田静静．日间手术室护理风险管理措施的文献汇总分析 [J]．护理实践与研究，2021，18（2）：195-198.

[47] 伍小群，丁福，付显芬，等．重庆市公立综合医院医疗质量安全项目及护理参与执行状况调查 [J]．护理学杂志，2023，38（20）：64-68.

[48] 王晓燕，李国宏，徐翠荣，等．质量管理工具在护理不良事件分析与改进中的应用 [J]．解放军护理杂志，2017，34（17）：71-76.

[49] 徐彩娟，金静芬，王惠琴，等．四种质量管理工具在护理质量管理中的综合应用 [J]．中国实用护理杂志，2015，31（17）：1275-1277.

[50] 王其恩，梁桂仙．六西格玛管理法在我国护理质量管理中的应用研究进展 [J]．当代医学，2015，21（25）：8-9.

[51] 应波，张晓雪，陈丽鸥，等．日间手术护理质量客观评价指标体系的构建 [J]．护士进修杂志，2022，37（12）：1070-1074.

[52] 潇葳，江良县，陈红艳．医护一体化健康教育对日间手术护理质量的影响 [J]．中国药物与临床，2020，20（6）：1006-1007.

[53] 李灿萍，黄寿奖，王东披，等．小儿日间手术标准化管理实践与探索 [J]．中华医院管理杂志，2019，35（3）：209-212.

[54] 李伟，苏成，王从军，等．小儿外科日间手术在综合医院应用模式的可行性研究 [J]．中华小儿外科杂志，2020，41（8）：710-715.

[55] 陈亚军，卞红强．小儿外科日间手术在中国的建立与发展 [J]．中华小儿外科杂志，2020，41（8）：673-675.

[56] 吴新雁，韩丁，王煜，等．舒适化护理对日间手术儿童术前焦虑和术后早期转归的影响 [J]．中华全科医学，2022，20（12）：2156-2159.

[57] 刘佩莹，邓肖香，林素玲，等．日间手术管理模式在儿童静脉畸形介入治疗中的应用及效果评价 [J]．中华介入放射学电子杂志，2021，9（1）：92-97.

[58] 胡斌，徐振海，刘冰，等．老年患者输尿管软镜碎石日间手术延迟出院的危险因素分析 [J]．泌尿外科杂志（电子版），2023，15（3）：34-38.

[59] 沈蓝君，夏露，程云．老年日间手术患者延续护理需求现状及影响因素研究 [J]．中华护理杂志，2022，57（21）：2622-2628.

[60] 余琼，邓雁，冯林美．老年日间手术患者延迟出院的风险预测模型构建 [J]．护理学杂志，2022，37（15）：52-55.

[61] 沈蓝君，夏露，彭健，等．老年日间手术患者延续护理需求质性研究 [J]．中国初级卫生保健，2022，36（6）：114-117.

[62] 邹妮，王丹，傅晟静，等．老年患者日间手术全程质量管理模式研究 [J]．中国卫生质量管理，2022，29（1）：33-36.

[63] 吴美，夏露，程云，等．日间手术病房老年患者围手术期管理的证据总结 [J]．护士进修杂志，2021，36（18）：1723-1727.

[64] 李航，赵礼金．老年患者腹腔镜胆囊切除日间手术的安全性分析 [J]．中国普通外科杂志，2019，28（8）：1012-1017.

[65] 孙立，陈杰，申英末．老年腹股沟疝日间手术注意事项 [J]．中国实用外科杂志，2018，38（8）：873-876.

[66] 李艳华，孙智辉，王园园，等．老年日间手术患者延迟出院的原因及相关因素 [J]．中国老年学杂志，2017，37（14）：3585-3587.

[67] 李梅，陈军，杨梅，等．老年肺癌护理中国专家共识（2022版）[J]．中国肺癌杂志，2023，26（3）：177-192.

[68] 陈军，车国卫，孙大强，等．老年肺癌外科治疗中国专家共识（2022版）[J]．中国肺癌杂志，2023，26（2）：83-92.

[69] 刘臻，刘颖，黄鑫，等．心理护理对老年外科手术患者的疗效 [J]．国际精神病学杂志，2017，44（2）：351-354.

[70] 曹晖，陈亚进，顾小萍，等．中国加速康复外科临床实践指南（2021版）[J]．中国实用外科杂志，2021，41（9）：961-992.

[71] 中国医院协会．中国医院质量安全管理第2-25部分：患者服务日间手术：T/CHAS 10-2-25 −2018 [S/OL]．（2018-05-18）[2025-2-28]．https://www.ttbz.org.cn/StandardManage/Detail/23276/

[72] 四川省护理学会．日间手术中心护理质量安全管理：T/SCNA0001-2022[S/OL]．（2022-12-22）[2025-2-28]．https://www.ttbz.org.cn/StandardManage/Detail/74298

[73] 杨玲，黄小龙，罗旭，等．国内外日间手术发展现状与思考 [J]．中国卫生质量管理，2020，27（4）：33-37.

[74] 魏文斌．同仁眼科日间手术手册 [M]．北京：人民卫生出版社，2018：1-196.

[75] 瞿佳，陈燕燕．眼科日间手术管理与实践 [M]．北京：人民卫生出版社，2020：1-224.

[76] 张晶，韩彦凤，周金燕，等．2018—2021年某眼科医院日间手术现况分析 [J]．中国医院统计，2023，30（5）：330-333.

[77] 张宛侠，张岩，马张芳．基于贝克认知疗法及引导想象的干预措施对眼科日间手术患者术前焦虑的影响 [J]．中国医刊，2023，58（7）：810-812.

[78] 夏鑫，郭趣，卢爽，等．我国日间手术研究现状与分析 [J]．全科护理，2023，21（18）：2482-2485.

[79] 陈丹丹，林悦燕，袁敏而，等．眼科日间手术模式下的医疗质量与安全管理 [J]．现代医院管理，2023，21（3）：54-56.

[80] 杨小晓，马张芳，刘敬花，等．回顾性调查眼科日间手术取消原因及改进措施 [J]．河北医药，2023，45（8）：1254-1258.

[81] 杨英珍，杨逸，李芳芳，等．以护士为主导的团队导航模式在日间手术的应用 [J]．护理学杂志，2022，37（18）：46-48.

[82] 陈欢欢，葛锋．国内日间手术发展现状与思考 [J]．现代医院，2022，22（8）：1153-1156.

[83] 董魁，王亚宁，孙斌．三级公立医院绩效考核对日间手术发展的影响及改进策略研究 [J]．现代医院管理，2022，20（3）：29-32.

[84] 孙辉，明敏馨，马旭东．我国二、三级医疗机构日间手术发展现状分析 [J]．中国医院管理，2022，42（3）：48-51.

[85] 许立霞，李艳萍，郑志彬，等．日间手术对综合医院手术科室平均住院日的影响 [J]．河南医学研究，2021，30（17）：3089-3092.

[86] 汪轶婷，李吉平，张奕，等．耳鼻咽喉科开展日间手术的实践与探索 [J]．中国卫生质量管理，2020，27（2）：39-42.

[87] 王晓锋，李嘉，黎雄文，等．声带息肉日间手术管理在耳鼻咽喉头颈快速康复外科中的应用及效果研究 [J]．中国实用医药，2020，15（8）：189-190.

[88] 韩宇，洪流，董艳，等．日间手术安全管理的伦理意义——以耳鼻喉科为例 [J]．中国医学伦理学，2018，31（11）：1415-1418.

[89] 付晶，魏文斌，马张芳，等．我院眼科日间手术管理模式的发展及探索 [J]．中国医院管理，2018，38（8）：51-52.

[90] 刘淑贤．眼科日间手术的规范化管理与应用效果研究 [J]．护士进修杂志，2018，33（1）：38-40.

[91] 白雪，马洪升，罗利．中外日间手术发展对比研究及展望 [J]．中国医院管理，2014，34（5）：35-37.

[92] 李华．日间手术概念在白内障手术中的应用体会 [J]．农垦医学，2008，（2）：133-134.

[93] 王平，于飞飞，于丽. 我国眼科日间手术护理服务模式的现状及研究进展 [J]. 国际护理学杂志，2020，39（22）：4214-4218.

[94] 奚春花，施东婧，李芸慧，等. 非白内障眼科日间手术当日取消率及原因分析 [J]. 中华医学杂志，2022，102（21）：1608-1613.

[95] 李思华，陈武朝，陆泳卓，等. 基于激励相容理论的三级综合医院日间手术管理实践 [J]. 中华医院管理杂志，2023，39（11）：821-825.

[96] 中国医药教育协会眼科委员会，解放军医学科学技术委员会眼科学分会，中国老年医学学会眼科分会. 中国眼科日间手术管理专家共识（2021 年）[J]. 中华眼科杂志，2021，57（6）：406-414.

[97] 高正，干海琴. 眼科日间手术信息化管理体系的构建 [J]. 中华医院管理杂志，2022，38（1）：47-50.

[98] 景丹丹，李宁，刘彦，等. 眼科日间手术患者就医体验及分阶段照护需求的质性研究 [J]. 中华现代护理杂志，2023，29（6）：810-814.

[99] 翟祥娟，吴敏，刘燕，等. 眼科日间手术患者围术期循证护理方案的构建及临床实践 [J]. 国际护理学杂志，2023，42（24）：4534-4538.

[100] 陈捷茹，胡延秋，归纯漪. 美国眼科日间手术护理管理见闻及启示 [J]. 中华现代护理杂志，2019，25（19）：2382-2385.

[101] 王季芳，洪怡莉，周行涛，等. 眼科日间手术术前管理的循证实践 [J]. 中华护理杂志，2018，53（3）：267-271.

[102] 顾小萍，易杰，裴丽坚. 围术期患者低体温防治专家共识（2023 版）[J]. 临床麻醉学杂志，2023，39（7）：764-771.

[103] 张宇，陶秋云，徐小群，等. 日间手术模式下宫腔镜手术患者术前心理弹性现状的调研与分析 [J]. 中国妇幼保健，2020，35（7）：1302-1305.

[104] 宋华梅，郑文斐. 宫腔镜手术并发子宫穿孔的回顾性分析 [J]. 公共卫生与预防医学，2017，28（6）：140-141.

[105] 中国医师协会妇产科医师分会，中华医学会妇产科学分会子宫内膜异位症协作组. 子宫内膜异位症诊治指南（第三版）[J]. 中华妇产科杂志，2021，56（12）：812-824.

[106] JOSHI G P，ABDELMALAK B B，WEIGEL W A，et al. 2023 American Society of Anesthesiologists practice guidelines for preoperative fasting：carbohydrate-containing clear liquids with or without protein，chewing gum，and pediatric fasting duration-a modular update of the 2017 American Society of Anesthesiologists practice guidelines for preoperative fasting[J]. Anesthesiology，2023，138（2）：132-151.

[107] 罗绰，黄明君，蒋静文，等. 某三甲医院 2011 年 -2018 年日间手术中心病例特点分析 [J]. 中国病案，2020，21（10）：70-74.

[108] 刘茜，黄明君，马洪升，等. 日间手术取消原因分析及对策 [J]. 华西医学，2022，37（9）：1352-1357.

[109] 张晗，黄明君，戴燕. 日间手术延迟出院影响因素分析及应对措施 [J]. 中国卫生质量管理，2022，29（7）：26-31.

[110] 袁华娣，贺红. "互联网 +" 日间手术肺癌患者健康教育模式的构建及应用 [J]. 中国护理管理，2023，23（6）：921-925.

[111] 中国研究型医院学会微创外科学专业委员会. 日间腹腔镜胆囊切除术专家共识 [J]. 腹腔镜外科杂志，2023，28（8）：561-567，573.

[112] 《中华消化外科杂志》编辑委员会. 日间手术肝胆疾病标准化流程中国专家共识（2022 版）[J]. 中华消化外科杂志，2022，21（2）：185-190.

[113] 中国日间手术合作联盟疝和腹壁外科专业日间手术专家委员会，《中华疝和腹壁外科杂志（电子版）》编辑委员会，全国卫生产业企业管理协会疝和腹壁外科产业及临床研究分会，等. 腹股沟疝日间手术规范化流程与标准中国专家指南（2023 版）[J]. 中华疝和腹壁外科杂志（电子版），2023，17（5）：497-503.

[114] 中国日间手术合作联盟,《中华疝和腹壁外科杂志（电子版）》编委会, 中国医师协会外科医师分会疝和腹壁外科学组, 等. 中小腹壁疝日间手术规范化流程中国专家共识（2022版）[J]. 中华消化外科杂志, 2022, 21（9）: 1165-1172.

[115] 陶燃, 屈展, 孙德峰, 等.《直肠肛门日间手术临床实践指南（2019版）》解读 [J]. 中华胃肠外科杂志, 2019, 22（12）: 1118-1123.

[116] 董菲, 钱敏雪, 姜虹. 精细化护理对结直肠息肉患者康复期胃肠道恢复的影响 [J]. 国际护理学杂志, 2021, 40（8）: 1516-1518.

[117] 陈希琳, 陈朝文, 段宏岩, 等. 痔诊疗日间手术专家共识（2020年版）[J]. 实用临床医药杂志, 2020, 24（10）: 1-8.

[118] 中国抗癌协会甲状腺癌专业委员会, 中国抗癌协会头颈肿瘤专业委员会, 中国研究型医院学会甲状腺疾病专业委员会. 甲状腺日间手术中国专家共识（2021版）[J]. 中国普通外科杂志, 2021, 30（5）: 499-509.

[119] 中华医学会外科学分会乳腺外科学组. 乳腺外科日间手术中国专家共识（2021版）[J]. 中国实用外科杂志, 2021, 41（11）: 1201-1205.

[120] 中华医学会麻醉学分会. 成人日间手术后镇痛专家共识（2017）[J]. 临床麻醉学杂志, 2017, 33（8）: 812-815.

[121] 刘洋, 张一敏, 王小成, 等. 四川大学华西医院日间手术出院后管理规范 [J]. 华西医学, 2019, 34（2）: 137-139.

[122] 李卡, 金静芬, 马玉芬. 加速康复外科护理实践专家共识 [M]. 北京: 人民卫生出版社, 2019.

[123] 张乐, 宋锴澄, 申乐. 加速康复外科理念推动下的多模式术后恶心呕吐管理策略:《第四版术后恶心呕吐管理指南》解读 [J]. 协和医学杂志, 2021, 12（4）: 490-495.

[124] 中华医学会肠外肠内营养学分会, 中国医药教育协会加速康复外科专业委员会. 加速康复外科围术期营养支持中国专家共识（2019版）[J]. 中华消化外科杂志, 2019, 18（10）: 897-902.

[125] 国际血管联盟中国分部护理专业委员会. 住院患者静脉血栓栓塞症预防护理与管理专家共识 [J]. 解放军护理杂志, 2021, 38（6）: 17-21.

[126] WEIMANN A, BRAGA M, CARLI F, et al. ESPEN practical guideline: clinical nutrition in surgery[J]. Clin Nutr, 2021, 40（7）: 4745-4761.

[127] 马戈, 张秀来. 基于JCI理念的日间手术管理体系构建 [J]. 华西医学, 2019, 34（2）: 184-187.

[128] 孙辉, 高嗣法, 孙佳璐, 等.《医疗机构日间医疗质量管理暂行规定》的解读 [J]. 中国卫生质量管理, 2023, 30（5）: 30-33.

[129] ABEBE M M, AREFAYNE N R, TEMESGEN M M, et al. Evidence-based perioperative pain management protocol for day case surgery in a resource limited setting: systematic review[J]. Ann Med Surg（Lond）, 2022, 80: 104322.

[130] 蒋丽莎, 宋应寒, 马洪升. 中国日间手术未来发展愿景 [J]. 华西医学, 2021, 36（2）: 141-143.

[131] 刘子嘉, 黄宇光. "三联预康复": ERAS的术前优化 [J]. 医学与哲学（B）, 2017, 38（6）: 12-14.

[132] 中国医师协会泌尿外科医师分会, 中国医师协会麻醉学医师分会. ERAS中国专家共识暨路径管理指南（2018）: 前列腺癌根治手术部分 [J]. 现代泌尿外科杂志, 2018, 23（12）: 902-909.

[133] 廖文娟, 匡雪春, 刘军, 等. 三甲医院日间手术患者焦虑情况调查分析 [J]. 实用医院临床杂志, 2016, 13（3）: 123-124.

[134] PLOUSSARD G, ALMERAS C, BEAUVAL J B, et al. Same-day discharge surgery for robot-assisted radical prostatectomy in the era of ERAS and prehabilitation pathways: a contemporary, comparative, feasibility study[J]. World J Urol, 2022, 40（6）: 1359-1365.

[135] 陈奇, 董樑, 李佳怡, 等. 上海仁济医院泌尿外科日间手术实践探索 [J]. 中华医院管理杂志, 2017, 33（5）: 349-351.

[136] 孙辉，王凯，朱宏，等.2016-2022 年我国日间手术术式变化及对日间手术规范化发展的思考 [J]. 中国医院，2022，26（8）：10-13.

[137] ZHU W, HUANG M, DAI Y, et al. Influencing factors for delayed discharge following day surgery: a retrospective case-control study[J]. Int J Nurs Pract，2022，28（2）：e12951.

[138] 詹鹰，汪静，朱云鹏，等.日间经皮肾镜碎石术治疗 32 例肾和输尿管上段结石的疗效观察 [J]. 现代泌尿外科杂志，2020，25（9）：784-788.

[139] 朱洁清，黄莉燕，黄佩绿，等.逆行肾内输尿管软镜碎石日间手术病人延迟出院的危险因素 [J]. 护理研究，2023，37（21）：3852-3856.

[140] 黄健，张旭.中国泌尿外科和男科疾病诊断治疗指南（2022 版）[M].北京：科学出版社，2022.

[141] 于书慧，王为，车新艳，等.泌尿外科患者短期留置导尿管的循证护理研究 [J]. 护理学杂志，2020，35（17）：93-97.

[142] 彭飞.导尿管相关尿路感染防控最佳实践——《导管相关感染防控最佳护理实践专家共识》系列解读之一 [J]. 上海护理，2019，19（6）：1-4.

[143] 梁伟霞，苏丽凤.加速康复护理在泌尿外科日间手术管理应用中的效果评价 [J]. 中华泌尿外科杂志，2018，39（z1）：77-78.

[144] 蔡金花，王荣，王雪静.泌尿外科全麻腹腔镜手术患者术后早期进食的探讨 [J]. 实用临床医药杂志，2013，17（10）：76-78.

[145] 尧冰，王德娟，栗霞，等.加速康复外科管理非选择性应用于泌尿外科手术患者的回顾性研究 [J]. 中华腔镜泌尿外科杂志（电子版），2022，16（2）：111-115.

[146] 徐浩，许盛飞，袁晓奕，等.泌尿外科患者围手术期静脉血栓栓塞发病情况分析 [J]. 中华泌尿外科杂志，2023，44（3）：195-199.

[147] 中国抗癌协会泌尿男生殖系肿瘤专业委员会微创学组.中国泌尿外科围手术期血栓预防与管理专家共识 [J]. 现代泌尿外科杂志，2020，25（12）：1048-1051.

[148] 中国心胸血管麻醉学会日间手术麻醉分会，"基于术后加速康复的日归手术全程管理专家共识"工作组.基于术后加速康复的日归手术全程管理专家共识 [J]. 中华麻醉学杂志，2023，43（4）：385-399.

[149] SALAUDEEN G O, AFUWAPE O O, EYELADE O R, et al. Effectiveness of postoperative analgesia in the management of acute pain in day-case surgeries[J]. Ann Afr Med，2018，17（3）：140-144.

[150] 梁希，张静，李晓菲，等.提高氧流量对减轻女性泌尿外科腹腔镜术后患者恶心呕吐的影响 [J]. 微创泌尿外科杂志，2015，4（3）：179-182.

[151] 陈潇，张玉侠，周海英，等.术后恶心呕吐非药物管理的最佳证据总结 [J]. 中华护理杂志，2021，56（11）：1721-1727.

[152] 中国医师协会外科医师分会疝和腹壁外科专业（青年），大中华腔镜疝外科学院.成人腹股沟疝患者教育中国专家共识 [J]. 中华疝和腹壁外科杂志（电子版），2022，16（6）：619-623.

[153] 中华医学会男科学分会精索静脉曲张诊断与治疗指南编写组.精索静脉曲张诊断与治疗指南 [J]. 中华男科学杂志，2022，28（8）：756-767.

[154] 广东省医学会泌尿外科学分会.尿路结石腔内碎石患者围手术期并发尿脓毒症护理专家共识 [J]. 中华护理杂志，2022，57（8）：914-917.

[155] 中国肿瘤医院泌尿肿瘤协作组.非肌层浸润性膀胱癌膀胱灌注治疗专家共识（2021 版）[J]. 中华肿瘤杂志，2021，43（10）：1027-1033.

[156] 中国研究型医院学会泌尿外科学专业委员会，中国医疗保健国际交流促进会泌尿健康促进分会，中国医疗保健国际交流促进会循证医学分会，等.中国非肌层浸润性膀胱癌治疗与监测循证临床实践指南（2018 简化版）[J]. 中国循证医学杂志，2018，18（12）：1267-1272.

[157] 中国抗癌协会泌尿男生殖系肿瘤专业委员会微创学组.中国泌尿男生殖系肿瘤手术后随访方案专家共识 [J]. 现代泌尿外科杂志，2021，26（5）：369-375.

[158] 中华医学会妇产科学分会妇科盆底学组.女性压力性尿失禁诊断和治疗指南（2017）[J].中华妇产科杂志，2017，52（5）：289-293.

[159] 中国医促会泌尿健康促进分会，中国研究型医院学会泌尿外科学专业委员会.单纯性肾囊肿手术治疗的安全共识[J].现代泌尿外科杂志，2020，25（8）：665-675.

[160] 良性前列腺增生专业防控联盟专家组.良性前列腺增生术后膀胱颈挛缩诊治专家共识[J].泌尿外科杂志（电子版），2023，15（3）：1-9.

[161] 中华医学会男科学分会，良性前列腺增生加速康复护理中国专家共识编写组.良性前列腺增生加速康复护理中国专家共识[J].中华男科学杂志，2021，27（7）：659-663.

[162] 郑志斌，吉祥，栾潇，等.基于加速康复外科理念的日间经阴道闭孔无张力尿道中段悬吊术治疗女性压力性尿失禁的可行性和安全性研究[J].华西医学，2024，39（2）：208-212.

[163] 李琦，王艳青，夏盛强，等.经尿道绿激光前列腺剜除术的日间手术护理配合[J].中国男科学杂志，2020，34（5）：55-58.

[164] 傅强，撒应龙.尿道狭窄治疗安全共识[J].现代泌尿外科杂志，2019，24（2）：93-97.

[165] NOURPARVAR P，LEUNG A，SHREWSBERRY A B，et al. Safety and efficacy of ureteral stent placement at the bedside using local anesthesia[J]. J Urol, 2016, 195（6）：1886-1890.

[166] SIVALINGAM S，TAMM-DANIELS I，NAKADA S Y. Office-based ureteral stent placement under local anesthesia for obstructing stones is safe and efficacious[J]. Urology, 2013, 81（3）：498-502.

[167] 娄洁琼，侯旭敏，郑悦，等.胸外科四级手术日间化研究与探索[J].中国卫生质量管理，2024，31（5）：29-32.

[168] 邱莉华，徐璐，路子蕴，等.集中管理模式下胸外科日间手术患者非计划再就诊影响因素分析[J].中国卫生质量管理，2023，30（9）：27-31.

[169] 李凯礼宓，李蕊，王雪强.音乐治疗改善疼痛的研究进展[J].中国康复医学杂志，2022，37（1）：112-116.

[170] 许攀，沈倩，杨明，等.中药精油止痛研究进展[J].中国实验方剂学杂志，2021，27（17）：211-216.

[171] 谢冬，陈昶，朱余明，等.日间手术及加速康复外科用于早期肺癌微创外科517例的探索与实践[J/OL].中国胸心血管外科临床杂志，1-7.

[172] 沈诚，常帅，周坤，等.加速康复外科和日间手术模式在胸外科中的应用现状及发展前景[J].中国肺癌杂志，2020，23（9）：800-805.

[173] 黄海.巨刺法对TKA术后疼痛与关节功能障碍的改善效应及其镇痛机理研究[D].上海：上海中医药大学，2020.

[174] 董映显，朱道君，车国卫，等.肺癌日间手术操作流程与临床应用效果分析[J].中国肺癌杂志，2020，23（2）：77-83.

[175] 车国卫.加速康复外科：肺癌手术日间化现状与策略[J].中国肺癌杂志，2020，23（1）：1-4.

[176] 曹守强，董庆，韩敬泉，等.日间手术治疗手汗症的病例对照研究[J].中国胸心血管外科临床杂志，2016，23（6）：537-541.

[177] 张翔宇，韩敬泉，刘成，等.原发性自发性气胸的日间手术[J].中国微创外科杂志，2016，16（2）：144-146.

[178] 马洪升，戴燕.日间手术治疗模式国内外发展简述[J].中国医院管理，2012，32（1）：47-48.

[179] KJELD M P. The Nordic health care modc[R]. Copenhagen：The Nordic Health Care Model 9th International Congress on Ambulatory Surgery，2011.

[180] MOJON-AZZI S M，MOJON D S, The rate of outpatient cataract surgery in ten European countries：an analysis using data from the SHARE survey[J]. Graefes Arch Clin Exp Ophthalmol, 2007, 245（7）：1041-1044.

[181] 蒋灿华，蒯新春，张志愿，等.口腔颌面外科日间手术中国专家共识[J].中国口腔颌面外科杂志，2019，17（5）：385-390.

[182] 胡雅琴, 蒋灿华, 高兴, 等. 2018 例口腔颌面外科日间手术临床分析 [J]. 中国口腔颌面外科杂志, 2020, 18（2）: 136-139.

[183] 唐鹤淑, 姚志清, 张梅. 口腔颌面外科日间病房医护一体化模式的探索 [J]. 护理学杂志, 2019, 34（14）: 11-13.

[184] 李燕, 徐莹, 杨悦来, 等. 口腔颌面日间手术当日取消的原因分析及对策建议 [J]. 上海口腔医学, 2023, 32（3）: 328-331.

[185] 高先连, 卢金红, 王苏苏. 日间手术模式在口腔颌面外科的应用进展 [J]. 护士进修杂志, 2023, 38（13）: 1183-1186.

[186] 季琦, 陆英群, 叶莺, 等. 口腔医院日间病房的运行实践 [J]. 全科护理, 2019, 17（10）: 1245-1246.

[187] 蔡群辉, 顾玉红, 陈诚. 小儿口腔疾病日间全麻手术中的护理配合 [J]. 国际护理学杂志, 2019, 38（22）: 3748-3751.

[188] 高苑, 杨舒, 杨梦晨. 加速康复外科护理在口腔颌面外科日间手术患者围手术期的应用效果 [J]. 中西医结合护理, 2022, 8（8）: 5-8.

[189] WEBSTER J S, KING H B, TOOMEY L M, et al. Understanding quality and safety problems in the ambulatory environment: seeking improvement with promising teamwork tools and strategies[M]// HENRIKSEN K, BATTLES J B, KEYES M A, et al. Advances in Patient Safety: New Directions and Alternative Approaches（Vol. 3: Performance and Tools）. Rockville（MD）: Agency for Healthcare Research and Quality（US）, 2008.

[190] 卢振玲, 杨昕宇, 马兵, 等. 根本原因分析法在日间手术患者身份识别流程改进中的应用 [J]. 中国护理管理, 2022, 22（12）: 1866-1871.

[191] 肖蒙, 周学颖, 张淑华, 等. 日间手术的护理安全隐患及管理现状研究进展 [J]. 吉林医学, 2020, 41（8）: 1969-1971.

[192] 胡晓, 刘倩, 黄晓萱, 等. 日间手术病房的精益管理策略 [J]. 华西医学, 2019, 34（2）: 159-163.

[193] 刘淑贤, 李越. 眼科日间手术中心的风险管理与实施效果 [J]. 华西医学, 2017, 32（11）: 1680-1683.

[194] 张宛侠, 马张芳, 刘淑贤. 眼科日间全身麻醉手术患者安全护理中的前馈控制 [J]. 华西医学, 2017, 32（11）: 1684-1688.

[195] 黄欢欢, 郑双江, 赵庆华, 等. 2022 版《中国医院协会患者安全目标》更新解读 [J]. 中国医院, 2023, 27（4）: 21-23.

[196] 美国医院评审联合委员会. 2022 年美国患者安全目标（医院版）[J]. 中国卫生质量管理, 2022, 29（2）: 25.

[197] 刘加婷, 邓子银, 赵丽蓉, 等. 住院患者跌倒预防相关临床实践指南的质量评价及推荐意见总结 [J]. 护士进修杂志, 2024, 39（4）: 395-400.

[198] 刘加婷, 邓子银, 赵丽蓉, 等. 护士在临床中应用《住院患者跌倒预防临床实践指南》的质性研究 [J]. 护士进修杂志, 2023, 38（12）: 1118-1122.

[199] 国家卫生健康委办公厅. 国家卫生健康委办公厅关于印发患者安全专项行动方案（2023-2025 年）的通知 [EB/OL].（2023-10-09）[2023-11-06]. http://www.nhc.gov.cn/yzygj/s7657/202310/b83b9e050e0a4aea82455a941bcd0f8f.shtml.

[200] 中华医学会外科学分会外科感染与重症医学学组, 中国医师协会外科医师分会肠瘘外科医师专业委员会. 中国手术部位感染预防指南 [J]. 中华胃肠外科杂志, 2019, 22（4）: 301-314.

[201] 赵晓燕, 黄明君, 乔甫, 等. 四川大学华西医院日间手术医院感染管理规范 [J]. 华西医学, 2021, 36（2）: 152-155.

[202] 马锐, 陈建常, 张春浩, 等. 手术部位感染主要相关因素研究进展 [J]. 中华医院感染学杂志, 2014, 24（9）: 2338-2340.

[203] 乔甫. 日间手术中心的医院感染预防与控制 [J]. 华西医学, 2019, 34（2）: 209-212.

[204] LEAPER D J, EDMISTON C E. World Health Organization: global guidelines for the prevention of surgical site infection[J]. J Hosp Infect, 2017, 95（2）: 135-136.

[205] 陈德键, 缪传文, 顾春红, 等. 日间手术手术部位感染防控体系的构建及应用探索 [J]. 中国医院管理, 2023, 43（1）: 45-48.

[206] WANG Q, CAO M, TAO H, et al. Evidence-based guideline for the prevention and management of perioperative infection[J]. J Evid Based Med, 2023, 16（1）: 50-67.

[207] 叶慧, 宗志勇, 吕晓菊. 2017 年版美国疾病预防控制中心手术部位感染预防指南解读 [J]. 中国循证医学杂志, 2017, 17（7）: 745-750.

[208] 黄世欣, 刘健, 王宏宇, 等. 白内障日间手术医院感染预防相关研究进展 [J]. 中国中医眼科杂志, 2022, 32（10）: 834-836.

[209] 黄晓萱, 谢新秀, 刘蔚东, 等. 日间手术患者抗菌药物应用回顾性研究 [J]. 华西医学, 2021, 36（2）: 205-210.

[210] 苏艳秀, 郑晓薇, 邓丽芳. 护理风险管理在眼科日间手术室感染控制中的应用 [J]. 齐鲁护理杂志, 2020, 26（12）: 133-135.

[211] 陈海燕. 医院感染控制流程在小儿普外科病房开展日间手术的应用 [J]. 青海医药杂志, 2018, 48（2）: 27-28.

[212] 石昌荆, 陈艺飞, 尚明丽. 强化管理措施对日间手术观察室感染控制及患者术后感染率的影响 [J]. 中国地方病防治杂志, 2017, 32（9）: 2, 4.

[213] 吴晶, 徐长妍, 鄢红, 等. 强化管理对日间手术观察室感染控制效果的评价 [J]. 中华医院感染学杂志, 2016, 26（2）: 465-466, 469.

[214] 赵同民, 丁峰. 日间手术室医院感染控制与管理 [J]. 中华医院感染学杂志, 2012, 22（2）: 385.

[215] 张超, 李彬, 翟小松, 等. 手术室综合干预策略对手术部位感染控制的效果 [J]. 中华医院感染学杂志, 2023,（24）: 3802-3805.

[216] 王宝鸿, 黄靓妍, 王彧杰, 等. 手术部位感染判定标准研究进展 [J]. 中国消毒学杂志, 2023, 40（6）: 460-464.

[217] 杨剑税, 闵琦芬. 骨科关节镜手术手术部位感染聚集的流行病学调查 [J]. 中国感染控制杂志, 2023, 22（2）: 175-180.

[218] 刘倩, 王宜庭, 庄若, 等. 全麻气管插管患者术后咽喉痛分层预防管理方案的构建及应用 [J]. 护理学杂志, 2023, 38（2）: 1-5.

[219] 徐建国. 成人手术后疼痛处理专家共识 [J]. 临床麻醉学杂志, 2017, 33（9）: 911-917.

[220] 林建华. 日间手术患者出院后的镇痛策略 [J]. 麻醉安全与质控, 2017, 1（1）: 45-49.

[221] 王丽美, 曹学照, 吕黄伟. 老年患者日间手术后疼痛的管理策略 [J]. 中华麻醉学杂志, 2019, 39（10）: 1270-1275.

[222] 万丽, 赵晴, 陈军, 等. 疼痛评估量表应用的中国专家共识（2020 版）[J]. 中华疼痛学杂志, 2020, 16（3）: 177-187.

[223] 邱迪, 王星明, 刘清仁, 等. 急性术后疼痛危险因素和疼痛程度预测方法的研究进展 [J]. 临床麻醉学杂志, 2022, 38（2）: 194-198.

[224] 王玉芹, 邹金楠, 张言, 等. 基于循证护理的日间手术患者疼痛管理标准作业程序的构建与实践 [J]. 全科护理, 2022, 20（5）: 625-627.

[225] 黄毅升, 方艳, 黄桂明, 等. 患儿日间手术疼痛管理的研究进展 [J]. 临床麻醉学杂志, 2023, 39（8）: 858-862.

[226] 邵珍珍, 朱琳, 唐文娟, 等. 儿童术后疼痛评估工具研究进展 [J]. 护理学杂志, 2021, 36（5）: 102-108.

[227] 刘斌，邱贵兴，裴福兴，等.骨科加速康复围手术期疼痛管理专家共识[J].中华骨与关节外科杂志，2022，15（10）：739-745.

[228] 朱云柯，林琳，廖虎，等.中国胸外科围手术期疼痛管理专家共识（2018版）[J].中国胸心血管外科临床杂志，2018，25（11）：921-928.

[229] 王平，黄永刚.腹股沟疝术后慢性疼痛处理流程国际共识解读[J].中华疝和腹壁外科杂志（电子版），2018，12（1）：6-9.

[230] 冯艺，张冉.多学科疼痛管理组织构建的专家共识[J].临床麻醉学杂志，2017，33（1）：84-87.

[231] 欧阳文，李天佐，周星光.日间手术麻醉专家共识[J].临床麻醉学杂志，2016，32（10）：1017-1022.

[232] 刘子嘉，黄会真，黄宇光.从加速康复外科理念看日间手术：英国2019年日间手术指南解读[J].协和医学杂志，2019，10（6）：570-574.

[233] BAILEY C R，AHUJA M，BARTHOLOMEW K，et al. Guidelines for day-case surgery 2019：guidelines from the Association of Anaesthetists and the British Association of Day Surgery[J]. Anaesthesia，2019，74（6）：778-792.

[234] 曹颖，廖玲，覃焦，等.成人术后急性疼痛评估工具的范围综述[J].护理学杂志，2023，38（7）：110-116.

[235] 程智刚，郭曲练，王云姣.加强日间手术麻醉临床研究，提高日间手术医疗质量[J].中国医师杂志，2018，20（4）：481-486.

[236] 徐建国.张美怡，宋吉贵，等.成人术后恶心呕吐评估和预防指南的系统评价[J].中华现代护理杂志，2023，29（17）：2274-2281.

[237] GAN T J，BELANI K G，BERGESE S，et al. Fourth consensus guidelines for the management of postoperative nausea and vomiting[J]. Anesth Analg，2020，131（2）：411-448.

[238] 赵梓佳，赵丹，陈碧贤，等.术后恶心和呕吐非药物管理的最佳证据总结[J].护理学报，2021，28（11）：33-39.

[239] 马俊丽，魏新川.术后恶心呕吐病因、机制和治疗进展[J].实用医院临床杂志，2022，19（1）：190-193.

[240] 陈珊，谢新芳，沈国娣，等.成人术后恶心呕吐的早期识别及非药物干预研究进展[J].中西医结合护理（中英文），2019，5（8）：224-227.

[241] 于洋，孙建良.术后恶心呕吐（PONV）的机制及其防治研究进展[J].麻醉安全与质控，2018，2（2）：113-118.

[242] 李天佐.日间手术术后恶心呕吐防治策略[J].北京医学，2015，37（8）：726-727.

[243] 吴小珍，沈转兴，肖秋兰，等.减少日间病房妇科腹腔镜手术后患者恶心呕吐发生率的循证实践[J].护士进修杂志，2022，37（1）：37-42.

[244] 刘超群，朱波，申乐，等.小儿日间手术术后管理进展[J].协和医学杂志，2021，12（6）：999-1003.

[245] 林莉，莫洋，石峰华，等.日间手术出院后并发症分析[J].中国现代医学杂志，2016，26（17）：90-93.

[246] 贺红，庹汪阳，袁华娣，等.肺癌患者日间手术后延迟出院的危险因素研究[J].中华急危重症护理杂志，2022，3（3）：203-207.

[247] 李红波，覃兆军，廖雄鹏，等.日间宫腔镜手术围术期麻醉管理[J].广东医学，2019，40（23）：3335-3338.

[248] 马敬伟，卞红强，段栩飞，等.小儿日间手术安全性分析[J].中华小儿外科杂志，2020，41（8）：704-709.

[249] 全国肺栓塞和深静脉血栓形成防治能力建设项目专家委员会，《医院内静脉血栓栓塞症防治质量评价与管理指南（2022版）》编写专家组.医院内静脉血栓栓塞症防治质量评价与管理指南（2022版）[J].中华医学杂志，2022，102（42）：3338-3348.

[250] 浙江省肺栓塞和深静脉血栓防治联盟.浙江省医院静脉血栓栓塞症防治管理规范专家共识（第二版）[J].加速康复外科杂志，2023，6（3）：97-109.

[251] VENCLAUSKAS L，LLAU J V，JENNY J Y，et al. European guidelines on perioperative venous thromboembolism prophylaxis：day surgery and fast-track surgery[J]. Eur J Anaesthesiol，2018，35（2）：134-138.

[252] ANDERSON D R，MORGANO G P，BENNETT C，et al. American Society of Hematology 2019 guidelines for management of venous thromboembolism：prevention of venous thromboembolism in surgical hospitalized patients[J]. Blood Adv，2019，3（23）：3898-3944.

[253] 中国老年医学学会周围血管疾病管理分会，赵纪春，黄建华，等.老年人静脉血栓栓塞症防治中国专家共识[J].中国普外基础与临床杂志，2023，30（10）：1173-1187.

[254] 黄强，谢锦伟，马信龙，等.医院骨科择期手术患者加速康复管理流程的探讨[J].中华骨与关节外科杂志，2023，16（2）：108-112.

[255] 戴琪，李方，张筱童，等.弹力袜在围术期静脉血栓栓塞症防治中的最佳证据总结[J].护理学报，2022，29（23）：45-49.

[256] 赵纪春，邱贵兴，裴福兴，等.骨科大手术加速康复围手术期静脉血栓栓塞症防治专家共识[J].中华骨与关节外科杂志，2022，15（10）：754-762.

[257] 严伟巍.外科手术患者预防静脉血栓栓塞症的研究进展[J].护理实践与研究，2022，19（18）：2756-2761.

[258] 南星羽，马靓，李海红.骨科围手术期患者静脉血栓栓塞症物理预防的最佳证据总结[J].中国卫生质量管理，2022，29（8）：72-76.

[259] 陈鑫，傅双，芮琳，等.预防成人术中静脉血栓栓塞症的最佳证据总结[J].循证护理，2022，8（11）：1443-1448.

[260] 马玉芬，徐园，王晓杰，等.普通外科患者静脉血栓栓塞症风险评估与预防护理专家共识[J].中华护理杂志，2022，57（4）：444-449.

[261] 王钰，徐园，王晓杰，等.预防关节置换术后患者发生深静脉血栓的最佳证据总结[J].中华护理杂志，2021，56（9）：1408-1414.

[262] 孙沫逸，郭伟，冉炜，等.口腔颌面外科围手术期静脉血栓栓塞症评估与预防专家共识[J].实用口腔医学杂志，2021，37（3）：293-302.

[263] 王辰，刘常清，安晶晶，等.静脉血栓栓塞症风险评估工具研究进展[J].护理研究，2020，34（23）：4211-4217.

[264] 黄晓玲，蔡建树，蒋苗苗，等.围术期静脉血栓栓塞症预防与管理的最佳证据总结[J].护理与康复，2020，19（11）：33-38.

[265] 陈慧娟，孔祥燕，王泠，等.骨科患者静脉血栓栓塞症分级预防方案的构建[J].中华护理杂志，2020，55（7）：994-1001.

[266] 卢吉，张宏，刘莉，等.妇科围术期患者下肢静脉血栓物理预防集束化措施的实施效果[J].循证护理，2020，6（5）：418-421.

[267] 北京护理学会手术室专业委员会，中日友好医院.手术室静脉血栓栓塞症预防与护理专家共识[J].中华现代护理杂志，2022，28（20）：2661-2669.

[268] 黄陈，杨丽，赵蓉，等.加速康复外科在促进日间手术多维度发展中的应用[J].中国医院管理，2020，40（2）：47-49.

[269] 谢周龙龙，李倩，张蓉，等.加速康复外科理念在儿童日间手术围术期的应用[J].中国卫生质量管理，2021，28（12）：4-7.

[270] 马广胜，张琼，覃兆军.加速术后康复理念下的日间手术围术期管理进展[J].麻醉安全与质控，2020，4（6）：392-396.

[271] 公丕欣，付春香．快速康复外科在日间手术应用中的护理进展 [J]. 泰山医学院学报，2020，41（2）：157-160.

[272] 戴燕，黄明君．日间手术护理管理的实践 [J]. 中国护理管理，2021，21（6）：951-956.

[273] 史佳伟，李凌宇，杨浩杰，等．预康复对全膝关节置换术后患者的有效性：系统综述的系统综述 [J]. 中国康复理论与实践，2023，29（9）：1057-1064.

[274] 莫洋，刘蔚东．机器人胸外科日间手术的围手术期护理 [J]. 机器人外科学杂志（中英文），2022，3（2）：104-109.

[275] 刘亚萍，赵欣悦，柳小卉，等．术前预康复护理在日间膝关节镜手术患者中的应用 [J]. 护理学杂志，2021，36（5）：86-87.

[276] 张垒．术前适应性训练对冠状动脉造影日间手术应激及术后肿胀程度的影响 [J]. 医学理论与实践，2024，37（1）：117-119.

[277] 张静，栾晓嵘．日间手术病人出院准备度研究进展 [J]. 全科护理，2023，21（27）：3794-3799.

[278] 邱咪咪，彭静，刘倩，等．甲状腺恶性肿瘤日间手术患者出院准备度与延迟出院现状调查分析 [J]. 华西医学，2020，35（2）：176-180.

[279] 陈亚玲，莫洋，谭亮，等．综合性医院日间手术中心的建设和运营管理 [J]. 华西医学，2019，34（2）：127-132.

[280] 马洪升．日间手术的管理 [J]. 华西医学，2017，32（4）：481-482.

[281] 郭林，管理定．健康中国建设背景下医疗服务满意度的实证评价与政策优化 [J]. 中山大学学报（社会科学版），2020，60（1）：188-197.

[282] 胡燕华，周会兰，梁杨，等．日间手术患者焦虑情绪管理研究现状 [J]. 中国护理管理，2019，19（7）：1054-1057.

[283] 杨宇蝶，贾科．胸外科手术围术期的加速康复外科研究进展 [J]. 实用临床医药杂志，2021，25（10）：119-123.

[284] 支修益，刘伦旭，中国胸外科围手术期气道管理指南（2020 版）编写委员会．中国胸外科围手术期气道管理指南（2020 版）[J]. 中国胸心血管外科临床杂志，2021，28（3）：251-261.

[285] 杨一枭，冀洪峡，赵娜．围术期肺康复训练在肺癌患者中的研究进展 [J]. 护理实践与研究，2020，17（19）：49-51.

[286] 国家老年疾病临床医学研究中心（湘雅），"机器人胸外科日间手术临床实践专家共识" 编写组．机器人胸外科日间手术临床实践专家共识 [J]. 中国内镜杂志，2021，27（8）：10-20.

[287] 贾若雅，常芸，郑雪梅．Teach-back 方法在患者健康教育管理中的应用研究现状 [J]. 护理管理杂志，2018，18（6）：430-433，437.

[288] 胡娜，厉春林，方继锋，等．多媒体视频应用于神经外科术前集体教育的效果 [J]. 护理学杂志，2016，31（4）：35-36.

[289] 庄雅丽，张雪美．不同护理健康教育方式对不同文化程度和年龄患者的效果评价 [J]. 齐鲁护理杂志，2015，21（6）：1748-1752.

[290] 张力子．视频教育和口头教育在口腔科患者术前教育中的效果对比 [J]. 临床医药文献杂志，2017，14（3）：1748-1752.

[291] 蔡坚雄，王家爵．基于文献计量学的我国患者就医选择的价值观与偏好特征和影响因素分析 [J]. 广西医学，2019，41（17）：2206-2210.

[292] 郑传芬，易大莉，张玲，等．基于 VOSviewer 可视化原理的 "互联网＋健康教育" 研究热点探索 [J]. 西南国防医药，2021，31（4）：300-305.

[293] 马正良，黄宇光，顾小萍，等．成人日间手术加速康复外科麻醉管理专家共识 [J]. 协和医学杂志，2019，10（6）：562-569.

[294] 郝瀚，李长岭，田野，等 . ERAS 中国专家共识暨路径管理专家共识（2018）：前列腺癌根治手术部分 [J]. 临床麻醉学杂志，2018，34（6）：7.

[295] 杨婷，刘小颖，吴新民 . 围术期患者焦虑抑郁状态调查及其影响因素分析 [J]. 中华医学杂志，2009，89（23）：1597-1601.

[296] 张渊 . 患者偏好与医患共同决策 [J]. 协和医学杂志，2019，10（6）：679-684.

[297] CULLEN K A，HALL M J，GOLOSINSKIY A. Ambulatory surgery in the United States，2006[J]. Natl Health Stat Report，2009（11）：1-25.

[298] HAIR B，HUSSEY P，WYNN B. A comparison of ambulatory perioperative times in hospitals and freestanding centers[J]. Am J Surg，2012，204（1）：23-27.

[299] MANCHIKANTI L，SINGH V，HIRSCH J A. Saga of payment systems of ambulatory surgery centers for interventional techniques：an update[J]. Pain Physician，2012，15（2）：109-130.

[300] ROSERO E B，JOSHI G P. Hospital readmission after ambulatory laparoscopic cholecystectomy：incidence and predictors[J]. J Surg Res，2017，219：108-115.

[301] MUNNICH E L，PARENTE S T. Returns to specialization：evidence from the outpatient surgery market[J]. J Health Econ，2018，57：147-167.

[302] AHMAD N Z，BYRNES G，NAQVI S A. A meta-analysis of ambulatory versus inpatient laparoscopic cholecystectomy[J]. Surg Endosc，2008，22（9）：1928-1934.

[303] SEWELL A A. Disaggregating ethnoracial disparities in physician trust[J]. Soc Sci Res，2015，54：1-20.

[304] BRUFSKY A M，ORMEROD C，BELL DICKSON R，et al. Understanding the needs of patients with metastatic breast cancer：results of the make your dialogue count survey[J]. Breast J，2017，23（1）：17-25.

[305] OROM H，BIDDLE C，UNDERWOOD W，ET al. What is a "good" treatment decision? Decisional control，knowledge，treatment decision making，and quality of life in men with clinically localized prostate cancer[J]. Med Decis Making，2016，36（6）：714-725.

[306] PARKER P A，PETERSON S K，BEDROSIAN I，et al. Prospective study of surgical decision-making processes for contralateral prophylactic mastectomy in women with breast cancer[J]. Ann Surg，2016，263（1）：178-183.

[307] HAWLEY S T，LANTZ P M，JANZ N K，et al. Factors associated with patient involvement in surgical treatment decision making for breast cancer[J]. Patient Educ Couns，2007，65（3）：387-395.

[308] CHARLES C，GAFNI A，WHELAN T. Shared decision-making in the medical encounter：what does it mean?（or it takes at least two to tango）[J]. Soc Sci Med，1997，44（5）：681-692.

[309] SCHOLL I，KOELEWIJN-VAN LOON M，SEPUCHA K，et al. Measurement of shared decision making-a review of instruments[J]. Z Evid Fortbild Qual Gesundhwes，2011，105（4）：313-324.

[310] QUASCHNING K，KORNER M，WIRTZ M. Analyzing the effects of shared decision-making，empathy and team interaction on patient satisfaction and treatment acceptance in medical rehabilitation using a structural equation modeling approach[J]. Patient Educ Couns，2013，91（2）：167-175.

[311] COVVEY J R，KAMAL K M，GORSE E E，et al. Barriers and facilitators to shared decision-making in oncology：a systematic review of the literature[J]. Support Care Cancer，2019，27（5）：1613-1637.

[312] WALDRON T，CARR T，MCMULLEN L，et al. Development of a program theory for shared decision-making：a realist synthesis[J]. BMC Health Serv Res，2020，20（1）：59.

[313] GROOT G，WALDRON T，CARR T，et al. Development of a program theory for shared decision-making：a realist review protocol[J]. Syst Rev，2017，6（1）：114.

[314] STREET R L Jr.，ELWYN G，EPSTEIN R M. Patient preferences and healthcare outcomes：an ecological perspective[J]. Expert Rev Pharmacoecon Outcomes Res，2012，12（2）：167-180.

[315] KUSEV P, VAN SCHAIK P, MARTIN R, et al. Preference reversals during risk elicitation[J]. J Exp Psychol Gen, 2020, 149（3）: 585-589.

[316] CHAN W K, SARAVANAN A, MANIKAM J, et al. Appointment waiting times and education level influence the quality of bowel preparation in adult patients undergoing colonoscopy[J]. BMC Gastroenterol, 2011, 11: 86.

[317] CANNESSON M, KAIN Z. Enhanced recovery after surgery versus perioperative surgical home: is it all in the name[J]. Anesthesia & Analgesia, 2014, 118（5）: 901-902.

[318] HUANG J. Enhanced recovery after surgery[J]. AANA J, 2014, 82（4）: 259.

[319] GILMARTIN J, WRIGHT K. Day surgery: patients' felt abandoned during the preoperative wait[J]. J Clin Nurs, 2008, 17（18）: 2418-2425.

[320] HUANG T Y, MA H P, TSAI S H, et al. Sleep duration and sleep quality following acute mild traumatic brain injury: a propensity score analysis[J]. Behav Neurol, 2015, 2015: 378726.

[321] CHOU W H, LIN F S, LIN C P, et al. Mirtazapine, in orodispersible form, for patients with preoperative psychological distress: a pilot study[J]. Acta Anaesthesiol Taiwan, 2016, 54（1）: 16-23.

[322] MOERMAN N, VAN DAM F S, MULLER M J, et al. The Amsterdam preoperative anxiety and information scale（APAIS）[J]. Anesth Analg, 1996, 82（3）: 445-451.

[323] POHLMAN G D, STAULCUP S J, MASTERSON R M, et al. Contributing factors for cancellations of outpatient pediatric urology procedures: single center experience[J]. J Urol, 2012, 188（4 Suppl）: 1634-1638.

[324] HAUFLER K, HARRINGTON M. Using nurse-to-patient telephone calls to reduce day-of-surgery cancellations[J]. AORN J, 2011, 94（1）: 19-26.

[325] TURUNEN E, MIETTINEN M, SETÄLÄ L, et al. The impact of a structured preoperative protocol on day of surgery cancellations[J]. J Clin Nurs, 2018, 27（1-2）: 288-305.

[326] WANG E E, WRIGHT J G, WHITING J L. Do home visits by nurses reduce day surgery cancellation rates? Results of a randomized controlled trial[J]. Med Care, 1995, 33（1）: 113-118.

[327] 李尔清, 毛怡君, 鱼丽荣, 等. 介入手术患者 ISBAR 转运交接单构建与应用 [J]. 中国卫生质量管理, 2023, 30（10）: 56-61.

[328] 汤佳骏, 方芳, 贾阳, 等. 以全质量管理为基础的手术室信息平台实施效果分析 [J]. 上海护理, 2022, 22（12）: 70-73.

[329] 郭莉. 手术室护理实践指南（2023 年版）[M]. 北京: 人民卫生出版社, 2023: 205-206.

[330] 朱小琪, 祝春梅. 标准化手术患者转运流程在提高手术患者安全中的应用 [J]. 护理实践与研究, 2017, 14（15）: 78-79.

[331] 中华医学会麻醉学分会. 围手术期患者转运专家共识（2014）[M]. 北京: 人民卫生出版社, 2014: 193-197.

[332] 陈闪闪, 孙育红, 郭红, 等. 术后危重患者转运的最佳证据总结 [J]. 中华现代护理杂志, 2022, 28（30）: 4167-4172.

[333] 丁晓兰, 张晨霞, 王金兰, 等. SHARE 交接班模型在术后患者转运中的应用及临床获益分析 [J]. 中国研究型医院, 2023, 10（5）: 46-50.

[334] 安焱, 王振军. 日间手术的概念和基本问题 [J]. 中国实用外科杂志, 2007, 27（1）: 38-40.

[335] MA H S, YU W P, MA Q X. Survey and analysis of ambulatory surgery medical safety and patient perception [J]. Chinese Hospital Management, 2013, 33（2）: 38-39.

[336] WU C L, BERENHOLTZ S M, PRONVOST P J et al. Systematic review and analysis of post-discharge symptoms after outpatient surgery[J]. Anesthesiology, 2002, 96: 994-1003.

[337] 赵延慧, 李晓玲, 戴燕, 等. 日间手术患者延续性护理服务需求调查 [J]. 护理学杂志, 2018, 33（9）: 92-95.

[338] MITCHELL M J. Literature review：home recovery following day surgery [J]. Ambulatory Surgery，2013，19（1）：13-27.

[339] 谢浩芬，陈巧女，朱薇薇，等. 课题达成型品管圈在日间手术护理模式优化中的应用 [J]. 中华现代护理杂志，2019，25（34）：4436-4440.

[340] 张霞. 基于患者安全的日间手术管理体系构建 [J]. 齐鲁护理杂志，2019，25（2）：13-14

[341] 中华人民共和国国家卫生和计划生育委员会. 全国护理事业发展规划（2016-2020 年）[J]. 中国护理管理，2017，17（1）：1-5.

[342] 陈桂英. 当护理邂逅"互联网＋"会擦出怎样的火花 -- 访首都医科大学护理学院院长吴瑛 [J]. 中国护理管理，2016，16（3）：289-291.

[343] TALUTIS S D，DRAKE F T，SACHS T，et al. Evacuation of postoperative hematomas after thyroid and parathyroid surgery：an analysis of the CESQIP Database[J]. Surgery，2019，165（1）：250-256.

[344] SMITH R B，COUGHLIN A. Thyroidectomy hemostasis[J]. Otolaryngol Clin North Am，2016，49（3）：727-748.

[345] HAUGEN B R，ALEXANDER E K，BIBLE K C，et al. 2015 American Thyroid Association management guidelines for adult patients with thyroid nodules and diffferentiated thyroid cancer：The American Thyroid Association Guidelines Task Force on thyroid nodules and diffferentiated thyroid cancer[J]. Thyroid，2016，26（1）：1-133.

[346] 杨芳洁，凌瑞，郭丝锦. 西京医院乳腺癌全身麻醉日间手术全程管理规范 [J]. 医院管理与教学，2020，35（2）：202-206.

[347] Association of Anaesthetists of Great Britain and Ireland，British Association of Day Surgery. Day case and short stay surgery：2[J]. Anaesthesia，2011，66（5）：417-434.

[348] HAIG K M，SUTTON S. SBAR：a shared mental model for improving communication between clinicians[J]. The Joint Commission Journal on Quality and Patient Safety，2006，32（3）：167-175.

[349] 张蓓蓓，毛春燕，杨伟琴. 皮肤病延续护理服务研究进展 [J]. 护理研究，2017，31（36）：4609-4612.

[350] ARMSTRONG K A，COYTE P C，BROWN M，et al. Effect of home monitoring via mobile app on the number of in-person visits following ambulatory surgery：a randomized clinical trial[J]. JAMA Surg，2017，152（7）：622-627.

[351] LI C，HUANG S，SU X，et al. Monitoring of home recovery using the 317-nursing mobile application following day-case surgery in children：perspectives from both nurses and patients[J]. Medicine（Baltimore），2019，98（31）：e16639.

[352] 郭辉，沙丽艳，蒲丛珊，等. "互联网＋"应用于术后患者延续性护理的研究进展 [J]. 中国护理管理，2019，19（7）：1045-1049.

[353] 沈崇德，童思木. 医院智能语音客户服务系统的创新研究与应用示范 [J]. 中国医学装备，2013，10（1）：71-73.

[354] 孙国强，赵从朴，朱雯，等. 智能语音识别技术在医院应用中的探索与实践 [J]. 中国数字医学，2016，11（9）：35-37.

[355] 吴玲娣，王伟. 人工智能机器人在胆胰外科日间手术患者出院随访中的应用价值 [J]. 外科研究与新技术，2019，8（2）：138-140.

[356] 许敏，姚建蓉，李正锡，等. 基于智能云随访系统的妇科日间手术术后随访模式的构建 [J]. 预防医学情报杂志，2020，36（7）：924-927.

[357] 石峰华，黄晓萱，刘倩，等. 日间手术信息化平台建设与实践 [J]. 华西医学，2021，36（2）：238-243.

[358] 王水玲，王甜. 延续护理在腹腔镜下胆囊切除日间手术患者中的应用 [J]. 检验医学与临床，2020，17（12）：1760-1762.

[359] 韩月萍，徐国强.临床路径联合延续性护理对急诊腹腔镜胆囊切除术患者预后及生活质量的影响 [J].中国现代医生，2014，52（18）：96-99.

[360] PUJAHARI A K. Day care vs overnight stay after laparo- scopic cholecystectomy even with co-morbidity and a pos- sible second surgery：a patient' s choice[J]. J Clin Diagn Res，2016，10（10）：25-27.

[361] 张晓利.定调 2018 医疗打开方式 [J].中国医院院长，2018（6）：44-47.

[362] 张雯，王玉梅，祝文嫔.医院 - 社区 - 家庭三元联动护理模式在癫痫患儿延续性护理中的应用 [J].中华现代护理杂志，2019，25（33）：4273-4276.

[363] 栾伟，杭晨，贾润宇，等.日间手术医院 - 社区联合随访模式的应用及效果评价 [J].中国医院管理杂志，2019，35（7）：533-535.

[364] 郭晶，刘素珍，李继平，等.日间手术医院社区一体化协作网的建立及管理 [J].中华护理杂志，2013，48（11）：986-988.

[365] 李诗涵，杜姣姣，戴燕，等.社区医院延续性护理对日间手术患者护理需求满足效果分析 [J].华西医学，2016，31（4）：615-618.

[366] 储萍萍，顾君君.微信平台延续性护理干预模式对日间膝关节镜手术患者的应用效果及评价 [J].海军医学杂志，2020，41（1）：76-80.

[367] 吕砚青，展翔，王平，等.基于区域协同的日间手术模式探索 [J].华西医学，2019，34（2）：198-201.

[368] 卫生部.卫生部关于印发《病历书写基本规范》的通知（卫医政发〔2010〕11 号)[EB/OL].（2010-2-4）[2025-3-3]http://www.nhc.gov.cn/wjw/gfxwj/201304/1917f257cd774afa835cff168dc4ea41.shtml .

[369] 潘胜东，夏萍，徐莉，等.规范日间手术病历书写若干问题的思考 [J].中华医院管理杂志，2017：33（10）：781-783.

[370] 国家老年疾病临床医学研究中心.日间手术病历书写规范专家共识（2019 年)[J].中国普通外科杂志，2019，28（10）：1171-1176.

[371] 国家卫生健康委医院管理研究所日间医疗专家库，《日间手术病历书写与管理专家共识（2024 版）》专家工作组.日间手术病历书写与管理专家共识（2024 版）[J].中华医院管理杂志，2024，40（4）：254-262.

[372] 中国生命关怀协会人文护理专业委员会.医院护理人文关怀实践规范专家共识 [J].中华医院管理杂志，2021，37（10）：843-847.

[373] 宋慧娟，廖少娜，乔惠，等.护理人文关怀示范病区建设标准的构建 [J].护理学报，2021，28（16）：63-68.

[374] 李积兰，赵妍妍，崔翼芳，等.循证理念的关键环节人文护理在日间手术患儿及其照护者的应用 [J].现代临床护理，2021，20（7）：33-38.

[375] 马国珍，薛晶，莫蓓蓉，等.对日间手术病房患者实施人文关怀的效果探讨 [J].护理学杂志，2020，35（21）：42-44.

[376] 中国研究型医院学会.人文护理实践规范：T/CRHA021-2023[S].北京：中国标准出版社，2023.

[377] PUJA生命关怀协会.病区护理人文关怀管理规范：T/CALC001-2022[S].北京：中国标准出版社，2022.

[378] 中国生命关怀协会.门诊患者人文关怀管理规范：T/CALC002—2023[S].北京：中国标准出版社，2023.

[379] 中国生命关怀协会.手术室患者人文关怀管理规范：T/CALC003—2023[S].北京：中国标准出版社，2023.

[380] SCHLESINGER T，WEIBEL S，KRANKE P. Post operative/post discharge nausea and vomiting：evidence-based prevention and treatment[J]. Curr Opin Anaesthesiol，2023，36（1）：109-116.

[381] 常广明，曹慧，许磊，等.日间手术专科护士核心能力评价指标体系的构建 [J].中国医院管理，2022，42（7）：79-82，86.

[382] 陈珍琳，王启，田静静，等.日间手术患者术前焦虑与应对方式相关性研究 [J].临床护理杂志，2021，20（6）：45-47.

[383] KÜNZLI B M, WALENSI M, WILIMSKY J, et al. Impact of drains on nausea and vomiting after thyroid and parathyroid surgery: a randomized controlled trial[J]. Langenbecks Arch Surg, 2019, 404 (6): 693-701.

[384] 王晴, 陈雁, 王清, 等. 基于加速康复外科的日间腹腔镜胆囊切除术患者疼痛管理最佳证据总结 [J]. 中国卫生质量管理, 2023, 30(1): 26-31.

[385] 黄艳辉, 李惠平, 曾碧砚, 等. 日间腹腔镜胆囊切除术发展现状及护理策略研究进展 [J]. 现代医药卫生, 2023, 39(2): 309-312, 319.

[386] 中华医学会麻醉学分会小儿麻醉学组, 中华医学会麻醉学分会器官移植麻醉学组, 中国心胸血管麻醉学会日间手术麻醉分会. 儿童麻醉评估与围手术期风险预测中国专家共识（2024 版）[J]. 中华医学杂志, 2024, 104 (29): 2688-2700.

[387] 赵蓉, 盛伟琪. 上海市级医院日间化疗管理共识 [J]. 中国卫生质量管理, 2023, 30 (4): 22-25, 42.

[388] 李晨雄, 王丹, 莫陶欣, 等. 国内日间化疗工作开展现况调查研究 [J]. 中国医院管理, 2022, 42 (2): 47-49.

[389] 施晓晓, 周晓梅, 陆美芹. 基于风险管理的护理质量改进模式在日间化疗病房中的应用效果 [J]. 中西医结合护理（中英文）, 2022, 8 (7): 163-165.

[390] 中华护理学会静脉输液治疗专业委员会. 静脉导管常见并发症临床护理实践指南 [J]. 中华现代护理杂志, 2022, 28 (18): 2381-2395.

[391] 张红, 陆宇晗, 于文华. 肿瘤专科医院日间化疗模式的探索与实践 [J]. 中国护理管理, 2020, 20 (1): 7-10.

[392] 薛嵋, 郭小璐. 日间化疗中心的护理安全管理实践 [J]. 中国卫生质量管理, 2018, 25 (4): 35-37.

[393] 国家卫生计生委. 医疗质量管理办法（第 10 号）[EB/OL]. (2016-10-14) [2025-3-3]http://www.nhc.gov.cn/fzs/s3576/201610/ae125f28eef24ca7aac57c8ec530c6d2.shtml.

[394] 胡雁, 陆箴琦. 实用肿瘤护理 [M]. 3 版. 上海: 上海科学技术出版社, 2020.

[395] 张伟伟, 薛嵋, 王丽英. 以静疗专科护士为主导的项目管理在静脉化疗质量控制中的实施效果研究 [J]. 护士进修杂志, 2021, 36 (15): 1386-1390.

[396] GALLAGHER R M, ROWELL P A. Claiming the future of nursing through nursing sensitive quality indicators[J]. Nurs Adm Qual, 2003, 27 (4): 273-284.

[397] 顾玲俐, 张晓菊, 陆箴琦, 等. 化疗护理质量评价指标体系的初步构建 [J]. 上海护理, 2019, 19 (2): 5-8.

[398] 王丹, 莫陶欣, 李晨雄, 等. 日间化疗质量与安全评价指标体系构建研究 [J]. 中国医院管理, 2023, 43 (3): 51-54.

[399] 周健, 严越, 张丹. 间化疗服务质量评价体系构建研究 [J]. 中国卫生质量管理, 2021, 28 (5): 52-54.

[400] 孔玉芬. 血液科日间化疗管理模式的探讨 [J]. 中医药管理杂志, 2019, 27 (18): 138-140.

[401] BLOOMFIELD J G, TANAY M A. Chemotherapy in the community: the importance of patient assessment[J]. Br J Community Nurs, 2012, 17 (6): 278-283.

[402] Canadian Association of Nurses in Oncology, Association canadienne des infirmières en oncologie. Standards and competencies for cancer chemotherapy nursing practice[EB/OL]. (2017-09-24)[2018-05-15]. http://www.cano-acio.ca/page/NSCA.

[403] NEUSS M N, GILMORE T R, BELDERSON K M, et al. 2016 updated American Society of Clinical Oncology/Oncology Nursing Society chemotherapy administration safety standards, including standards for pediatric oncology[J]. Oncol Nurs Forum, 2017, 44 (1): 31-43.

[404] CARRINGTON C, STONE L, KOCZWARA B, et al. The Clinical Oncological Society of Australia (COSA) guidelines for the safe prescribing, dispensing and administration of cancer chemotherapy[J]. Asia Pac J Clin Oncol, 2010, 6 (3): 220-237.

[405] ENGELKING C H，STEELE N E. A model for pretreatment nursing assessment of patients receiving cancer chemotherapy[J]. Cancer Nurs，1984，7（3）：203-212.

[406] 刘继兰.护理评估的内容和实践 [J].上海护理，2018，18（9）：5-7.

[407] 王晨.某三甲医院护理评估辅助决策系统的设计与实现 [D].上海：东华大学，2017.

[408] ELLIS C，EVANS B D，MAK D，et al. Patient assessment of a combined medical and nursing preparation to cytotoxic chemotherapy[J]. Support Care Cancer，1993，1（4）：209-213.

[409] 刘德兰，闫荣，曲华燕，等.肿瘤专科医院新护士化疗培训体系的构建 [J].中华护理杂志，2017，52（10）：1232-1237.

[410] 杨旸，薛嵋，董元鸽，等.肿瘤化疗专科护士核心能力评价指标体系的构建 [J].中华护理杂志，2017，52（10）：1226-1231.

[411] 刘小玲.肿瘤化疗、放疗护士准入培训需求的调查研究 [D].杭州：浙江大学，2013.

[412] 周英凤，胡雁，邢唯杰，等.证据转化与临床应用培训项目的设计与实施 [J].护理学杂志，2018，33（12）：59-62.

[413] 胡雁.循证护理学 [M].北京：人民卫生出版社，2012：100-101.

[414] 修闽宁，杨丽华，侯庆梅，等.临床护士化疗药物外渗预防相关知识和行为的调查 [J].护理学杂志，2020，35（2）：62-64，68.

[415] 刘芳容.抗肿瘤药物静脉化疗安全管理研究进展 [J].现代医药卫生，2017，33（9）：1288-1291.

[416] 孙振慧，赵凤云，彭显秀，等.预防化疗药物外渗的安全管理 [J].中国医药指南，2016，3（14）：286-287.

[417] 张雪燕，周乐山.化疗药物静脉外渗的护理 [J].中国老年学杂志，2014（34）：3502-3504.

[418] 郭金玉，杨洁，周颖，等.留置针在静脉输液治疗中的应用进展 [J].中华护理杂志，2015（10）：1240-1244.

[419] 娄洁琼，侯旭敏，范小红，等.日间化疗病房全流程优化管理模式 [J].解放军医院管理杂志，2019，26（5）：469-472.

[420] 李小妮，贾少勋.日间化疗病房在血液肿瘤患者中的应用效果及对化疗依从性和工作质量的影响 [J].检验医学与临床，2023，20（2）：252-255.

[421] 李芃，赵兴扬，强万敏.信息化管理在国内门诊日间化疗病房中的护理研究进展 [J].护士进修杂志，2020，35（16）：1483-1486.

[422] 陈丽富，邓伟英，徐敏坽，等.肿瘤内科病区日间化疗单元的建立和管理模式 [J].现代医院，2020，20（8）：1147-1149.

[423] 夏雨，安晓，薛雅婷，等.智慧医疗在日间化疗患者延续性护理中的应用进展 [J].中国护理管理，2022，22（11）：1743-1746.

[424] 刘盈盈，杜闯，王以平.集束化延续护理对乳腺癌术后日间化疗患者依从性及生活质量的影响 [J].临床医学工程，2023，30（11）：1567-1568.

[425] 张凤娟，孟凡松，张丽，等.分散型日间病房在肿瘤专科医院的建立与实践 [J].现代医院，2023，23（3）：349-351.

[426] 杨小蕾，朱玉琼，杨亚娟.基于 CiteSpace 国内日间病房护理研究现况与趋势分析 [J].护理管理杂志，2022，22（12）：878-883.

[427] 中国肿瘤日间诊疗协作组.中国恶性肿瘤日间诊疗专家共识（2022 版）[J].中华肿瘤杂志，2022，44（4）：307-320.

[428] 王丽英，陆海燕，杨旸，等.成年人肿瘤患者静脉化疗前护理评估的最佳证据应用 [J].中国实用护理杂志，2021，37（4）：241-247.

[429] 张旻，袁玲，周玉洁，等.肿瘤日间化疗护士角色和工作内容框架的构建 [J].中国护理管理，2018，18（1）：57-63.

[430] 徐波，陆宇晗．肿瘤专科护理 [M]. 1 版．北京：人民卫生出版社，2018.

[431] 中国抗癌协会肿瘤护理专业委员会，四川大学华西循证护理中心，四川大学华西医院肿瘤中心．成人 PICC 堵塞的预防及处理专家共识 [J]. 中国循证医学杂志，2024，24（3）：249-257

[432] 国家卫生健康委医院管理研究所日间医疗专家库，《日间抗肿瘤药物治疗病历书写与管理专家共识（2024 版）》专家工作组．日间抗肿瘤药物治疗病历书写与管理专家共识（2024 版）[J]. 中华医院管理杂志，2024，40（7）：510-515.

[433] 孙红，陈利芬，郭彩霞，等．临床静脉导管维护操作专家共识 [J]. 中华护理杂志，2019，54（9）：1334-1340.

[434] 中华人民共和国国家卫生健康委员会．静脉治疗护理技术操作标准：WS/T433—2023[S]. 北京：中国标准出版社，2023.

[435] 李怀燕，李育玲，于静，等．中心静脉导管堵塞预防及处理的最佳证据总结 [J]. 中华护理杂志，2022，57（23）：2842-2850.

[436] Infusion Nurses Society. Infusion therapy standards of practice[J]. Journal of Infusion Nursing，2024，47（1S）：S166-S170.

[437] 蒋莉，胥喆，王铃，等．夹闭综合征致 PICC 导管体内两处破损的原因分析与护理 [J]. 护理与康复，2022，21（3）：73-74.

[438] CAMP-SORRELL D. Access device guidelines：recommendations for nursing practice and education[M]. 3rd ed. Pittsburgh：Oncology Nursing Society，2017，99.

[439] 李敬仪，杨方英，周琴飞，等．癌痛病人居家护理研究进展 [J]. 护理研究，2022，36（11）：1945-1950.

[440] 沈波，杨扬，申文，等．江苏省成人癌症疼痛诊疗规范（2020 年版）[J]. 中国肿瘤临床，2020（7）：325-333.

[441] 梁蔚婷，王剑，谢敬敦，等．临床药师参与门诊疼痛综合评定的工作实践 [J]. 中国医院用药评价与分析，2020，20（3）：5.

[442] 中国抗癌协会肿瘤支持治疗专业委员会．延迟性恶心呕吐防治中国专家共识（2022 年版）[J]. 临床肿瘤学杂志，2023，28（5）：442-458.

[443] 程颖，柳菁菁．《中国肿瘤药物治疗相关恶心呕吐防治专家共识（2022 年版）》解读 [J]. 临床内科杂志，2023，40（5）：351-353.

[444] 吴文娟，李桂香．恶性肿瘤化疗相关性恶心呕吐的防治研究 [J]. 兰州大学学报：医学版，2021，47（3）：5.

[445] 刘佳惠，胡美华，邓诗佳，等．化疗相关性恶心呕吐风险评估的证据总结 [J]. 中国护理管理，2023，23（3）：399-404.

[446] 杨方英，吴婉英．肿瘤护理专科实践 [M]. 北京：人民卫生出版社，2021.

[447] GORSKI L A，HADAWAY L，HAGLE M E，et al. Infusion therapy standards of practice，8th edition[J]. J Infus Nurs，2021，44（1S Suppl 1）：S1-S224.

[448] 成芳，傅麒宁，何佩仪，等．输液导管相关静脉血栓形成防治中国专家共识（2020 版）[J]. 中国实用外科杂志，2020，40（4）：377-383.

[449] 中心静脉导管冲管及封管共识专家组．中心静脉导管冲管及封管专家共识 [J]. 中华急诊医学杂志，2022，31（4）：442-447.

[450] 陈怡文．肿瘤患者居家护理手册 [M]. 上海：世界图书出版上海有限公司，2022.

[451] 王晓稼编，燕铁斌．肿瘤居家康复指导 [M]. 北京：电子工业出版社，2020.

[452] 木巴拉克·依克拉木，曹艳，陈兴娜，等．基于"互联网+"的多学科协作健康管理模式在日间化疗病房患者中的应用效果评价 [J]. 中国社会医学杂志，2023，40（3）：360-364.

[453] 陈秀华，王芳，王以浪，等．乳腺癌患者首次日间化疗并发症预警模型的应用 [J]. 中国护理管理，2021，21（12）：1876-1880

[454] 熊每珠，李亭秀，张燕侨，等 . 海恩法则在肿瘤专科医院日间病房化疗护理安全管理中的应用 [J]. 中国卫生标准管理，2023，14（3）：189-192.

[455] 陆海晴，程洁，应美芳 . 六西格玛管理法在日间化疗病房护理管理中的应用 [J]. 护理管理杂志，2013，13（1）：52-54.

[456] 胡燕华，周会兰 . 日间化疗患者健康教育研究现状 [J]. 中华护理教育，2020，17（10）：949-952.

[457] 陈璐 . 癌症患者的心理疏导技术 [M]. 北京：人民卫生出版社，2013.

[458] SHARI N I, ZAINAL N Z, Ng C G. Effects of brief acceptance and commitment therapy（ACT）on subjective cognitive impairment in breast cancer patients undergoing chemotherapy[J]. Journal of Psychosocial Oncology, 2021, 39（6）: 695-714.

[459] PARK J H, JUNG S J, LEE L J, et al. Impact of nonpharmacological interventions on cognitive impairment in women with breast cancer: a systematic review and meta-analysis[J]. Asia-Pacific Journal of Oncology Nursing, 2023, 10（4）: 100212.

[460] WANG M, XU Y, SHI J, et al. The effect of cognitive behavioral therapy on chemotherapy-induced side effects and immune function in colorectal cancer patients undergoing chemotherapy: study protocol for a randomized controlled trial[J]. Journal of Gastrointestinal Oncology, 2023, 14（4）: 1869-1877.

[461] 梁仟，朱飞燕，王大平，等 . 骨科日间手术的现状及进展 [J]. 现代医院，2017，17（10）：1412-1416.

[462] 陈毓卓，吴燕，董静，等 . 国外骨科日间手术延续护理现状对我国的启示 [J]. 护士进修杂志，2023，38（11）：1052-1055.

[463] 杨小蕾，张莉，杨亚娟 . 4F 管理模式对日间膝关节镜手术管理效率的影响 [J]. 国际护理学杂志，2023，42（21）：4000-4003.

[464] 沈瑞，孟祥英，田少奇，等 . 全膝关节置换术后近期并发症及贫血相关因素分析 [J]. 中国骨与关节损伤杂志，2020，35（2）：73-75.

[465] 天天，嵇武，刘玉秀，等 . 膝关节镜日间手术的实践分析 [J]. 医学研究生学报，2018，31（3）：309-312.

[466] 周苗，李育玲 . 骨科手术患者术前焦虑现状及影响因素分析 [J]. 中华现代护理杂志，2020，26（5）：617-622.

[467] 黄立闻 . 快速康复理念在骨科日间手术患者的临床应用 [J]. 浙江临床医学，2024，26（3）：445-446.

[468] 陆军海，韦健 . 日间手术模式在骨科四肢内固定取出术中的应用 [J]. 吉林医学，2022，43（10）：2619-2622.

[469] 牛海娜，贾瑛，张娜 . 骨科患者术后感染危险因素及围术期血清 C 反应蛋白、白蛋白水平监测价值分析 [J]. 实用医院临床杂志，2021，18（4）：64-67.

[470] 刘娟，师彬 . 中西医集成增效护理在骨科术后疼痛中的应用效果 [J]. 河北医药，2022，44（7）：1111-1114.

[471] 朱成云，梁燕红，覃秋海 . 全身麻醉术后恶心呕吐防治的研究进展 [J]. 中国医学创新，2024，第 21 卷（8）：174-178.

[472] 孙德峰 . 加速术后康复理念下术后镇痛管理策略 [J]. 实用医学杂志，2022，第 38 卷（17）：2123-2127.

[473] 吴金龙，赵金忠 . 膝关节镜术后血栓形成的风险评估与药物预防 [J]. 中国研究型医院，2024，第 11 卷（2）：50-53.

[474] 王卓，蔡月明 . 基于信息化手段的健康宣教在日间手术患者围术期的应用效果 [J]. 临床医学研究与实践，2023，8（14）：105-108.

[475] 伊晓瑜，许雅静，刘晓莉，等 . 信息化管理在日间手术诊疗过程中的应用价值 [J]. 医疗装备，2022，35（10）：43-45.